中医临床综合技能实训
（活页式教材）

主　　编　黄　中　莫启章

副主编　黎　玮　唐柳娜　黄　珍　杜娟娇

编　　者　（按姓氏笔画排序）

马海燕　广西卫生职业技术学院

龙淑珍　广西卫生职业技术学院

刘泓毅　广西卫生职业技术学院

刘柏杰　广西卫生职业技术学院

农评皓　广西卫生职业技术学院

杜娟娇　广西中医药大学第一附属医院

李宝龙　广西卫生职业技术学院

周彦婷　广西卫生职业技术学院

封秋豪　广西卫生职业技术学院

莫启章　广西卫生职业技术学院

唐柳娜　广西卫生职业技术学院

黄　中　广西卫生职业技术学院

黄　珍　广西卫生职业技术学院

梁丽忠　中山大学附属第一医院广西医院

蔡妮娜　南宁市中医医院

黎　玮　广西卫生职业技术学院

华中科技大学出版社
http://press.hust.edu.cn
中国·武汉

内 容 简 介

本书是新型活页式教材，内容系统、实用，可操作性强。全书按照临床中医类专业的核心课程内容分为 6 个教学项目，以任务内容为导向，通过任务分析与讨论、任务实施、任务评价等方式，对学生的学习成果进行评估，确保学生能够熟练掌握中医临床综合技能，引导学生在学中做、做中学，有利于培养学生扎实的中医基础和实践经验，提升学生的专业技能和职业素养。

本书适用于中医学、中西医临床医学、针灸推拿学、中医骨伤科学、中医康复学、中医养生学及相关专业。

图书在版编目（CIP）数据

中医临床综合技能实训：活页式教材 / 黄中，莫启章主编. -- 武汉：华中科技大学出版社，2024.12. -- ISBN 978-7-5772-1309-5

Ⅰ. R24

中国国家版本馆 CIP 数据核字第 2024YA9078 号

中医临床综合技能实训（活页式教材）　　　　　　　　　　　　　黄　中　莫启章　主编
Zhongyi Linchuang Zonghe Jineng Shixun(Huoyeshi Jiaocai)

策划编辑：余　雯
责任编辑：方寒玉　余　琼
封面设计：原色设计
责任校对：张会军
责任监印：周治超
出版发行：华中科技大学出版社（中国·武汉）　　　电话：(027)81321913
　　　　　武汉市东湖新技术开发区华工科技园　　　邮编：430223
录　　排：华中科技大学惠友文印中心
印　　刷：湖北新华印务有限公司
开　　本：787mm×1092mm　1/16
印　　张：17
字　　数：386 千字
版　　次：2024 年 12 月第 1 版第 1 次印刷
定　　价：79.80 元

主 编 简 介

黄中，男，医学硕士，广西壮族自治区高等职业院校初级"双师型"教师。2013—2019年在广西中医药大学第一附属医院（第一临床医学院）从事中医内科临床与临床技能教学、培训管理工作；2020年至今，在广西卫生职业技术学院担任中医临床教研室主任、中医康养创新教学团队负责人，承担中医内科学、中医临床综合技能实训等教学任务，为中医临床综合技能实训课程负责人。曾获2016—2018年中华医学会教育技术优秀成果奖一等奖、第十七届广西高校教育教学信息化大赛二等奖、2019年广西高等教育自治区级教学成果一等奖、2023年广西高等学校青年教师教学业务能力提升计划教学展示比赛教学风尚奖，以及2018年"慧医谷杯"全国中医大学生临床能力大赛本科组优秀指导教师、首届全国中医药健康文化知识大赛最佳指导老师、2024年"一带一路"暨金砖国家技能发展与技术创新大赛中医临床技能赛项（高职组）优秀指导老师等荣誉称号。

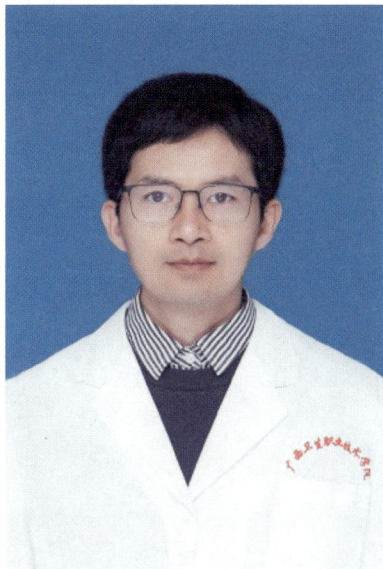

莫启章，男，副主任医师，广西卫生职业技术学院中医学专业带头人。1996—2017年在广西中医药大学附属瑞康医院（瑞康临床医学院）从事外科临床与教学工作。曾任瑞康临床医学院外科学教研室副主任，全面主持外科学教研室工作；2013—2017年担任瑞康临床医学院教学部主任，全面负责医院教学、学生管理和住院医师规范化培训工作。2018年至今，历任广西卫生职业技术学院临床医学技能实训中心主任、教务处副处长、信息中心主任、中医学院党总支书记，承担外科学、外科学概要课程理论教学和实践教学任务，是广西壮族自治区高等职业院校中级"双师型"教师。

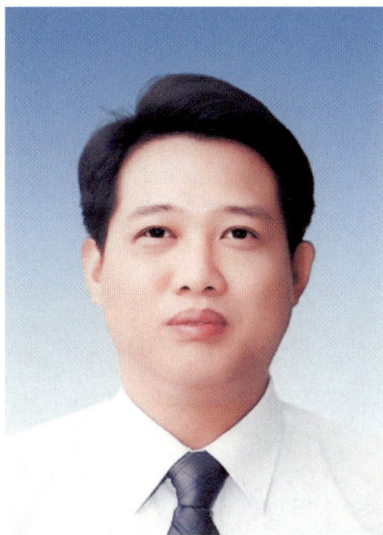

前言

Qianyan

　　中医临床综合技能实训是中医类专业的核心课程,具有很强的实践性,是医学教学的重要组成部分,也是培养学生专业技能和解决临床实际问题能力的重要基础。本书内容对接中医执业助理医师资格考试大纲,并与临床中医师岗位工作任务紧密结合。本书内容实用,可操作性强,按照临床中医师岗位所需职业操作技能及中医执业助理医师资格考试大纲要求进行设计,包括 6 个教学项目,每个教学项目包括若干个学习任务。本书具有以下特点。

　　第一,以临床中医师岗位工作任务为教学载体,以完成工作任务为目标,强调教师指导引领,学生主动参与,实现教、学、做一体化的教学模式。学习任务的设计注重对学生实践能力的培养,使学生具备良好的职业操作技能,以及爱岗敬业、团结协作等综合素质,体现了高等职业院校专业核心课程的特色。

　　第二,每个教学项目包含若干个学习任务,围绕学习目标、任务内容、任务分析与讨论、实训器材与物品、任务实施、任务评价等环节展开,使学生在完成学习任务的过程中学习专业技能。

　　第三,教学项目的内容和考核标准与中医执业助理医师资格考试接轨,符合"1+X"证书的课证融通式评价体系。

　　本书是全体编写人员辛勤劳动、共同努力的成果。在编写过程中得到了各参编院校同仁的大力帮助和支持,在此,谨致以最真诚的感谢。但由于编写时间有限及编者知识水平的局限,疏漏之处在所难免,敬请各教学单位、教学人员及广大学生多提宝贵意见和建议,以便今后修订和提高。

　　本书参考了国内外学者的著作和其他出版社出版的教材,在此向相关作者和单位表示感谢。

编　者

目录

Mulu

项目一　舌诊与脉诊实训

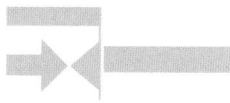

项目要求

舌诊主要是观察舌质和舌苔两个方面的变化;通过舌诊实训,学生应掌握舌诊方法与舌象辨识及其临床意义。脉诊是中医临床四诊中不可缺少的诊察步骤和内容;通过脉诊实训,学生应掌握脉象所传递的机体各部分的生理病理信息,掌握脉诊方法与脉象辨识及其临床意义。

任务一　舌诊方法及舌象辨识

【学习目标】

1. 知识目标　掌握舌诊方法,包括舌诊前的准备、舌诊的观察顺序、舌诊的注意事项等。

2. 技能目标　能够正确运用舌诊方法。

3. 素质目标　培养学生严谨、细致的观察能力和科学思维能力,确保舌诊结果的准确性;提高学生的沟通能力和人文关怀素养,在舌诊过程中与患者建立良好的沟通关系,减轻患者的紧张情绪。

【任务内容】

1. 望舌的体位和伸舌姿势　取坐位或仰卧位,面向自然光线,头略扬起,自然地将舌伸出口外,舌体放松,舌面平展,舌尖略向下,尽量张口,使舌体充分暴露。避免过分用力伸舌,舌体紧张卷曲,或伸舌时间过久。

2. 望舌的顺序　先看舌质,再看舌苔;先看舌尖,再看舌中、舌边,最后看舌根部。望舌既要迅速敏捷,又要全面准确,尽量减少患者伸舌的时间,以免口舌疲劳。根据临床需要,还要观察舌下静脉。

NOTE

1

【任务分析与讨论】

相关知识和技能点	记录讨论结果/答案	自我评价

【实训器材与物品】

实训器材

序号	仪器设备名称	型号/图片
1	舌苔模型	

序号	仪器设备名称	型号/图片
2	治疗车	

实训物品

序号	试剂/耗材	规格	配置方法或物品摆放方法
1	压舌板	木制型(15 cm×1.8 cm)	摆放于治疗盘内,放置在治疗车上
2	手消毒液	250毫升/瓶	放置在治疗车上
3	医疗垃圾桶(配套医疗垃圾袋)	24 cm×20 cm×14 cm	摆放位置在舌诊操作区域附近,与其他操作用物摆放有一定距离,区分无菌、干净及污染区域
4	医用纱布	5 cm×7 cm	摆放在治疗盘内,放置在治疗车上
5	生理盐水	250 ml	摆放于治疗盘内,放置在治疗车上

【任务实施】

一、诊前准备

1. 检查诊室环境 确保诊室光线充足,柔和的自然光线最佳。若光线不足,可借助日光灯,尽量避免其他有色光源的干扰。

2. 准备实训物品 准备好已消毒的压舌板、已消毒的医用纱布、生理盐水等实训物品,确保使用安全、卫生。

二、指导患者望舌的体位和伸舌姿势

1. 体位调整 根据患者的具体情况,指导患者选择坐位或仰卧位。轻症患者可取坐位;不能取坐位的重症患者,可采取仰卧位。

2. 指导伸舌姿势 指导患者面向自然光线,头略扬起,自然地将舌伸出口外,舌体放松,舌面平展,舌尖略向下,尽量张口,使舌体充分暴露。

三、舌诊观察

1. 观察顺序 先观察舌质(包括舌神、舌色、舌形、舌态),再观察舌苔(包括苔色、苔质、舌苔分布)。先观察舌尖,再观察舌中、舌边,最后观察舌根部。望舌应迅速敏

NOTE

3

捷,全面准确。

2. 注意光线 确保光线直接照射于舌面,使舌面明亮,便于观察。

3. 舌象辨识 根据舌质的色泽、形态、润燥等变化,以及舌苔的有无、色泽、厚薄、润燥等特征,分析其与病情的关系。

四、辅助诊断方法

若需要进一步确定舌苔的性质,如是否有根、是否染苔等,可采用刮舌或揩舌的方法。刮舌是用消毒的压舌板边缘,在舌面上由舌根向舌尖刮数次;揩舌则是用消毒的医用纱布卷在食指上,蘸少许清洁水在舌面上揩抹数次。

五、询问病史与注意事项

1. 询问病史 在舌诊结束后,询问患者最近舌部味觉等有无异常,以及饮食、服药等情况,以判断舌象变化的原因。

2. 注意事项 告知患者舌诊前应避免过食肥甘之品及服大量镇静剂,这些食物或药物可能影响舌苔的观察。同时,长期服用某些抗生素也可能导致舌苔黑腻或霉腐苔。

六、记录与分析

1. 记录舌象 详细记录观察到的舌象特征,包括舌质、舌苔的变化。

2. 分析病情 结合患者的症状、体征及病史,综合分析舌象与病情的关系,为中医临床诊断和治疗提供依据。

【任务评价】

舌诊方法及舌象辨识评分标准

(满分 100 分,60 分合格;考试时间为 5 min)

程序	操作步骤	评分标准	分值	扣分	得分
操作前准备(10分)	仪表着装:仪表端庄、着装整洁、符合要求	一处不符合要求扣5分	5		
	用物准备:治疗盘内放置记录单、笔、手消毒液等,另备医疗垃圾桶(配套医疗垃圾袋)	少准备一件扣2分	5		
操作流程(80分)	检查诊室环境:确保诊室光线充足,柔和的自然光线最佳。若光线不足,可借助日光灯,尽量避免其他有色光源的干扰	未检查诊室环境扣5分	5		
	准备实训物品:准备好已消毒的压舌板、已消毒的医用纱布、生理盐水等实训物品,确保使用安全、卫生	一处不符合要求扣1分	5		
	体位调整:根据患者的具体情况,指导患者选择坐位或仰卧位。轻症患者可取坐位;不能取坐位的重症患者,可选择仰卧位	未调整患者体位扣10分	10		

NOTE

续表

程序	操作步骤	评分标准	分值	扣分	得分
操作流程（80分）	指导伸舌姿势：指导患者面向自然光线，头略扬起，自然地将舌伸出口外，舌体放松，舌面平展，舌尖略向下，尽量张口使舌体充分暴露	未指导患者伸舌姿势扣10分	10		
	望舌顺序：先观察舌质（包括舌神、舌色、舌形、舌态），再观察舌苔（包括苔色、苔质、舌苔分布）。先观察舌尖，再观察舌中、舌边，最后观察舌根部。望舌应迅速敏捷、全面准确	未口述望舌顺序扣10分，少口述1项扣1分	10		
	注意光线：确保光线直接照射于舌面，使舌面明亮，便于观察	未确保光线直接照射于患者舌面扣10分	10		
	舌象辨识：根据舌质的色泽、形态、润燥等变化，以及舌苔的有无、色泽、厚薄、润燥等特征，分析其与病情的关系	未口述舌象辨识扣10分	10		
	刮舌与揩舌：若需要进一步确定舌苔的性质，如是否有根、是否染苔等，可采用刮舌或揩舌的方法。刮舌是用消毒的压舌板边缘，在舌面上由舌根部向舌尖刮数次；揩舌则是用消毒医用纱布卷在食指上，蘸少许清洁水在舌面上揩抹数次	未口述何时刮舌或揩舌扣10分	10		
	报告结果：报告舌诊的结果	未报告结果扣10分，报告结果不准确扣5分	10		
操作后评价（10分）	1.全过程符合舌诊程序，动作敏捷、规范、熟练，态度严肃、认真。 2.操作动作不粗暴，关怀体贴患者	一处不符合要求酌情扣5～10分	10		

NOTE

任务二 舌诊阅片测证

【学习目标】

1. 知识目标 掌握舌诊技巧,掌握常见病理舌象的特征及临床意义,包括舌质、舌苔的色泽、形态、润燥等变化与疾病的关系。

2. 技能目标 能够准确辨识各种舌象,包括正常舌象和常见病理舌象,并能分析舌象变化的原因及临床意义。

3. 素质目标 培养学生严谨、细致的观察能力和科学分析能力,确保舌诊结果的准确性。强化医德医风教育,培养学生的责任心和人文关怀精神,确保在舌诊过程中尊重患者、保护患者隐私。

【任务内容】

1. 望舌辨色

(1)示教:望舌苔模型辨色。

(2)实训:分辨教学一体机中舌象图的舌象。

2. 望舌测证

(1)示教:分析临床意义。

(2)实训:说出教学一体机中舌象图的舌象的临床意义。

【任务分析与讨论】

相关知识和技能点	记录讨论结果/答案	自我评价

【实训器材与物品】

实训器材

序号	仪器设备名称	型号/图片
1	教学一体机	
2	舌诊仪	

【任务实施】

（1）观看教学一体机屏幕上的舌象图。

（2）观察舌象的整体特征，包括舌质的色泽、形态、润燥等变化，以及舌苔的有无、色泽、厚薄、润燥等特征。

（3）根据舌象的整体特征和细节特征，分析舌象变化的原因及临床意义。

（4）舌象辨识中的异常表现，如舌体肿胀、舌色暗紫、舌苔厚腻等，并判断其可能的病理意义。

（5）报告舌诊结果。

【任务评价】

考生根据提供的舌象图，通过观察舌象（舌质和舌苔）的整体特征，分析并叙述患者体内病变的病机和病位的相关诊断信息。

舌诊阅片测证评分标准

（满分 100 分，60 分合格；考试时间为 5 min）

程序	操作步骤	评分标准	分值	扣分	得分
操作前准备（10分）	仪表着装：仪表端庄，着装整洁，符合要求	一处不符合要求扣3分	10		

续表

程序	操作步骤	评分标准	分值	扣分	得分
操作流程（85分）	望舌顺序:望舌时应遵循一定的顺序,一般先看舌尖,再看舌中、舌边,最后看舌根部。同时,应先观察舌质,再观察舌苔	未口述望舌顺序扣10分,口述不全扣2~5分	10		
	报告结果:口述该舌象图上展示的舌象为何种舌质,何种舌苔,主何种疾病或何种病证	报告结果要包含舌质、舌苔,主何种病证,少报告一种扣25分;其中一种报告结果不精准扣10~15分;其中一种报告结果完全不准确扣25分	75		
操作后评价（5分）	全过程规范、熟练,态度严肃、认真	一处不符合要求扣1~2分	5		

任务三　脉诊方法及脉象辨识

【学习目标】

1. 知识目标　掌握中医脉诊的基本理论,包括脉象的形成原理、脉象与脏腑经络的关系等基础知识。理解各种常见脉象(如浮脉、沉脉、迟脉、数脉等)的特征及生理病理意义。熟悉脉诊在中医临床中的应用,包括诊断疾病、判断病情轻重、预测疾病转归等。

2. 技能目标　能够正确进行脉诊,掌握脉诊的指法、力度、时间等,确保脉诊结果的准确性。能够准确识别各种脉象,并分析脉象的变化及其临床意义。能够结合其他中医诊断方法(如望、闻、问等)进行综合判断,提高诊断疾病的准确性和全面性。

3. 素质目标　树立严谨、细致的工作态度,在脉诊过程中保持专注、耐心和细心,避免误诊或漏诊,提高患者满意度。提升中医文化素养,增强对中医传统文化的认同感和自豪感,为传承和发展中医药事业贡献力量。

NOTE

【任务内容】

一、脉诊方法

1. 体位 脉诊时患者应取坐位或仰卧位,前臂自然向前平展,与心脏处于同一水平,手腕伸直,手掌心向上,手指微微弯曲,在腕关节下面垫一松软的脉枕,使寸口部位充分伸展。医生坐或立在患者侧面。

2. 选指 医生用左手或右手的食指、中指和无名指三个手指指腹诊察,三个手指指端平齐,手指略呈弓形,与患者体表约成 45°,使指腹紧贴于动脉搏动处。

3. 布指 中指定关,医生先以中指按在掌后高骨内侧动脉处,然后食指按在关前(腕侧)定寸,无名指按在关后(肘侧)定尺。布指应疏密得当,与患者手臂长短和医生手指粗细相适应。

4. 平息 医生保持呼吸均匀,清心宁神,以自己的呼吸计算患者的脉搏频率(至数)。

5. 运指 运用指力的轻重、手指位置的挪移及布指变化体察脉象。常用的指法有举、按、寻、循、总按和单诊等,注意诊察患者的脉位(浮沉、长短)、脉次(至数与均匀度)、脉形(大小、软硬、紧张度等)、脉势(强弱与流利度等),以及左、右手寸、关、尺各部表现。

6. 切脉时间 每次脉诊每手应不少于 1 min,两手以 3 min 左右为宜。

二、脉象辨识

1. 脉象辨识训练
(1) 示教:指出正常脉象及常见的异常脉象。
(2) 练习:学生四人为一组,互相诊察脉象。

2. 诊脉测证
(1) 示教:诊脉,分析不同脉象的临床意义。
(2) 实训:指出常见脉象的临床意义。

【任务分析与讨论】

相关知识和技能点	记录讨论结果/答案	自我评价

NOTE

续表

相关知识和技能点	记录讨论结果/答案	自我评价

【实训器材与物品】

实训器材

序号	仪器设备名称	型号/图片
1	脉诊仪	
2	治疗车	

实训物品

试剂/耗材	规格	配置方法或物品摆放方法
手消毒液	250 毫升/瓶	放置在治疗车上

【任务实施】

1. 脉诊准备 患者采取坐位或仰卧位,前臂自然向前平展,与心脏处于同一水平,手腕伸直,手掌心向上,手指微微弯曲,在腕关节下面垫一松软的脉枕,使寸口部位充分伸展。

2. 医生指法

(1)选指。

①医生用左手或右手的食指、中指和无名指三个手指指腹进行诊察。

②三个手指指端平齐,手指略呈弓形,与患者体表约成 45°,使指腹紧贴于动脉搏动处。

③一般以医生的左手按患者的右手,以医生的右手按患者的左手。

(2)布指。

①以中指按在掌后高骨内侧动脉处(中指定关)。

②食指按在关前(腕侧)定寸,无名指按在关后(肘侧)定尺。

(3)运指:常用具体指法有举、按、寻、循、总按和单诊等。

3. 平息 医生在脉诊时注意调匀呼吸,即所谓"平息"。

4. 切脉时间 一般每次脉诊每侧不少于 1 min,两侧以 3 min 左右为宜。

5. 报告脉诊的结果 若患者的脉象举按充实而有力,为实脉。实脉多见于实证、平人。若为其他脉象,则报告其他对应的结果。

【任务评价】

考生在脉诊仪上针对指定的脉象进行脉诊,口述如何进行脉诊操作,并说出是何种脉象,该脉象有何特征及临床意义。

脉诊方法及脉象辨识评分标准

(满分 100 分,60 分合格;考试时间为 5 min)

考核内容		细则	分值	扣分	得分
脉诊前准备(10 分)	检查方法和注意事项	与患者做好沟通,保持双手清洁、温暖,不能留长指甲,调整呼吸,让呼吸保持均匀且平稳,精神平静且专注	2		
		患者采用坐位或仰卧位,且经过 5～10 min 的休息	2		
		患者充分暴露手腕部,且手腕上不应戴手表等物品,以免勒紧手腕,影响诊脉结果	2		
		患者前臂自然向前平展,与心脏处于同一水平,手腕伸直,手掌心向上,手指微微弯曲	2		
		在腕关节下面垫一松软的脉枕,使寸口部位充分伸展	2		

NOTE

考核内容		细则	分值	扣分	得分
诊脉操作(40分)	选指	选用左手或右手的食指、中指和无名指	5		
		三个手指指端平齐,手指略呈弓形,与患者体表约成45°,用指腹触及并感受脉体	5		
	布指	先用中指定关,再用食指定寸,无名指定尺	5		
		布指的疏密与患者手臂长短和医生手指粗细相适应,小儿多采用"一指定关法"(口述)	5		
	运指	通过改变指力、挪移手指位置以及布指变化来体察脉象。用举、按、寻、循、单诊和总按等指法诊察脉象	5		
	脉象感知	考生需要注意诊察患者的脉位(浮沉、长短)、脉次(至数与均匀度)、脉形(大小、软硬、紧张度等)、脉势(强弱与流利度等),以及左、右手寸、关、尺各部表现	5		
	平息	脉诊时应调匀呼吸,以自己的呼吸计算患者的脉搏频率(至数)	5		
	切脉时间	脉诊时每侧不少于1 min,两侧以3 min左右为宜,只诊单侧脉象不得分	5		
报告脉诊的结果(40分)	描述脉象并分析其临床意义	脉象名称/脉象诊断	10		
		脉象特征	10		
		临床意义	10		
		形成机制	10		
操作后评价(10分)		全过程规范、熟练,态度认真;操作动作不粗暴,关怀体贴患者	10		

NOTE

项目二　针灸技能实训

📝　**项目要求**

　　学生能根据不同疾病选取合适的腧穴,并运用针灸技术进行治疗,能够恰当地应用各类针灸操作技术,掌握操作注意事项、行针手法和针灸异常情况的处理等。

任务一　常用腧穴定位

【学习目标】

1. 知识目标　能准确说出腧穴归经、主治、定位。

2. 技能目标　能规范、完整、熟练地在经络腧穴仿真实训平台或经络腧穴模型、标准化病人(SP)或真人模特身上准确进行实体定位。

3. 素质目标　培养"大医精诚"的职业理念,培养"一丝不苟,精益求精"的工匠精神,融入尊重生命、关爱患者的情感。

【任务内容】

1. 取穴法　骨度分寸定位法、体表解剖标志定位法、手指同身寸定位法、简便取穴法。

2. 手太阴肺经识别及应用　中府、尺泽、孔最、列缺、太渊、鱼际、少商。

3. 手阳明大肠经识别及应用　商阳、合谷、阳溪、手三里、曲池、肩髃、迎香。

4. 足阳明胃经识别及应用　承泣、四白、地仓、颊车、下关、头维、梁门、天枢、归来、梁丘、犊鼻、足三里、上巨虚、下巨虚、丰隆、解溪、内庭。

5. 足太阴脾经识别及应用　隐白、太白、公孙、三阴交、地机、阴陵泉、血海、大横、大包。

6. 手少阴心经识别及应用　极泉、少海、通里、阴郄、神门、少冲、少府。

7. 手太阳小肠经识别及应用　少泽、后溪、养老、支正、小海、肩贞、天宗、颧髎、听宫。

8. 足太阳膀胱经识别及应用　睛明、攒竹、天柱、大杼、风门、肺俞、心俞、膈俞、肝俞、胆俞、脾俞、胃俞、肾俞、大肠俞、膀胱俞、次髎、委中、膏肓、志室、秩边、承山、昆仑、

NOTE

申脉、至阴。

9. 足少阴肾经识别及应用　涌泉、太溪、照海、复溜、肓俞。

10. 手厥阴心包经识别及应用　天池、曲泽、郄门、间使、内关、大陵、劳宫、中冲。

11. 手少阳三焦经识别及应用　关冲、中渚、阳池、外关、支沟、肩髎、翳风、角孙、耳门、丝竹空。

12. 足少阳胆经识别及应用　瞳子髎、听会、率谷、阳白、头临泣、风池、肩井、日月、带脉、环跳、阳陵泉、光明、悬钟、侠溪、丘墟、足窍阴。

13. 足厥阴肝经识别及应用　大敦、行间、太冲、蠡沟、曲泉、章门、期门。

14. 督脉识别及应用　长强、腰阳关、命门、至阳、大椎、哑门、风府、百会、神庭、水沟、印堂。

15. 任脉识别及应用　中极、关元、气海、神阙、中脘、膻中、天突、承浆。

16. 常用经外奇穴识别及应用　①头颈部:四神聪、太阳、金津、玉液、牵正、安眠。②躯干部:三角灸、子宫、定喘、夹脊、腰眼。③四肢部:十宣、四缝、外劳宫、腰痛点、胆囊、阑尾、八风。

【任务分析与讨论】

相关知识和技能点	记录讨论结果/答案	自我评价

【实训器材与物品】

实训器材

序号	仪器设备名称	型号/图片
1	全身针灸智能模拟人	
2	中医经络穴位针灸示教模型	
3	中医腧穴训练、针灸仿真一体训练系统	
4	按摩床	

NOTE

【任务实施】

经脉			说出经脉循行部位和交接顺序
			用笔和纸制作经脉循行示意图
腧穴			操作前用七步洗手法洗手
			根据指定腧穴选择适宜体位(注重人文关怀)
	腧穴定位	描述归经	准确说出归经
		描述定位	准确描述定位
		体表定位	结合使用取穴方法,用手指或笔准确、熟练在体表进行定位
		描述主治	能说出 2 个及以上主治

【任务评价】

考生随机抽取 5 个腧穴,准确说出每个腧穴的归经、定位、主治(2 个及以上),并用手指或笔在体表准确定位。

腧穴定位评分标准

(满分 100 分,60 分合格;考试时间为 10 min)

程序	项目	细则	分值	扣分	得分
腧穴 1	描述归经	准确说出归经	4		
	描述定位	准确说出定位(4 分),准确指出定位(4 分)	8		
	描述主治	准确说出 2 个及以上主治(每说出 1 个主治 2 分)	4		
腧穴 2	描述归经	准确说出归经	4		
	描述定位	准确说出定位(4 分),准确指出定位(4 分)	8		
	描述主治	准确说出 2 个及以上主治(每说出 1 个主治 2 分)	4		
腧穴 3	描述归经	准确说出归经	4		
	描述定位	准确说出定位(4 分),准确指出定位(4 分)	8		
	描述主治	准确说出 2 个及以上主治(每说出 1 个主治 2 分)	4		
腧穴 4	描述归经	准确说出归经	4		
	描述定位	准确说出定位(4 分),准确指出定位(4 分)	8		
	描述主治	准确说出 2 个及以上主治(每说出 1 个主治 2 分)	4		
腧穴 5	描述归经	准确说出归经	4		
	描述定位	准确说出定位(4 分),准确指出定位(4 分)	8		
	描述主治	准确说出 2 个及以上主治(每说出 1 个主治 2 分)	4		
仪表着装	白大褂、口罩、帽子等穿戴整齐(穿戴不齐或不符合标准者扣1～2分)		3		

NOTE

续表

程序	项目	细则	分值	扣分	得分
自我介绍		做自我介绍,告知腧穴定位的目的、注意事项及可能出现的情况,交代患者如身体感觉不适及时告知,体现人文关怀	3		
洗手		接触物品前洗手(七步洗手法洗手并进行手部消毒,操作不规范者扣1~2分)	2		
物品准备		准备指定操作所需物品,并检查物品有效期(操作途中才发现物品遗漏扣2分,未检查物品有效期者扣1分)	3		
体位		根据指定腧穴选择适宜体位(注意询问患者是否舒适,未询问者扣1分)	2		
手部消毒		接触患者前双手消毒(手部消毒操作不规范者扣1分)	2		
操作后		整理物品;对患者进行有效人文关怀	5		

任务二　毫针刺法

【学习目标】

1. 知识目标　掌握毫针刺法的操作流程,腧穴定位的方法和医疗垃圾分类处理方法。

2. 技能目标　能规范、熟练、完整地进行毫针刺法操作。

3. 素质目标　通过实践操作,培养学生严谨、细致的观察能力和对患者的同理心,培养良好的沟通能力和与患者建立良好人际关系的能力。

【任务内容】

一、进针方法

1. 单手进针法　刺手拇指、食指持针,中指指端紧靠腧穴,中指指腹抵于针身下段,当拇指、食指用力向下按压时,中指随势屈曲将针刺入,直至所需深度。多用于较短毫针的进针(图2-1)。

2. 双手进针法

(1)指切进针法:又称爪切进针法,将押手拇指或食指端切按在腧穴皮肤之上,刺手持针,紧靠押手拇指指甲面将针刺入腧穴。此法适用于短针进针(图2-2)。

17

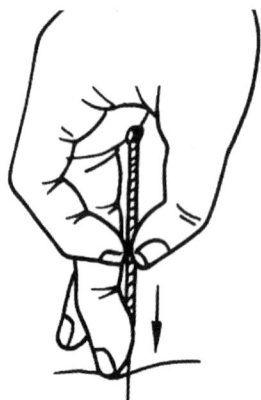

图 2-1　单手进针法

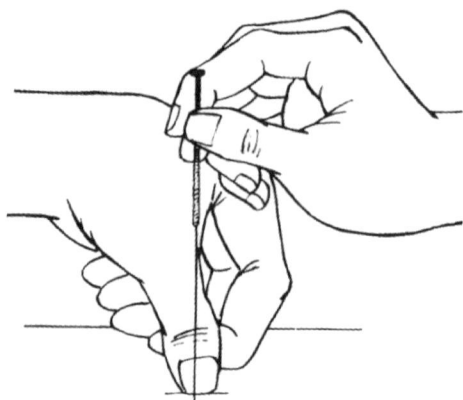

图 2-2　指切进针法

（2）夹持进针法：押手拇指、食指夹持针身下端，将针尖固定于腧穴皮肤表面，刺手持针柄，使针体垂直。刺手手指用力下压时，押手拇指、食指同时用力，将针刺入皮肤。或用刺手拇指、食指夹持针体下端，露出针尖 3～5 mm，对准腧穴利用腕力快速刺入，再与押手配合刺入所需深度。此法适用于长针进针（图 2-3）。

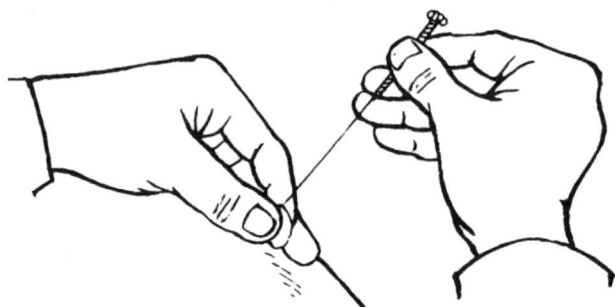

图 2-3　夹持进针法

（3）舒张进针法：用押手食指、中指或拇指、食指将所刺腧穴部位的皮肤向两侧撑开，使皮肤绷紧，刺手持针，使针从押手食指、中指或拇指、食指的中间刺入。此法主要用于皮肤松弛部位的腧穴（图 2-4）。

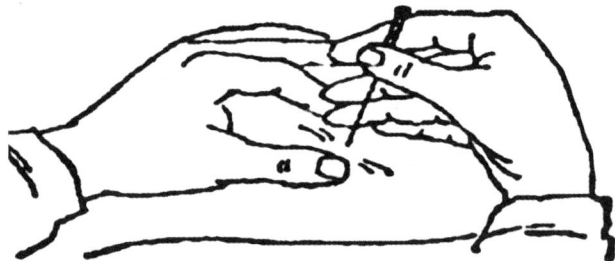

图 2-4　舒张进针法

（4）提捏进针法：用押手拇指、食指将所刺腧穴部位的皮肤提起，刺手持针，从捏起的上端将针刺入,此法主要用于皮肉浅薄部位的腧穴,如印堂(图 2-5)。

(注:以上各种进针方法在临床上应根据腧穴所在部位的解剖特点、针刺深度和手法的要求灵活选用,以便于进针和减轻患者疼痛。)

二、针刺的角度和深度

在针刺操作过程中,掌握正确的针刺角度、方向和深度,是增强针感、提高疗效、防止意外的关键。针刺时,不仅应准确定位腧穴,还应选择正确的针刺角度、方向和深度,才能充分发挥其应有的效应。临床上同一

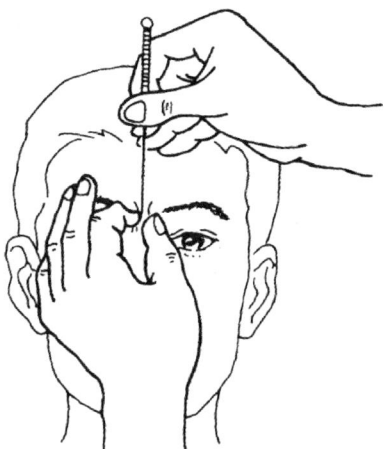

图 2-5　提捏进针法

腧穴,由于针刺的角度、方向和深度的不同,所产生的针感强弱、感传方向和治疗效果常有明显的差异。针刺的角度、方向和深度,要根据腧穴所在的具体位置、患者体质、病情需要和针刺手法等实际情况灵活掌握。

1. 角度　针刺的角度是指进针时针身与皮肤表面所形成的夹角。它是根据腧穴所在的位置和针刺所要达到的目的结合起来而确定的。一般有 3 种角度(图 2-6)。

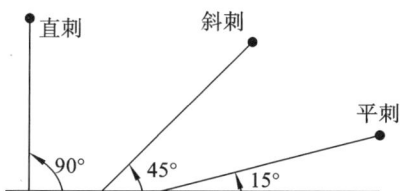

图 2-6　针刺的角度

(1)直刺:直刺是针身与皮肤表面成 90°垂直刺入。此法适用于人体大部分腧穴。

(2)斜刺:斜刺是针身与皮肤表面成 45°倾斜刺入。此法适用于肌肉浅薄处或内有重要脏器,或不宜直刺、深刺的腧穴。

(3)平刺:平刺即横刺、沿皮刺。指针身与皮肤表面成 15°或更小的角度刺入。此法适用于皮薄肉少部位的腧穴,如头面部的腧穴等。

2. 深度

(1)年龄:年老体弱、气血衰退者及小儿均不宜深刺;中青年身强体壮者,可适当深刺。

(2)体质:对形瘦体弱者,宜相应浅刺;形盛体强者,宜深刺。

(3)病情:阳证、新病宜浅刺;阴证、久病宜深刺。

(4)部位:头面部、胸背部及皮薄肉少处的腧穴宜浅刺;四肢、臀部、腹部及肌肉丰厚处的腧穴宜深刺。针刺的角度和深度关系极为密切,一般来说,深刺多用直刺,浅刺多用斜刺、平刺。对天突、风府、哑门等腧穴,以及眼区、胸背部和重要脏器部位的腧穴,尤其应注意掌握好针刺的角度和深度。不同季节对针刺深度有影响,应予以重视。

三、行针手法

毫针刺入腧穴后,为了使患者产生针感,或进一步调整针感强弱,以及使针感向某

一方向扩散、传导而采取的操作方法，称为行针，亦称运针。行针手法包括基本手法和辅助手法两类。

（一）基本手法（图 2-7）

1. 提插法 将毫针刺入腧穴一定深度后，使针从浅层向下刺入深层为插，由深层向上退到浅层为提。使用提插法时，指力一定要均匀一致，提插幅度不宜过大，一般以 3～5 分为宜，提插频率不宜过快，每分钟 60 次左右，保持针身垂直，不改变针刺角度、方向。通常认为行针时提插的幅度大，频率快，其刺激量就大；相反，提插的幅度小，频率慢，其刺激量就小。

2. 捻转法 捻转法是将毫针刺入腧穴一定深度后，顺时针、逆时针方向捻转针，使针在腧穴内反复来回旋转的行针手法。使用捻转法时，指力要均匀，角度要适当，一般左右交替捻转，捻转的角度要小于90°，在180°左右，不能单向捻针，否则针身易被肌纤维等缠绕，引起局部疼痛和滞针而使出针困难。一般认为行针时捻转的角度大，频率快，其刺激量就大；相反，捻转的角度小，频率慢，其刺激量就小。

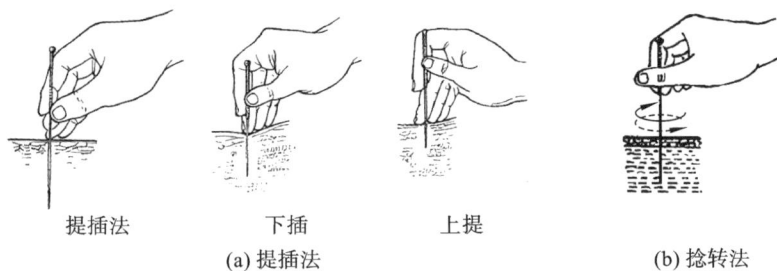

提插法　　　下插　　　上提
(a) 提插法　　　　　　　(b) 捻转法

图 2-7　基本手法

（二）辅助手法

辅助手法是行针基本手法的补充，是以促使得气和加强针感为目的的操作手法。临床常用的辅助手法有以下几种。

1. 循法 医者用手指顺着经脉的循行路径，在腧穴的上下部轻柔地循按的方法。针刺不得气时，可以用循法催气。本法能推动气血运行，激发经气，促使针刺后得气（图 2-8(a)）。

2. 摇法 毫针刺入一定深度后，手持针柄，将针轻轻摇动的方法。其法有二：一是直立针身而摇，以加强得气的感应；二是卧倒针身而摇，使经气向一定方向传导（图 2-8(b)）。

3. 飞法 针刺后不得气者，用刺手拇、食指持针柄，细细捻搓数次，然后张开两指，一搓一放，反复数次，状如飞鸟展翅的方法。本法的作用在于催气、行气，并使刺感增强（图 2-8(c)）。

4. 滞针法（术）（非常规） 在搓法基础上发展形成的针刺手法。即针刺至穴内一定深度后，医者搓捻针柄，使针尖与周围组织缠紧，针下出现"滞针"感，以激发经气、促使经气运行。在临床上，滞针法可与刮法、震颤术结合应用，从而形成不同的操作术式（图 2-8(d)）。

5. 弹法 针刺后在留针过程中，以手指轻弹针尾或针柄，使针体微微振动，以加强针感、助气运行的方法。本法有催气、行气的作用（图 2-8(e)）。

6. 刮法 毫针刺入一定深度后，经气未至，以拇指或食指的指腹抵住针尾，用拇指、食指或中指指甲，由下而上或由上而下频频刮动针柄的方法。本法在针刺不得气时使用，可激发经气，已得气者使用本法可以加强针感的传导和扩散（图2-8(f)）。

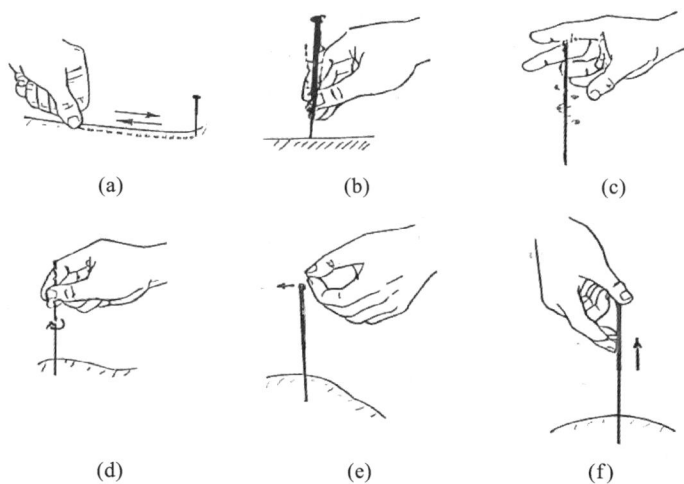

(a)   (b)   (c)

(d)   (e)   (f)

图 2-8　辅助手法

7. 震颤法　针刺入一定深度后，刺手持针柄，用小幅度、快频率的提插、捻转手法，使针身轻微震颤的方法。本法可促使针下得气，增强针感（图2-9）。

毫针行针手法以提插法、捻转法为基本手法，并根据临证情况，选用相应的辅助手法。刮法、弹法可用于一些不宜施行大角度捻转手法的腧穴；飞法可用于某些肌肉丰厚部位的腧穴；摇法、震颤法可用于较为浅表部位的腧穴。施用行针基本手法和辅助手法，可促使针刺后得气或加强针刺感应。

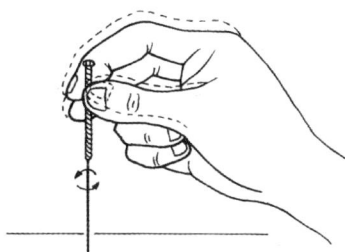

图 2-9　震颤法

四、得气

1. 得气概念　古称"气至"，近称"针感"，是指毫针刺入腧穴一定深度后，施以提插法或捻转法等行针手法，使针刺部位获得经气感应。在针刺腧穴后，经过手法操作或较长时间的留针，患者可出现酸、麻、胀、重等针感；医者则觉得刺手手下沉紧。

2. 得气的临床意义　得气是疗效与预后的判断标准。针刺得气说明针刺后疗效好，若不得气，则说明疗效差，或预后差。《灵枢·九针十二原》云："气至而有效，效之信，若风之吹云，明乎若见苍天。"但是不得气不等同于没有疗效。行针手法不对也会影响疗效。有些年纪大的患者，机体反应性差，不易得气，但不能认为针刺无用。当针下不得气时，可取留针候气的方法等待气至。亦可间歇运针，施以提插法、捻转法等，以待气至。留针候气要有耐心，不可操之过急。

催气是通过各种针刺手法，催促经气速至的方法。此外，前面论述的辅助手法，如刮动针柄、弹摇针柄、沿经循摄等，也都有催气的作用。当针刺得气后，要注意守气，医者需采取守气方法，守住针下经气，以保持针感持久。只有守住针下经气，才能使针刺对机体持续发挥调整作用。

五、毫针补泻手法

(一)单式补泻手法

1. 基本补泻

(1)捻转补泻:针下得气后,捻转角度小,用力轻,频率慢,操作时间短,结合拇指向前、食指向后(左转用力为主)者为补法。捻转角度大,用力重,频率快,操作时间长,结合拇指向后、食指向前(右转用力为主)者为泻法(图2-10)。

(2)提插补泻:针下得气后,先浅后深,重插轻提,提插幅度小,频率慢,操作时间短,以下插用力为主者为补法;先深后浅,轻插重提,提插幅度大,频率快,操作时间长,以上提用力为主者为泻法(图2-11)。

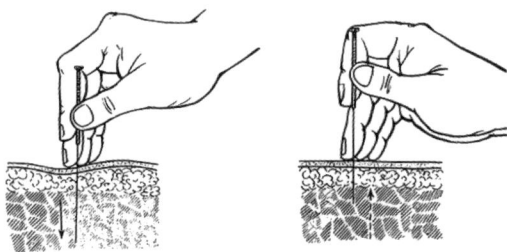

(a)补法

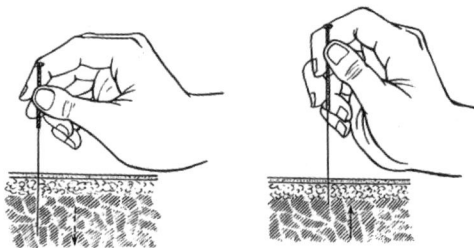

(b)泻法

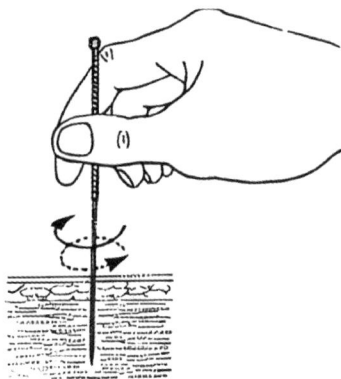

图 2-10　捻转补泻　　　　　　　　　图 2-11　提插补泻

2. 其他补泻

(1)徐疾补泻:进针时徐徐刺入,少捻转,疾速出针者为补法;进针时疾速刺入,多捻转,徐徐出针者为泻法。

(2)迎随补泻:进针时针尖随着经脉循行去的方向刺入为补法;针尖迎着经脉循行来的方向刺入为泻法。

(3)呼吸补泻:患者呼气时进针,吸气时出针为补法;吸气时进针,呼气时出针为泻法。

(4)开阖补泻:出针时迅速按压针孔为补法;出针时摇大针孔而不按压为泻法。

(5)平补平泻:得气后均匀地提插、捻转的针刺补泻操作方法。

(二)复式补泻手法

1. 烧山火　视腧穴的可刺深度分为浅、中、深三层(天、人、地三部),先浅后深,每一层依次各做紧按慢提(或用捻转补泻的补法)九数,然后提针至浅层,称为一度。如此反复操作数度,将针插至地部留针。在操作过程中,可配合呼吸补泻的补法。多用于治疗冷痹、虚寒性疾病等。

2. 透天凉 针刺入腧穴后直插深层,按深、中、浅三层(地、人、天三部)的顺序,在每一层各做紧提慢按(或用捻转补泻的泻法)六数,然后插针至深层,称为一度。如此反复操作数度,将针紧提至天部留针。在操作过程中,可配合呼吸补泻的泻法。多用于治疗热痹、急性痈肿等实热性疾病。

六、留针与出针

(一)留针

将针刺入腧穴并施行手法后,使针留置腧穴内称为留针。留针的目的是加强针刺的作用和便于继续行针施术。一般病证只要针下得气,施以适当的补泻手法后,一般出针或留针 20~30 min 即可。但对于一些特殊病证,如急性腹痛,破伤风,寒性、顽固性疼痛或痉挛性病证,可适当延长留针时间,有时留针达数小时,以便在留针过程中间歇性行针,以增强、巩固疗效。在临床上留针与否或留针时间的长短,不可一概而论,应根据患者具体病情而定。

(二)出针

出针又称起针、退针。在施行针刺手法或留针达到针刺目的后,即可出针。出针的方法,一般是以押手拇、食指两指持消毒干棉球(或无菌医用棉签)轻轻按压于针刺部位,刺手持针做轻微的小幅度捻转,并随势将针缓慢提至皮下(不可单手用力过猛),静留片刻,然后出针。出针时,依补泻的不同要求,分别采取"疾出"或"徐出"以及"迅速按压针孔"或"摇大针孔"的方法出针。出针后,除特殊需要外,都要用消毒干棉球(或无菌医用棉签)轻轻按压针孔片刻,以防出血或针孔疼痛。出针后,要仔细查看针孔是否出血,询问针刺部位是否出现不适,检查核对针数是否遗漏,还应注意是否出现晕针延迟反应等。

【任务分析与讨论】

相关知识和技能点	记录讨论结果/答案	自我评价

续表

相关知识和技能点	记录讨论结果/答案	自我评价

【实训器材与物品】

实训器材

序号	仪器设备名称	型号/图片
1	全身针灸智能模拟人	
2	针刺仿真模型	 针灸智能头部　针灸智能手臂 针灸智能臀部　针灸智能腿部
3	针刺手法参数测定仪	

序号	仪器设备名称	型号/图片
4	按摩床	
5	治疗车	

实训物品

序号	试剂/耗材	规格	配置方法或物品摆放方法
1	1寸毫针	0.25 mm×25 mm	放置于治疗车上
2	2寸毫针	0.30 mm×50 mm	放置于治疗车上
3	75%酒精消毒液/皮肤消毒液	50毫升/瓶	放置于治疗车上
4	无菌医用棉签	20支/袋	放置于治疗车上
5	手消毒液	250毫升/瓶	放置于治疗车上
6	利器盒	圆形（2 L）	挂在治疗车上或摆放在治疗车下层
7	医疗垃圾桶（配套医疗垃圾袋）	24 cm×20 cm×14 cm/5 L	挂在治疗车上或摆放在治疗车下层

【任务实施】

场景	内容
病床前	站在患者床头右侧，面对患者进行沟通： 1.确认患者床号和姓名，并做自我介绍。 2.告知毫针刺法的治疗目的、注意事项及可能出现的情况，交代患者如身体感觉不适及时告知，体现人文关怀

NOTE

场景	内容
备物台	走到备物台前准备实训物品： 1.首先用七步洗手法洗手并进行手部消毒。 2.拿起手消毒液并查看有效期，确定其在有效期内方可放置于治疗车上备用。 3.拿起一次性毫针并查看有效期，确定其在有效期内方可放置于治疗车上备用。 4.拿起皮肤消毒液并查看有效期，确定其在有效期内方可放置于治疗车上备用。 5.拿起无菌医用棉签并查看有效期，确定其在有效期内方可放置于治疗车上备用
按摩床前	带着实训物品走到患者床前进行治疗操作： 1.再次进行手部消毒，确保接触患者前手部卫生。 2.根据需要针刺的腧穴选择合适的体位，并确保患者体位摆放舒适，能配合接下来的针刺治疗和留针。 3.在患者身上用正确的方法定位出需针刺的腧穴位置。 4.取一根无菌医用棉签蘸皮肤消毒液，从腧穴中心向外画圈消毒，消毒直径为 3～5 cm，将使用过的棉签丢弃至医疗垃圾桶。 5.根据所刺腧穴选择规格（长短）适宜的毫针，取一根并查看针尖有无倒钩。有倒钩的毫针需丢弃，重新取一根无倒钩的毫针。 6.进针：根据指定手法或根据腧穴选择合适手法进针，并询问患者感受，判断患者是否得气。 7.行针：患者得气后，行补泻手法操作。一般根据患者病情、体质及腧穴特点等，选择适宜的补泻手法。注意询问患者感受，视情况调整手法力度轻重。 8.留针：根据患者病情、体质等情况决定留针时间，一般留针 20～30 min 即可。 9.出针：取一根无菌医用棉签，刺手持针柄拔针，押手持无菌医用棉签轻轻按压针孔，按压 1～2 min，按压后检查针孔情况，确保针孔无渗血、出血。将使用过的毫针丢弃至利器盒，棉签丢弃至医疗垃圾桶。 10.告知患者治疗后注意事项，帮助患者整理衣物，体现人文关怀
备物台	1.医疗垃圾分类处理。 2.将物品整理归位并进行手部消毒

【任务评价】

（1）考生随机抽取 2 个腧穴，准确说出归经、定位、主治，并在模特身上或针刺仿真模型上指出。

（2）考生在模特身上或针刺仿真模型上对随机抽取的腧穴进行指定的针刺手法操作。

毫针刺法评分标准

（满分 100 分，60 分合格；考试时间为 10 min）

项目			细则	分值	扣分	得分
腧穴 （30 分）	腧穴 1	描述归经	准确说出归经	4		
		描述定位	准确说出体表定位（2 分）和解剖定位（3 分）	5		
		描述主治	准确说出 2 个及以上主治（每说出 1 个主治 3 分）	6		
	腧穴 2	描述归经	准确说出归经	4		
		描述定位	准确说出体表定位（2 分）和解剖定位（3 分）	5		
		描述主治	准确说出 2 个及以上主治（每说出 1 个主治 3 分）	6		
操作 （70 分）	仪表 着装		白大褂、口罩、帽子等穿戴整齐（穿戴不整齐或不符合标准扣 1～2 分）	2		
	自我介绍		做自我介绍（2 分），告知针刺治疗目的、注意事项及可能出现的情况（3 分），交代患者如身体感觉不适及时告知，体现人文关怀（准备物品后再自我介绍，扣 2 分）	7		
	洗手		接触物品前洗手（七步洗手法洗手并进行手部消毒，操作不规范扣 1 分，接触物品后再洗手扣 2 分）	3		
	物品准备		准备指定操作所需物品，并检查物品有效期（操作途中才发现物品遗漏扣 2 分，未检查物品有效期扣 1 分）	4		
	体位		根据针刺腧穴选择适宜体位（注意询问患者是否舒适，未询问扣 1 分）	3		
	手部消毒		接触患者前，考生双手消毒（手部消毒操作不规范扣 1 分）	2		
	定穴		定位准确、动作熟练（定位不准确扣 3 分，不熟练扣 1～2 分），并正确口述腧穴的主治要点（2 分）	5		
	穴位消毒		一穴一无菌医用棉签，从腧穴中心向外画圈擦拭消毒（来回擦拭、污染针孔扣 2 分）	2		

NOTE

续表

项目		细则	分值	扣分	得分
操作 (70分)	选针	根据所刺腧穴选择规格(长短)适宜的毫针,且检查针具,如针尖有无倒钩(选择不当扣2分,不检查针具扣1分)	3		
	进针	根据指定手法或根据腧穴选择合适手法进针(5分),方法正确、操作熟练、无痛或微痛(不熟练扣1~3分,未询问患者感受以判断是否得气扣3分)	8		
	行针	行针方法正确、操作熟练(8分),并口述行针要点(2分),注意询问患者感受(2分)	12		
	留针、出针	口述留针时间(1分),出针方法正确、操作熟练(3分),口述按压时间(1分),按压后检查针孔无出血(1分)	6		
	告知	出针后告知针刺治疗后注意事项,帮助患者整理衣物,体现人文关怀	5		
	整理物品	医疗垃圾分类处理(4分),整理物品并洗手(2分)	6		
	结束语	报告考官操作完毕,感谢患者配合等	2		

任务三　皮肤针疗法

【学习目标】

1. 知识目标　掌握皮肤针疗法的操作流程和医疗垃圾分类处理方法。

2. 技能目标　能规范、熟练、完整地进行皮肤针疗法操作。

3. 素质目标　通过实践操作,培养学生严谨、细致的观察能力和对患者的同理心,培养良好的沟通能力和与患者建立良好人际关系的能力。

【任务内容】

运用皮肤针叩刺人体一定部位或腧穴,激发经络之气,调整脏腑气血,以达到防病治病目的的外治方法,称为皮肤针疗法(图2-12)。

一、操作方法

(一)叩刺部位

1. 循经叩刺　循着经脉进行叩刺的一种方法,常用于项背腰骶部的督脉和足太阳膀胱经。督脉为阳脉之海,主一身之阳气;五脏六腑之背俞穴皆分布于足太阳膀胱

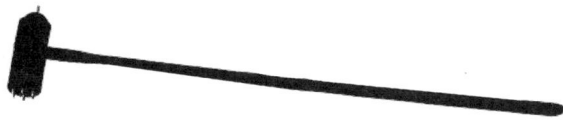

(a) 双头皮肤针

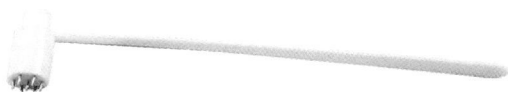

(b) 单头皮肤针

图 2-12 皮肤针分类

经,治疗范围广泛;其次是四肢肘膝以下经络,因其分布着各经原穴、络穴、郄穴等,循经叩刺可用于治疗各相应脏腑、经络的疾病。

2. 腧穴叩刺 在腧穴上进行叩刺的一种方法。可根据腧穴的主治,选择适当的腧穴予以叩刺治疗,临床上常选用各种特定穴、华佗夹脊穴、阿是穴等。

3. 局部叩刺 在患部进行叩刺的一种方法。如扭伤后局部瘀肿疼痛及顽癣等,可在局部施行围刺或散刺。

二、刺激强度与疗程

刺激强度是根据刺激的部位、患者的体质和病情的不同而决定的,一般分为轻刺、中刺、重刺 3 种。

1. 轻刺 用力稍小,以皮肤仅出现潮红、充血为度。适用于头面部,老弱妇女及病属虚证,久病者。

2. 中刺 介于轻刺与重刺之间,以局部皮肤出现较明显潮红,但不出血为度。适用于一般部位及一般患者。

3. 重刺 用力较大,以皮肤有明显潮红、微出血为度。适用于压痛点、背部、臀部,年轻体壮及病属实证、新病者。

叩刺治疗,一般每日或隔日 1 次,10 次为一个疗程,各疗程之间可间隔 3～5 日。

三、操作注意事项

(1) 针具要经常检查,注意针尖有无倒钩,针面是否平齐,滚刺筒转动是否灵活。

(2) 叩刺治疗时动作要轻捷,正直无偏斜,以免造成患者痛苦。

(3) 局部有溃疡或损伤者,不宜使用本法,急性传染病和急腹症患者也不宜使用本法。

(4) 叩刺局部和腧穴时,若操作力度重导致出血,应进行针孔处清洁和消毒,注意防止感染。

NOTE

四、适应证

临床上各种病症均可应用皮肤针疗法，如近视、视神经萎缩、急性扁桃体炎、感冒、咳嗽、慢性肠炎、慢性胃炎、便秘、头痛、失眠、腰痛、皮神经炎、斑秃、痛经等。

【任务分析与讨论】

相关知识和技能点	记录讨论结果/答案	自我评价

【实训器材与物品】

实训器材

序号	仪器设备名称	型号/图片
1	针刺训练手臂模型	

续表

序号	仪器设备名称	型号/图片
2	针灸臀部训练模型	
3	针灸腿部训练模型	
4	按摩床	
5	治疗车	

实训物品

序号	试剂/耗材	规格	配置方法或物品摆放方法
1	皮肤针	单头梅花针	放置于治疗车上
2	75%酒精消毒液/皮肤消毒液	50毫升/瓶	放置于治疗车上

NOTE

序号	试剂/耗材	规格	配置方法或物品摆放方法
3	无菌医用棉签	20 支/包	放置于治疗车上
4	手消毒液	250 毫升/瓶	放置于治疗车上
5	利器盒	圆形(2 L)	挂在治疗车上或摆放在治疗车下层
6	医疗垃圾桶 (配套医疗垃圾袋)	24 cm×20 cm×14 cm/5 L	挂在治疗车上或摆放在治疗车下层

【任务实施】

场景	内容
病床前	站在患者床头右侧,面对患者进行沟通: 1.确认患者床号和姓名,并做自我介绍。 2.告知皮肤针疗法的治疗目的、注意事项及可能出现的情况,交代患者如身体感觉不适及时告知,体现人文关怀
备物台	走到备物台前准备物品: 1.首先用七步洗手法洗手并进行手部消毒。 2.拿起手消毒液并查看有效期,确定其在有效期内方可放置于治疗车上备用。 3.拿起单头梅花针(皮肤针)并查看有效期,确定其在有效期内方可放置于治疗车上备用。 4.拿起皮肤消毒液并查看有效期,确定其在有效期内方可放置于治疗车上备用。 5.拿起无菌医用棉签并查看有效期,确定其在有效期内方可放置于治疗车上备用
按摩床前	带着实训物品走到患者床前进行治疗操作: 1.再次进行手部消毒,确保接触患者前手部卫生。 2.嘱患者取仰卧位,在患者身上用正确的方法定位出所刺腧穴的位置。 3.取一根无菌医用棉签蘸皮肤消毒液,从腧穴中心向外画圈消毒,消毒直径为 10～15 cm,将使用过的棉签丢弃至医疗垃圾桶。腧穴消毒 3 次。 5.取一根单头梅花针并查看针尖有无倒钩。有倒钩的单头梅花针需丢弃,重新取一根无倒钩的单头梅花针。 6.针尖对准叩刺部位,运用腕力灵活地垂直叩刺在皮肤上,并立刻弹起。如此反复进行,直至叩刺局部皮肤达到治疗状态。使用过的单头梅花针丢弃至利器盒。 7.若针孔有渗液、出血,用无菌医用棉签擦拭干净,保持皮肤清洁,以防感染。使用过的棉签丢弃至医疗垃圾桶。 8.告知患者治疗后注意事项,帮助患者整理衣物,体现人文关怀
备物台	1.医疗垃圾分类处理。 2.将物品整理归位并进行手部消毒

NOTE

【任务评价】

考生在模特身上或针刺模型上对随机抽取的腧穴进行皮肤针疗法操作。

皮肤针疗法评分标准

（满分 100 分，60 分合格；考试时间为 10 min）

	细则	分值	扣分	得分
仪表着装	白大褂、口罩、帽子等穿戴整齐（穿戴不齐或不符合标准者扣1～2分）	3		
自我介绍	做自我介绍（2分）；告知皮肤针疗法目的、注意事项及可能出现的情况（3分）；交代患者如身体感觉不适及时告知，体现人文关怀（准备物品后再介绍，扣2分）	7		
洗手	接触物品前洗手（用七步洗手法洗手并进行手部消毒，操作不规范扣1分，接触物品后再洗手扣2分）	3		
物品准备	准备指定操作所需物品，并检查物品有效期（操作途中才发现物品遗漏扣2分，未检查物品有效期扣1分）	5		
体位	根据叩刺腧穴选择适宜体位（注意询问患者是否舒适，未询问扣1分）	3		
手部消毒	接触患者前，考生双手消毒（手部消毒操作不规范扣1分）	2		
定穴	定位准确、动作熟练（定位不准确扣3分，不熟练扣1～2分），并正确口述腧穴的主治要点（2分）	12		
穴位消毒	从腧穴中心向外画圈消毒3次（来回擦拭、污染针孔扣2分），消毒直径10～15 cm	7		
检查针具	检查针具针尖有无倒钩，针柄有无松动	8		
叩刺	持针手势正确，手腕发力方式正确，针刺时垂直叩刺	20		
刺激强度	根据患者情况选择适宜的刺激强度，并口述该刺激强度叩刺后局部皮肤情况	10		
针后处理	若皮肤有渗液、出血，用无菌医用棉签擦拭干净，保持皮肤干净、干燥	8		
告知	出针后告知皮肤针疗法治疗后注意事项，帮助患者整理衣物，体现人文关怀	5		
整理物品	医疗垃圾分类处理（3分），整理物品并洗手（未洗手扣1分）	5		
结束语	报告考官操作完毕，感谢模特配合等	2		

NOTE

任务四　三棱针疗法

【学习目标】

1. 知识目标　掌握三棱针疗法的操作流程,腧穴定位的方法和医疗垃圾分类处理方法。

2. 技能目标　能规范、熟练、完整地进行三棱针疗法操作。

3. 素质目标　通过实践操作,培养学生严谨、细致的观察能力和对患者的同理心,培养良好的沟通能力和与患者建立良好人际关系的能力。

【任务内容】

用三棱针刺破皮肤浅表部位或小静脉,放出适量血液,以达到治疗疾病目的的方法,称为三棱针疗法(three-edged needle therapy)。古代称为"刺血络"或"刺络",现代称为"放血疗法"(bloodletting therapy)(图 2-13)。

一、操作方法

（一）点刺法

1. 操作要领　①针刺前,在指定针刺部位上下用押手拇指、食指向针刺处推按,使血液积聚于针刺部位,继之用 2%碘酒棉球消毒,再用 75%酒精棉球脱碘。②针刺时,用押手拇指、食指、中指捏紧针刺部位,刺手持针,用拇指、食指捏住针柄,中指指腹紧靠针身下端,针尖露出 3~5 mm,对准针刺部位,刺入 3~5 mm,随即将针迅速退出。③轻轻挤压针孔周围,使针刺部位出血少许,然后用消毒干棉球按压针孔。

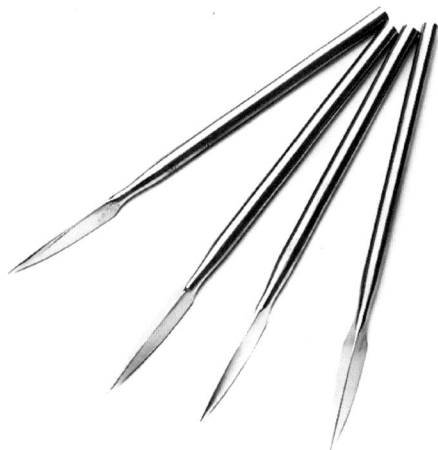

图 2-13　三棱针

2. 适应证　点刺法多用于指(趾)末端的十宣、十二井,耳尖,以及头面部的攒竹、上星、太阳等穴。

（二）散刺法

散刺法又叫豹文刺,是对病变局部周围皮肤进行点刺的一种方法。

1. 操作要领　根据病变部位大小的不同,可刺 10 针以上,由病变外缘环形向中心点刺。

2. 适应证　散刺法多用于治疗局部瘀血、血肿、水肿、顽癣等。

NOTE

（三）刺络法

1. 操作要领 ①先用带子或橡皮管，结扎在针刺部位上端，然后迅速消毒皮肤。②针刺时押手拇指按压在针刺部位下端，刺手持三棱针对准针刺部位的静脉，刺入静脉 2～3 mm，立即将针退出，放出少量血液，出血停止后，再用消毒干棉球按压针孔。③出血时还可轻轻按压静脉搏动上端，以助瘀血外出，毒邪得泻。

2. 适应证 刺络法多用于曲泽、委中等穴，治疗急性吐泻、中暑、发热等。

（四）挑刺法

1. 操作要领 用押手按压施术部位两侧，或捏起皮肤，使皮肤固定，刺手持针迅速刺入皮肤 1～2 mm，随即将针身倾斜挑破皮肤，放出少量血液或组织液。或再刺入 5 mm 左右深，将针身倾斜并使针尖轻轻挑起，挑断皮下部分纤维组织，然后出针，盖上敷料。

2. 适应证 挑刺法常用于治疗肩周炎、胃痛、颈椎病、失眠、支气管哮喘、神经性头痛等。

二、禁忌证

患有严重心脏病、体质过度虚弱者、孕妇不可使用三棱针疗法。

【任务分析与讨论】

相关知识和技能点	记录讨论结果/答案	自我评价

NOTE

【实训器材与物品】

实训器材

序号	仪器设备名称	型号/图片
1	针刺训练手臂模型	
2	针灸臀部训练模型	
3	针灸腿部训练模型	
4	按摩床	
5	治疗车	

实训物品

序号	试剂/耗材	规格	配置方法或物品摆放方法
1	三棱针	小号(1.6 mm×65 mm)	放置于治疗车上
2	75％酒精消毒液/皮肤消毒液	50 毫升/瓶	放置于治疗车上
3	无菌医用棉签	20 支/包	放置于治疗车上
4	手消毒液	250 毫升/瓶	放置于治疗车上
5	利器盒	圆形(2 L)	挂在治疗车上或摆放在治疗车下层
6	医疗垃圾桶（配套医疗垃圾袋）	24 cm×20 cm×14 cm/5 L	挂在治疗车上或摆放在治疗车下层

【任务实施】

场景	内容
病床前	站在患者床头右侧,面对患者进行沟通: 1.确认患者床号和姓名,并做自我介绍。 2.告知三棱针疗法的治疗目的、注意事项及可能出现的情况,交代患者如身体感觉不适及时告知,体现人文关怀
备物台	走到备物台前准备物品: 1.首先用七步洗手法洗手并进行手部消毒。 2.拿起手消毒液并查看有效期,确定其在有效期内方可放置于疗车上备用。 3.拿起三棱针并查看有效期,确定其在有效期内方可放置于治疗车上备用。 4.拿起75％酒精消毒液/皮肤消毒液并查看有效期,确定其在有效期内方可放置于治疗车上备用。 5.拿起无菌医用棉签并查看有效期,确定其在有效期内方可放置于治疗车上备用
病床前	带着物品走到患者病床前进行治疗操作: 1.再次进行手部消毒,确保接触患者前手部卫生。 2.嘱患者采用仰卧位,将需用点刺法放血的腧穴所在经络局部揉搓按摩至充血,使血液积聚于腧穴处。 3.取一根无菌医用棉签蘸皮肤消毒液,从腧穴中心向外画圈消毒,消毒直径为3～5 cm,并将使用过的棉签丢弃至医疗垃圾桶。腧穴消毒3次。 4.取一根三棱针并查看针尖有无倒钩。有倒钩的三棱针需丢弃,重新取一根无倒钩的三棱针。 5.押手拇指、食指捏紧针刺部位并暴露腧穴,刺手持针对准针刺部位快速刺入1～2分深,迅速出针。使用过的三棱针丢弃至利器盒。 6.轻轻挤压针孔周围,使出血数滴,用无菌医用棉签蘸去血滴。

NOTE

续表

场景	内容
病床前	7.用无菌医用棉签按压针孔止血,按压 1～2 min,按压后检查针孔情况,确保针孔无渗血、出血。使用过的棉签丢弃至医疗垃圾桶。 8.告知患者治疗后注意事项,帮助患者整理衣物,体现人文关怀
备物台	1.医疗垃圾分类处理。 2.将物品整理归位并进行手部消毒

【任务评价】

考生在模特身上或针刺模型上对随机抽取的腧穴进行指定的三棱针疗法操作。

三棱针疗法评分标准

(满分 100 分,60 分合格;考试时间为 10 min)

	细则	分值	扣分	得分
仪表着装	白大褂、口罩、帽子等穿戴整齐(穿戴不齐或不符合标准者扣1～2分)	3		
自我介绍	做自我介绍(2分);告知三棱针疗法的治疗目的、注意事项及可能出现的情况(3分),交代患者如身体感觉不适及时告知,体现人文关怀(准备物品后再介绍,扣2分)	7		
洗手	接触物品前洗手(用七步洗手法洗手并进行手部消毒,操作不规范扣1分,接触后再洗手扣2分)	3		
物品准备	准备指定操作所需物品,并检查物品有效期(操作途中才发现物品遗漏扣2分,未检查物品有效期扣1分)	5		
体位	根据指定腧穴选择适宜体位(注意询问患者是否舒适,未询问扣1分)	3		
手部消毒	接触患者前,考生双手消毒(手部消毒操作不规范扣1分)	2		
定穴	定位准确、动作熟练(定位不准确扣3分,不熟练扣1～2分),并局部搓揉使其充血(2分)	12		
穴位消毒	从腧穴中心向外画圈消毒3次(来回擦拭、污染针孔扣2分)	5		
持针	检查针具针夹有无倒钩(不检查针具扣1分),刺手执毛笔式持针,露出针尖1～2分,以控制深度	3		
点刺	押手拇指、食指、中指捏紧针刺部位并暴露腧穴,刺手持针对准针刺部位快速刺入3～5 mm,迅速出针,操作熟练,患者无痛或微痛(进针手法错误扣5分,不熟练扣1～3分,未询问患者感受以判断是否得气扣2分)	18		
挤血	轻轻挤压针孔周围,使出血数滴,用无菌医用棉签蘸去血滴	17		

续表

	细则	分值	扣分	得分
针后处理	用无菌医用棉签按压针孔止血,按压 1～2 min,按压后检查针孔情况,确保针孔无渗血、出血	10		
告知	出针后告知三棱针疗法治疗后注意事项,帮助患者整理衣物,体现人文关怀	5		
整理物品	医疗垃圾分类处理(3分),整理物品并洗手(未洗手扣1分)	5		
结束语	报告考官操作完毕,感谢模特配合等	2		

任务五　耳穴压丸法

【学习目标】

1. 知识目标　掌握耳穴压丸法的操作流程、耳穴的定位和主治作用。

2. 技能目标　能规范、熟练、完整地进行耳穴压丸法操作。

3. 素质目标　通过实践操作,培养学生严谨、细致的观察能力和对患者的同理心,培养良好的沟通能力和与患者建立良好人际关系的能力。

【任务内容】

耳穴压丸法是在耳针疗法的基础上发展起来的一种保健方法,是选用中药王不留行籽粘贴于患者耳穴处,给予适度的按压,使耳廓产生酸、麻、胀感或发热,以达到治疗目的的外治法(图2-14)。

一、操作方法

具体操作方法是将表面光滑似圆球或呈椭圆状的中药王不留行籽贴于 0.6 cm×0.6 cm 的小块胶布中央(或直接用王不留行籽耳穴贴),然后对准耳穴贴紧并稍加压力,使患者感到耳廓酸、麻、胀或发热。贴后嘱患者每天自行按压数次,每次 1～2 min。每次贴后保持 3～7 天。

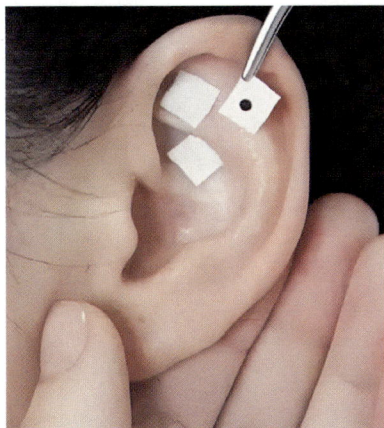

图 2-14　耳穴压丸法

二、操作部位

耳穴压丸法的关键是选准耳穴,即耳廓上的敏感点,常用的选穴方法有以下几种。

1. 直接观察法　对耳廓进行全面检查,观察有无变形、变色、隆起、凹陷、脱屑、丘疹、充血、硬结、疣赘、色素沉着等,出现以上异常说明该处耳穴对应的脏腑器官有不同程度的病变,可以用耳穴压丸法治疗。

2. 压痛点探查法 当身体患病时,耳廓上往往会出现压痛点,而这些压痛点大多是压丸刺激所应选用的耳穴。具体操作方法是,用前端圆滑的金属探棒或火柴棍,以近似相等的压力在耳廓上探查,当金属探棒或火柴棍压迫压痛点时,患者会呼痛、皱眉或出现躲闪动作。

三、适应证和禁忌证

(一)适应证

(1)各种疼痛性疾病:如头痛、三叉神经痛、颈椎病、腰腿痛、肩周炎、咽痛等。

(2)各种炎症性疾病:如结膜炎、咽喉炎、盆腔炎、面神经炎等。

(3)各种过敏性疾病:如过敏性鼻炎、哮喘、荨麻疹等。

(4)其他:如失眠、儿童近视、飞蚊症、干眼症、月经不调、更年期综合征、多汗、便秘、腹胀、胃食管反流、产后乳汁过少、肥胖等。

(5)预防保健,改善体质。

(二)禁忌证

(1)有严重器质性疾病、重度贫血、处于极度虚弱状态者均不宜使用。

(2)耳廓有破溃、感染、湿疹等情况者均不宜使用。

(3)妊娠妇女、有习惯性流产史者均不宜使用。

(4)对胶布过敏者不宜使用。

【任务分析与讨论】

相关知识和技能点	记录讨论结果/答案	自我评价

续表

相关知识和技能点	记录讨论结果/答案	自我评价

【实训器材与物品】

实训器材

序号	仪器设备名称	型号/图片
1	人体仿真针刺模型	
2	耳穴反射器模型	

NOTE

序号	仪器设备名称	型号/图片
3	耳穴挂图	
4	按摩床	
5	治疗车	

实训物品

序号	试剂/耗材	规格	配置方法或物品摆放方法
1	王不留行籽耳穴贴	60 贴/板×10 板	放置于治疗车上
2	75%酒精消毒液/皮肤消毒液	50 毫升/瓶	放置于治疗车上
3	无菌医用棉签	20 支/包	放置于治疗车上
4	手消毒液	250 毫升/瓶	放置于治疗车上
5	耳穴探针	1 个	放置于治疗车上
6	口腔灯	白光	放置于治疗车上
7	医疗垃圾桶（配套医疗垃圾袋）	24 cm×20 cm×14 cm/5 L	挂在治疗车上或摆放在治疗车下层

NOTE

【任务实施】

场景	内容
病床前	站在患者床头右侧,面对患者进行沟通: 1.确认患者床号和姓名,并做自我介绍。 2.告知耳穴压丸法的治疗目的、注意事项及可能出现的情况,交代患者如身体感觉不适及时告知,体现人文关怀
备物台	走到备物台前准备物品: 1.首先用七步洗手法洗手并进行手部消毒。 2.拿起手消毒液并查看有效期,确定其在有效期内方可放置于治疗车上备用。 3.拿起 75% 酒精消毒液/皮肤消毒液并查看有效期,确定其在有效期内方可放置于治疗车上备用。 4.拿起王不留行籽耳穴贴并查看有效期,确定其在有效期内方可放置于治疗车上备用。 5.将无菌医用棉签、耳穴探针、口腔灯、医疗垃圾桶(配套医疗垃圾袋)放置在治疗车上备用
病床前	带着物品走到患者病床前进行治疗操作: 1.再次进行手部消毒,确保接触患者前手部卫生。 2.嘱患者取侧卧位或坐位,便于直接观察一侧全耳情况。 3.用无菌医用棉签将耳朵轻轻擦拭干净,便于观察取穴。 4.用口腔灯照射耳朵,观察耳廓有无变形、变色、隆起、凹陷、丘疹、脱屑、充血、硬结、疣赘、色素沉着等。若无,可用耳穴探针在疾病对应耳穴区从周围向中心以相同的力度、间隔相同的距离按压探寻,选择最敏感点为耳针治疗点。 5.取一根无菌医用棉签蘸皮肤消毒液,从耳穴中心向外画圈消毒,并将使用过的棉签丢弃至医疗垃圾桶。 6.待皮肤消毒液干后,左手拇指、食指固定耳廓,将王不留行籽耳穴贴对准耳穴贴紧并稍加压,使患者感到耳廓酸、麻、胀或发热。贴后嘱患者每天自行按压数次,每次 1~2 min。 7.根据患者病情、体质等情况决定王不留行籽耳穴贴粘贴后保留时间,一般为 3~7 天。 8.告知患者治疗后注意事项,帮助患者整理衣物,体现人文关怀
备物台	1.医疗垃圾分类处理。 2.将物品整理归位并进行手部消毒

NOTE

【任务评价】

（1）考生随机抽取 2 个耳穴，准确说出定位、主治，并在模特身上或模型上指出。

（2）考生在模特身上或模型上进行耳穴压丸法操作。

耳穴压丸法评分标准

（满分 100 分，60 分合格；考试时间为 10 min）

项目			细则	分值	扣分	得分
耳穴 （20分）	耳穴 1	点出位置	准确点出耳穴	3		
		描述定位	准确说出	3		
		描述主治	准确说出 2 个及以上主治（每说出 1 个主治 2 分）	4		
	耳穴 2	点出位置	准确点出耳穴	3		
		描述定位	准确说出	3		
		描述主治	准确说出 2 个及以上主治（每说出 1 个主治 2 分）	4		
操作 （80分）	仪表 着装		白大褂、口罩、帽子等穿戴整齐（穿戴不齐或不符合标准者扣 1~2 分）	2		
	自我介绍		做自我介绍（2 分），告知耳穴压丸法治疗目的、注意事项及可能出现的情况（3 分），交代患者如身体感觉不适及时告知，体现人文关怀（准备物品后再介绍扣 2 分）	5		
	洗手		接触物品前洗手（用七步洗手法洗手并进行手部消毒，操作不规范扣 1 分，接触后再洗手扣 2 分）	3		
	物品准备		准备指定操作所需物品，并检查物品有效期（操作途中才发现物品遗漏扣 2 分，未检查物品有效期扣 1 分）	5		
	体位		选择侧卧位或坐位（注意询问患者是否舒适，未询问扣 1 分）	2		
	手部消毒		接触患者前，考生双手消毒（手部消毒操作不规范扣 1 分）	2		
	定穴、选穴		选穴方法正确、定位准确、动作熟练（定位不准确扣 3 分，不熟练扣 1~2 分），并正确口述耳穴的主治（2 分）	15		
	耳穴消毒		一穴一根无菌医用棉签，从耳穴中心自内向外画圈擦拭消毒（来回擦拭、污染针孔扣 2 分）	3		

续表

项目		细则	分值	扣分	得分
操作 (80分)	耳穴压丸	待皮肤消毒液干后,左手拇指、食指固定耳廓,将王不留行籽耳穴贴对准耳穴贴紧并稍加压(操作不熟练扣1～3分,未询问患者感受扣3分)	30		
	告知	告知耳穴压丸法治疗后注意事项,帮助患者整理衣物,体现人文关怀	5		
	整理物品	医疗垃圾分类处理(4分),整理物品并洗手(2分)	6		
	结束语	报告考官操作完毕,感谢模特配合等	2		

任务六 艾 炷 灸

【学习目标】

1. 知识目标 能够说出艾炷灸的作用和适应证。

2. 技能目标 能规范、熟练、完整地进行艾炷灸操作。

3. 素质目标 掌握医患沟通的技巧,养成良好的人文关怀习惯。

【任务内容】

艾炷灸是将艾炷直接或间接置于施灸部位上的方法。艾炷灸包括直接灸和间接灸两大类。

一、直接灸

直接灸是将艾炷直接放在腧穴所在部位皮肤上点燃施灸的方法,又称明灸、着肤灸。临床上可分为瘢痕灸和非瘢痕灸(图2-15)。

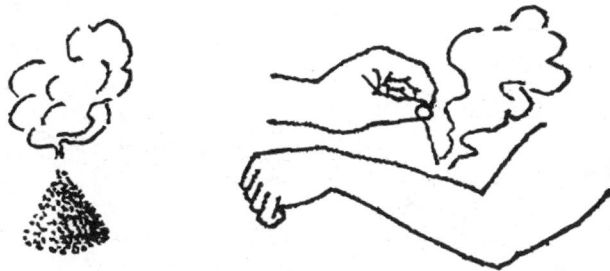

图 2-15 直接灸

(1)瘢痕灸:又称化脓灸,属于烧灼灸。将蚕豆大或枣核大的艾炷直接放在施灸部位上点燃，以使局部皮肤起水疱、化脓，形成永久性瘢痕的直接灸法。

操作方法：

①施灸前，要注意患者体位的平正和舒适，以及所灸腧穴的准确性。

②局部皮肤消毒后，可涂少量的大蒜液或医用凡士林，以增加艾炷对皮肤的黏附力。

③点燃艾炷，当艾炷快燃尽时，患者一般会因烧灼感到疼痛，为了减轻疼痛，可轻轻拍打施灸局部，亦可用麻醉法来缓解疼痛。

④灸完一壮后，除去艾灰，再依前法灸之。

⑤灸满所需壮数后，可在施灸局部贴敷消炎药膏，每天换一次药膏。大约1周局部可化脓形成灸疮。停灸后5～6周，灸疮结痂脱落，留有瘢痕。

⑥如用麦粒大的艾炷烧灼腧穴，患者疼痛感较轻，可连续灸3～7壮，灸后无须用药贴敷，称为麦粒灸，适用于气血两亏者。

（2）非瘢痕灸：又称非化脓灸，属于温热灸法。将艾炷直接置于施灸部位上点燃，当患者有灼痛感时，即用镊子将艾炷夹去或熄灭艾火。

操作方法：

①施灸时先在施灸部位涂少量的医用凡士林，使艾炷便于黏附，然后将大小适宜的艾炷置于施灸部位上点燃，当艾炷燃剩2/5或1/4而患者感觉局部微有灼痛时，即可易炷再灸。

②若用麦粒大的艾炷施灸，当患者有灼痛感时，医者可用镊子将艾炷夹去或熄灭艾火，然后易位再灸，按规定壮数灸完为止。

③一般应灸至局部皮肤出现红晕而不起水疱为度。局部皮肤无灼伤，灸后不化脓，不留瘢痕。

瘢痕灸适用于虚寒证患者，临床上常用于治疗哮喘、肺痨、瘰疬等慢性疾病，头、面、颈项处不宜用瘢痕灸，每次施灸腧穴不宜多；非瘢痕灸常用于治疗慢性虚寒性疾病。

二、间接灸

间接灸是在艾炷与腧穴皮肤之间用药物等隔灸物进行灸治的方法，又称隔物灸（图2-16）。

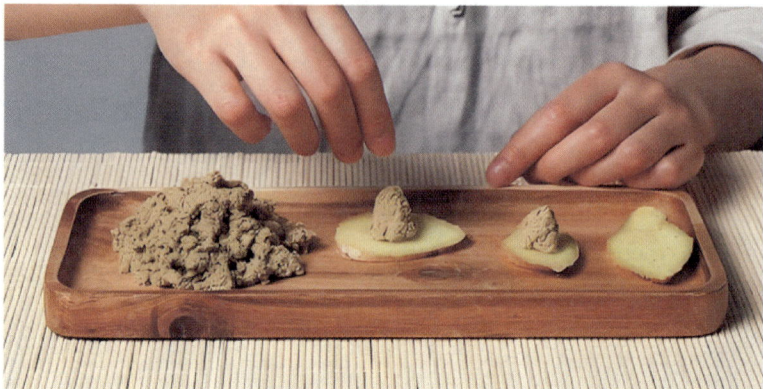

图 2-16　间接灸（隔姜灸）

1. 隔姜灸 将生姜切成直径 2~3 cm、厚 0.2~0.3 cm 的片,中间用毫针刺数孔,置于腧穴上,把艾炷放在姜片上点燃施灸。

适应证:隔姜灸适用于风寒咳嗽、虚寒性腹痛、呕吐、泄泻、风寒湿痹等寒湿阻滞者。

2. 隔蒜灸 将大蒜切成 0.2~0.3 cm 厚的片,中间用毫针刺数孔,置于腧穴上,把艾炷放在蒜片上点燃施灸。各穴每次可灸 5~7 壮,隔 2~3 日施灸一次。

适应证:隔蒜灸适用于痈疽未溃、瘰疬、肺痨等寒湿化热者。若将大蒜捣成泥糊状,均匀铺于脊柱(大椎至腰俞上),约 2 cm 厚、7 cm 宽,周围用棉皮纸封固,然后将艾炷置于其上,点燃施灸,则称为铺灸法,可用于治疗虚劳顽痹。

3. 隔盐灸 将纯净干燥食盐块研成细末,撒满脐窝,也可在盐上面再放一生姜片,放置艾炷点燃施灸。

适应证:适用于呕吐、泄泻、腹痛、癃闭、四肢厥冷等寒滞气虚者,本法有回阳救逆作用。

4. 隔附子灸 包括隔附子片灸和隔附子饼灸两种。

(1)隔附子片灸:取熟附子用水浸透后,切成厚 0.3~0.5 cm 的片,中间用毫针刺数孔,置于腧穴上,把艾炷放在附子片上点燃施灸。

(2)隔附子饼灸:将熟附子研成细末,以黄酒调和作饼,直径约 3 cm、厚约 0.8 cm,中间用毫针刺数孔,置于腧穴上,把艾炷放在附子饼上点燃施灸;亦可用生附子 3 份、肉桂 2 份、丁香 1 份,一起研成细末,以炼蜜调和制成约 0.5 cm 厚的药饼,中间用毫针刺数孔,置于腧穴上,把艾炷放在附子饼上点燃施灸。

适应证:隔附子灸适用于阳痿、早泄、遗精及疮疡久溃不敛、指端麻木者;近年来又用以治疗痛经、桥本甲状腺炎、慢性溃疡性结肠炎等。

(注:若附子片或附子饼被艾炷烧焦,可以更换后再灸,直至腧穴所在部位皮肤处出现红晕后停灸。)

【任务分析与讨论】

相关知识和技能点	记录讨论结果/答案	自我评价

NOTE

47

续表

相关知识和技能点	记录讨论结果/答案	自我评价

【实训器材与物品】

实训器材

序号	仪器设备名称	型号/图片
1	教学一体机	
2	按摩床	

续表

序号	仪器设备名称	型号/图片
3	经络腧穴模型	
4	多功能中医技能训练及考核模型	
5	治疗车	

实训物品

序号	试剂/耗材	规格	配置方法或物品摆放方法
1	不锈钢治疗碗	中号	放置于治疗车上
2	艾绒	一袋	放置于治疗车上
3	打火机	一个	放置于治疗车上
4	线香	一把	放置于治疗车上
5	无齿镊子	一把	放置于治疗车上
6	生姜(或大蒜、盐、熟附子)	一斤	放置于治疗车上
7	纸巾	一卷	放置于治疗车上
8	刀和砧板	一套	放置于治疗车上
9	手消毒液	250毫升/瓶	放置于治疗车上

NOTE

【任务实施】

场景	内容
病床前	站在患者床头右侧,面对患者进行沟通: 1.确认患者床号和姓名,并做自我介绍。 2.告知艾炷灸治疗目的、注意事项及可能出现的情况,交代患者如身体感觉不适及时告知,体现人文关怀
备物台	走到备物台前准备物品: 1.首先用七步洗手法洗手并进行手部消毒。 2.拿起手消毒液并查看有效期,确定其在有效期内方可放置于治疗车上备用。 3.拿起艾绒并查看有效期,确定其在有效期内方可放置于治疗车上备用。 4.拿起不锈钢治疗碗、打火机、线香、无齿镊子、生姜(或大蒜、盐、熟附子)、纸巾、刀和砧板放置于治疗车上备用
按摩床前	带着物品走到患者床前进行治疗操作: 1.再次进行手部消毒,确保接触患者前手部卫生。 2.定取腧穴,选择体位:①直接灸,以仰卧位或俯卧位为宜,体位要舒适,充分暴露待灸腧穴。②间接灸,选取适宜体位,充分暴露待灸腧穴。 3.施灸物品准备: (1)直接灸:对腧穴所在部位皮肤进行常规消毒,再将所灸腧穴处涂以少量的大蒜液或医用凡士林。 (2)间接灸:①隔姜灸,将生姜切成直径 2～3 cm、厚 0.2～0.3 cm 的片,中间用毫针刺数孔。②将大蒜切成厚0.2～0.3 cm 的片,中间用毫针刺数孔(大蒜捣成泥糊状亦可)。③隔盐灸,取纯净干燥的食盐适量,将脐窝填平,也可于盐上再放一生姜片。④隔附子灸,将熟附子研成细末,加黄酒适量调成泥状,做成直径约 3 cm、厚约 0.8 cm 的圆饼,中间用毫针刺数孔;或者取熟附子用水浸透后,切成厚0.3～0.5 cm 的片,中间用毫针刺数孔。 4.操作: (1)直接灸:①瘢痕灸,将艾炷平稳放置于腧穴上,用线香点燃艾炷顶部。每个艾炷都要燃尽。除去灰烬后,更换新艾炷继续施灸,灸满规定壮数为止,大约1周局部可化脓形成灸疮,待其自愈。灸后局部皮肤黑硬,周边有红晕,继而起水疱。②非瘢痕灸,将艾炷平稳放置于腧穴上,用线香点燃艾炷顶部。每个艾炷不可燃尽,当艾炷燃剩 1/4,患者感觉局部微有灼痛时,即可易炷再灸,灸满规定壮数为止。 (2)间接灸:①隔姜、蒜、附子灸:将生姜片(或蒜片、附子饼/片)置于腧穴上,把艾炷置于生姜片(或蒜片、附子饼/片)中心,用线香点燃艾炷顶部,任其燃尽。②隔盐灸,取纯净干燥的食盐适量,将脐窝填平,也可于盐上再放一生姜片,将艾炷置于盐(或生姜片)上,点燃艾炷顶部,任其燃尽。 5.操作注意:①如患者感觉施灸局部灼痛不可耐受,医者可用无齿镊子将生姜片一侧夹住拿起,稍待片刻,重新放下再灸。②隔盐灸时若患者感觉施灸局部灼热不

续表

场景	内容
按摩床前	可耐受,医者用无齿镊子夹去残炷,换炷再灸。③艾炷燃尽,除去艾灰,更换艾炷,依前法再灸,至局部皮肤潮红而不起水疱为度。④灸毕,去除艾灰及生姜片等。 6.将使用过的生姜片(或蒜片、盐、附子饼/片)丢弃至生活垃圾桶中,使用过的棉签丢弃至医疗垃圾桶。 7.整理物品,将不锈钢治疗碗、打火机、线香、无齿镊子、纸巾、刀和砧板归类放置。 8.告知患者治疗后注意事项,帮助患者整理衣物,体现人文关怀
备物台	1.医疗垃圾分类处理。 2.将物品整理归位并进行手部消毒

【任务评价】

(1)考生随机抽取两个腧穴,准确说出定位、主治,并在模特身上或模型上指出。

(2)考生在模特身上或模型上进行艾炷灸操作。

艾炷灸评分标准

(满分 100 分,60 分合格;考试时间为 15 min)

程序	规范项目	评分标准	分值	扣分	得分
	仪表端庄,着装整洁,戴好口罩、帽子等,并做自我介绍	一处不符合要求扣1分	2		
操作前准备 (17 分)	1.核对操作项目。 2.施灸前沟通。询问患者当前的主要症状及既往史。 3.解释操作目的、方法,告知相关注意事项,取得患者配合。 4.查看患者施灸部位的皮肤情况。 5.评估环境是否符合保护患者隐私和保暖要求	每项 1 分,扣分上限为 5 分	5		
	用物准备:手消毒液、艾绒、不锈钢治疗碗、打火机、线香、无齿镊子、生姜(或大蒜、盐、熟附子)、纸巾、刀和砧板等,必要时备屏风	少一件或一件不符合要求扣 1 分	10		
操作中 (65 分)	腧穴定位:口述腧穴定位,找到腧穴并以指痕做标记。 腧穴主治:准确说出 2 个及以上主治	腧穴定位不准确扣 5 分;不能准确叙述腧穴定位扣 5 分;腧穴主治回答不完整扣 1~5 分	20		

程序	规范项目	评分标准	分值	扣分	得分
操作中 (65分)	1.制作艾炷:用拇指、食指、中指三指将艾绒捏成一个三角形的椎体。 2.施灸物品准备: (1)直接灸:对腧穴所在部位皮肤进行常规消毒,再将所灸腧穴处涂以少量的大蒜液或医用凡士林。 (2)间接灸:①隔姜灸,切取生姜片,每片直径 2～3 cm,厚 0.2～0.3 cm,中间用毫针刺数孔。② 选用鲜大蒜,切成厚 0.2～0.3 cm 的薄片,中间用毫针刺数孔(大蒜捣成泥糊状亦可)。③隔盐灸,取纯净干燥的食盐适量,将脐窝填平,也可于盐上再放置一生姜片。④隔附子灸,将熟附子研成细末,加黄酒适量调成泥状,做成直径约 3 cm、厚约 0.8 cm 的圆饼,中间用毫针刺数孔,或者取熟附子用水浸透后,切成厚 0.3～0.5 cm 的片,中间用毫针刺数孔。 3.(1)直接灸:①瘢痕灸,将艾炷平稳放置于腧穴上,用线香点燃艾炷顶部。每个艾炷都要燃尽。除去灰烬后,更换新艾炷继续依前法施灸,灸满规定壮数为止,大约1周局部可化脓形成灸疮,待其自愈。灸后局部皮肤黑硬,周边有红晕,继而起水疱。②非瘢痕灸,将艾炷平稳放置于腧穴上,用线香点燃艾炷顶部。每个艾炷不可燃尽,当艾炷燃剩 1/4,患者感觉局部微有灼痛时,即可易炷再灸,灸满规定壮数为止。 (2)间接灸:①隔姜、蒜、附子灸,将生姜片(或蒜片、附子饼/片)置于腧穴上,把艾炷置于生姜片(或蒜片、附子饼/片)中心,用线香点燃艾炷顶部,任其燃尽。②隔盐灸,取纯净干燥的食盐适量,将脐窝填平,也可于盐上再放置一生姜片,将艾炷置于盐(或生姜片)上,点燃艾炷顶部,任其燃尽。 4.将线香放好,手拿不锈钢治疗碗和无齿镊子,待艾炷燃尽后或患者感觉烫时将艾炷取下。重复施灸至规定壮数即可将生姜片等取下	制作艾炷不规范扣1～5分;生姜片(或蒜片、附子饼/片)过厚、过薄扣 5分;生姜片(或蒜片、附子饼/片)未针刺扎眼扣 3分;未用线香点燃艾炷扣 3分;未按规定时间完成操作扣 5分;间接灸烫伤患者扣15分;烧坏患者衣物等扣 10分	30		

续表

程序	规范项目	评分标准	分值	扣分	得分
操作中 (65分)	观察: 1.施灸过程中随时观察患者的反应及局部皮肤情况。 2.随时询问患者有无灼痛感,及时取下艾炷,必要时移走生姜片。 3.手拿无齿镊子和不锈钢治疗碗靠近患者,随时准备夹取艾炷,防止患者被烫伤	未观察患者的反应扣3分;未及时取下艾炷,给患者带来烫伤风险扣5分;未询患者有无灼痛感扣2分;取下艾炷时操作不规范扣5分,扣分上限为15分	15		
操作后 (18分)	1.观察患者局部皮肤有无烫伤。 2.将艾炷置于不锈钢治疗碗中,彻底熄灭艾火。 3.告知患者施灸后注意事项。 4.整理物品并进行医疗垃圾分类处理。 5.洗手	未观察患者局部皮肤有无烫伤扣3分;未告知施灸后注意事项扣10分;未整理物品或医疗垃圾未分类处理扣3分;未洗手扣2分	18		

注:考官指定一个腧穴。

任务七 艾 条 灸

【学习目标】

1. 知识目标 能够说出艾条灸的作用和适应证。

2. 技能目标 能规范、熟练、完整地进行艾条灸操作。

3. 素质目标 掌握医患沟通的技巧,养成良好的人文关怀习惯。

【任务内容】

艾条灸是用桑皮纸包裹艾绒卷成圆筒形的艾卷,将其一端点燃,对准腧穴或患处施灸的一种方法。艾条灸一般分为悬起灸和实按灸两大类。

一、悬起灸

施灸时将艾条悬放在距离腧穴一定高度处进行熏烤,使艾条点燃端不直接接触皮肤。悬起灸根据实际操作方法不同,分为温和灸、雀啄灸和回旋灸(图2-17)。

1. 温和灸 施灸时,将艾条的一端点燃,对准施灸的腧穴部位或患处,距皮肤2~3 cm进行熏烤,使患者局部有温热感而无灼痛为宜,一般每处灸10~15 min,至皮肤

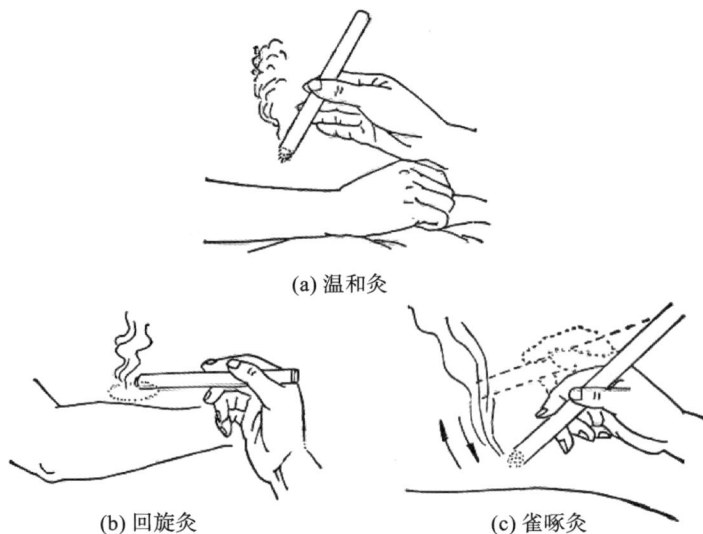

(a) 温和灸

(b) 回旋灸　　　　　　　　　　(c) 雀啄灸

图 2-17　悬起灸

出现红晕为度。对于昏厥、局部知觉迟钝的患者，医者可将中指、食指置于施灸部位的两侧，通过医者手指感觉来测知患者局部的受热程度，以便随时调整施灸的距离，防止患者被烫伤。

2. 雀啄灸　施灸时，艾条点燃的一端与施灸部位皮肤的距离不固定，待有灼痛感后迅速提起，像鸟雀啄食一样，一上一下活动地施灸，至皮肤出现红晕为度。

3. 回旋灸　施灸时，艾条点燃的一端与施灸部位的皮肤虽然保持一定距离，但施灸位置不固定，而是左右平行移动或反复旋转地施灸。

适应证：一般应施灸的病证可采用悬起灸，但温和灸多用于灸治慢性病，雀啄灸、回旋灸多用于灸治急性病。

二、实按灸

实按灸分为太乙神针和雷火神针（图 2-18）。

（1）太乙神针是用纯净细软的艾绒150 g，平铺在 40 cm^2 的桑皮纸中，取 24 g 预先制备的药粉掺入艾绒内，紧卷成爆竹状，点燃一端，用数层棉布（一般为 6～7 层）包裹之后，然后立即紧按于腧穴或患处，进行灸熨的方法。灸冷则再燃再熨，如此反复 7～10 次。

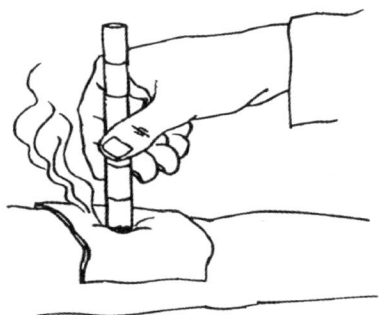

图 2-18　实按灸

（2）雷火神针的制法、作用和操作方法等与太乙神针大致相同，不同之处是药粉配方。

适应证：实按灸常用于治疗风寒湿痹。

【任务分析与讨论】

相关知识和技能点	记录讨论结果/答案	自我评价

【实训器材与物品】

实训器材

序号	仪器设备名称	型号/图片
1	教学一体机	

NOTE

序号	仪器设备名称	型号/图片
2	按摩床	
3	经络腧穴模型	
4	多功能中医技能训练及考核模型	
5	治疗车	

NOTE

实训物品

序号	试剂/耗材	规格	配置方法或物品摆放方法
1	不锈钢治疗碗	中号	放置于治疗车上
2	艾条	一盒	放置于治疗车上
3	打火机	一个	放置于治疗车上
4	酒精灯	一个	放置于治疗车上
5	无齿镊子	一把	放置于治疗车上
6	灭艾筒	一个	放置于治疗车上
7	艾条插扦	15 cm	放置于治疗车上
8	手消毒液	250 毫升/瓶	放置于治疗车上

【任务实施】

场景	内容
病床前	站在患者床头右侧,面对患者进行沟通: 1.确认患者床号和姓名,并做自我介绍。 2.告知艾条灸治疗目的、注意事项及可能出现的情况,交代患者如身体感觉不适及时告知,体现人文关怀
备物台	走到备物台前准备物品: 1.首先用七步洗手法洗手并进行手部消毒。 2.拿起手消毒液并查看有效期,确定其在有效期内方可放置于治疗车上备用。 3.拿起艾条并查看有效期,确定其在有效期内方可放置于治疗车上备用。 4.拿起不锈钢治疗碗、打火机、酒精灯、艾条插扦、无齿镊子、灭艾筒放置于治疗车上备用
按摩床前	带着物品走到患者床前进行治疗操作: 1.再次进行手部消毒,确保接触患者前手部卫生。 2.选取适宜体位,充分暴露待灸腧穴。 3.施灸物品准备: (1)悬起灸,选用纯艾卷,将其一端点燃。 (2)实按灸,将太乙神针或雷火神针的艾卷一端点燃。 4.操作: (1)悬起灸: ①温和灸:手持艾卷的中上部,将艾卷燃烧端对准腧穴,距腧穴皮肤 2～3 cm 进行熏烤,艾卷与施灸处皮肤的距离应保持相对固定。灸至局部皮肤出现红晕,有温热感而无灼痛为宜,灸毕熄灭艾火。 ②雀啄灸:手持艾卷的中上部,将艾卷燃烧端对准腧穴,像鸟雀啄食一上一下活动,使艾卷燃烧端与皮肤的距离远近不一,动作要匀速,起落幅度应大小一致。灸至皮肤出现红晕,有温热感而无灼痛为宜,灸毕熄灭艾火。

NOTE

续表

场景	内容
按摩床前	③回旋灸:手持艾卷的中上部,将艾卷燃烧端对准腧穴,与施灸部位的皮肤保持相对固定的距离、左右平行移动或反复旋转施灸,动作要匀速。灸至皮肤出现红晕,有温热感而无灼痛为宜,灸毕熄灭艾火。 (2)实按灸(太乙神针、雷火神针):以棉布6~7层裹紧艾卷燃烧端。手持艾卷,将艾卷燃烧端对准腧穴,趁热按到施灸部位,停止1~2 s后抬起,进行灸熨,艾火熄灭则再次点燃后按熨,如此反复,灸至皮肤出现红晕为度。 5.操作注意:①在施灸时,无论采用哪种灸法,都必须防止艾条滚翻、艾火脱落而引起烧伤。②晕灸者虽罕见,但也会发生。应注意施灸的禁忌证,做好预防工作,在施灸过程中留心观察患者,争取早发现、早处理,防止晕灸。③长期施灸需有耐心,勿急于求成。④上午、下午均可施灸,一般阴天、晴天无须避忌。失眠症患者可在睡前施灸。患有出血性疾病者可随时施灸。 6.将艾灰丢弃至生活垃圾桶中。 7.整理物品,将不锈钢治疗碗、艾条、打火机、酒精灯、无齿镊子、灭艾筒归类放置。 8.告知患者治疗后注意事项,帮助患者整理衣物,体现人文关怀
物品准备台	1.医疗垃圾分类处理。 2.将物品整理归位并进行手部消毒

【任务评价】

(1)考生随机抽取2个腧穴,准确说出定位、主治,并在模特身上或模型上指出。

(2)考生在模特身上或模型上进行艾条灸操作。

艾条灸评分标准

(满分100分,60分合格;考试时间为10 min)

程序	规范项目	评分标准	分值	扣分	得分
	仪表端庄,着装整洁,戴好口罩、帽子等,并做自我介绍	一处不符合要求扣1分	2		
操作前 (17分)	1.核对操作项目。 2.施灸前沟通。询问患者当前的主要症状及既往史。 3.解释操作目的、方法,告知患者相关注意事项,取得其配合。 4.查看患者施灸部位的皮肤情况。 5.评估环境是否符合保护患者隐私和保暖要求	每项1分,扣分上限为5分	5		
	用物准备:手消毒液、艾条、治疗车、不锈钢治疗碗、打火机、酒精灯、艾条插扦、无齿镊子、灭艾筒等,必要时备屏风	少一件或一件不符合要求扣1分	10		

续表

程序	规范项目	评分标准	分值	扣分	得分
操作中 (65分)	1.腧穴定位:口述腧穴定位,找到腧穴并以指痕做标记。 2.腧穴主治:准确说出2个及以上主治	腧穴定位不准确扣5分;不能准确叙述腧穴定位扣5分;腧穴主治回答不完整扣1~5分	20		
	施灸: 1.温和灸:将艾条一端插在艾条插扦上,另一端点燃后对准施灸腧穴(距皮肤2~3 cm)熏烤,灸至局部皮肤出现红晕,有温热感而无灼痛为宜,每处灸10~15 min。 2.雀啄灸:手持艾条,将点燃的一端对准施灸腧穴,先灸至患者感觉温热,再行雀啄灸,像鸟雀啄食一样,一上一下活动,反复熏灸,每处约5 min。 3.回旋灸:先灸至患者感觉温热,再来回旋转移动,反复熏灸,每处20~30 min。 4.实按灸(太乙神针、雷火神针):以棉布6~7层裹紧艾卷燃烧端。手持艾卷,将艾卷燃烧端对准腧穴,趁热按到施灸部位,停止1~2 s后抬起,进行灸熨,艾火熄灭则再次点燃后按熨,如此反复,灸至皮肤出现红晕为度	操作手法不对扣22分;手持艾条姿势不规范扣5分;未充分点燃艾条扣5分;施灸距离不合适扣5分	30		
	观察: 1.施灸过程中随时观察患者的反应及局部皮肤情况。 2.随时询问患者有无灼痛感,及时调整施灸距离。 3.随时除掉艾灰,防止艾灰脱落灼伤患者或毁坏衣物	未观察患者的反应及局部皮肤情况扣3分;未及时处理艾灰扣5分;未询问患者有无灼痛感扣2分;烫伤患者扣15分;烧坏患者衣物等扣10分;扣分上限为15分	15		

续表

程序	规范项目	评分标准	分值	扣分	得分
操作后 (18分)	1. 观察患者局部皮肤有无烫伤。 2. 将艾条置于灭艾筒中彻底熄灭艾火。 3. 告知患者施灸后注意事项。 4. 整理物品并进行医疗垃圾分类处理。 5. 洗手	未观察患者皮肤扣3分；未告知患者施灸后注意事项扣10分；未整理物品或医疗垃圾未分类处理扣3分；未洗手扣2分	18		

注:考官指定一个腧穴。

任务八 温 针 灸

【学习目标】

1. 知识目标 能够说出温针灸的作用和适应证。

2. 技能目标 能规范、熟练、完整地进行温针灸操作。

3. 素质目标 掌握医患沟通的技巧,养成良好的人文关怀习惯。

【任务内容】

温针灸是针刺与艾灸相结合的一种针灸方法,又称针柄灸。即在留针过程中,将艾绒搓团裹于针柄上点燃,通过针体将热力传入腧穴。

一、操作方法

(1) 温针灸的主要刺激区为体穴、阿是穴。先取长度在 1.5 寸(5 cm)以上的毫针,刺入腧穴得气,在留针过程中,于针柄上裹以纯艾绒制作的艾团,或取约 2 cm 长的一段艾条,套在针柄之上,无论是艾团或艾条段,均应距皮肤 2~3 cm,再从其下端点燃施灸。

(2) 在燃烧过程中,如患者感觉灼烫难忍,可在该处放置一硬纸片,以稍减火力。如用艾团,每次可灸 3~4 壮,艾条段则只需灸 1~2 壮。

二、功效

温针灸具有温通经脉、行气活血的作用。

三、适应证

温针灸适用于治疗风寒湿痹、骨质增生、腰腿痛、冠心病、高脂血症、痛风、腹痛、腹泻、关节痛等。

四、操作注意

（1）温针灸时，要严防艾火脱落灼伤皮肤。可预先用硬纸剪一圆形硬纸片，并在中心剪一个小缺口，置于针下穴区皮肤上。

（2）温针灸时，嘱咐患者不要随意移动肢体，以防被艾火灼伤。

【任务分析与讨论】

相关知识和技能点	记录讨论结果/答案	自我评价

【实训器材与物品】

实训器材

序号	仪器设备名称	型号/图片
1	教学一体机	

序号	仪器设备名称	型号/图片
2	按摩床	
3	经络腧穴模型	
4	针刺仿真模型	针灸智能头部　针灸智能手臂　针灸智能臀部　针灸智能腿部
5	治疗车	

NOTE

实训物品

序号	试剂/耗材	规格	配置方法或物品摆放方法
1	不锈钢治疗碗	中号	放置于治疗车上
2	艾条	一盒	放置于治疗车上
3	打火机	一个	放置于治疗车上
4	1寸毫针	0.25 mm×25 mm	放置于治疗车上
5	2寸毫针	0.30 mm×50 mm	放置于治疗车上
6	75%酒精消毒液/皮肤消毒液	50 毫升/瓶	放置于治疗车上
7	无菌医用棉签	20 支/包	放置于治疗车上
8	手消毒液	250 毫升/瓶	放置于治疗车上
9	利器盒	圆形(2 L)	挂在治疗车上或摆放在治疗车下层
10	医疗垃圾桶（配套医疗垃圾袋）	24 cm×20 cm×14 cm/5 L	挂在治疗车上或摆放在治疗车下层

【任务实施】

场景	内容
病床前	站在患者床头右侧,面对患者进行沟通: 1.确认患者床号和姓名,并做自我介绍。 2.告知温针灸的治疗目的、注意事项及可能出现的情况,体现人文关怀
备物台	走到备物台前准备物品: 1.首先用七步洗手法洗手并进行手部消毒。 2.拿起手消毒液并查看有效期,确定其在有效期内方可放置于治疗车上备用。 3.拿起无菌医用棉签、一次性毫针并查看有效期,确定其在有效期内方可放置于治疗车上备用。 4.拿起皮肤消毒液并查看有效期,确定其在有效期内方可放置于治疗车上备用。 5.将不锈钢治疗碗、艾条、打火机放置于治疗车上备用,检查利器盒、医疗垃圾桶（配套医疗垃圾袋）
按摩床前	带着物品走到患者床前进行治疗操作: 1.再次进行手部消毒,确保接触患者前手部卫生。 2.在患者身上用正确的方法定位待灸腧穴。选取适宜体位,充分暴露待灸腧穴。 3.腧穴所在部位皮肤常规消毒,直刺进针,行针得气,将针留在适当的深度。 4.准备艾条段。用剪刀截取约2 cm长的一段艾条段,将一端中心扎一小孔,深1～1.5 cm。 5.将艾条段有孔的一端经针尾插套在针柄上,插牢,不可偏歪,或将少许艾绒搓捏裹在针尾上,要捏紧,不可松散,以免滑落。点燃艾条段施灸,待其完全燃尽成艾灰时,将针稍倾斜,把艾灰掸落在不锈钢治疗碗中,待针柄冷却后出针。

续表

场景	内容
按摩床前	6.出针:取一根无菌医用棉签,刺手持针柄拔针,押手持无菌医用棉签按压到针孔上,按压1～2 min,按压后检查针孔情况,确保针孔无渗血、出血。将使用过的毫针丢弃至利器盒,使用过的棉签丢弃至医疗垃圾桶。 7.告知患者治疗后注意事项,帮助患者整理衣物,体现人文关怀
备物台	1.医疗垃圾分类处理。 2.将物品整理归位并进行手部消毒

【任务评价】

(1)考生随机抽取1个腧穴,准确说出归经、定位、主治,并在模特身上或模型上指出。

(2)考生在模特身上或模型上进行温针灸操作。

温针灸评分标准

(满分100分,60分合格;考试时间为10 min)

程序	规范项目	评分标准	分值	扣分	得分
	仪表端庄,着装整洁,戴好口罩、帽子等,并做自我介绍	一处不符合要求扣1分	2		
操作前 (17分)	1.核对操作项目。 2.施灸前沟通。询问患者当前的主要症状及既往史。 3.解释操作目的、方法,告知患者相关注意事项,取得其配合。 4.查看患者施灸部位的皮肤情况。 5.评估环境是否符合保护患者隐私和保暖要求	每项1分,扣分上限为5分	5		
	用物准备:不锈钢治疗碗、艾条、打火机、1寸毫针、2寸毫针、75%酒精消毒液/皮肤消毒液、无菌医用棉签、手消毒液、治疗车、利器盒、医疗垃圾桶(配套医疗垃圾袋)等,必要时备屏风	少一件或一件不符合要求扣1分	10		
操作中 (65分)	1.腧穴定位:口述腧穴定位,找到腧穴并以指痕做标记。 2.腧穴主治:准确说出2个及以上主治	腧穴定位不准确扣5分;不能准确叙述腧穴定位扣5分,腧穴主治回答不完整扣1～5分	15		

续表

程序	规范项目	评分标准	分值	扣分	得分
操作中 （65 分）	施灸： 1. 腧穴常规消毒，直刺进针，行针得气，将针留在适当的深度。 2. 准备艾条段。用剪刀截取约 2 cm 长的一段艾条段，将一端中心扎一小孔，深 1～1.5 cm。 3. 将艾条段有孔的一端经针尾插套在针柄上，插牢，不可偏歪，或将少许艾绒搓捏裹在针尾上，要捏紧，不可松散，以免滑落，点燃艾条施灸，待其完全燃尽成艾灰时，将针稍倾斜，把艾灰掸落在不锈钢治疗碗中，待针柄冷却后出针。 4. 出针：取一根无菌医用棉签，刺手持针柄拔针，押手持无菌医用棉签按压到针孔上，按压 1～2 min，按压后检查针孔情况，确保针孔无渗血、出血。毫针丢弃至利器盒，棉签丢弃至医疗垃圾桶	艾条截取不规范扣 1～5 分；中心没扎小孔扣 3 分；艾条有孔的一端经针尾插套在针柄上，未插牢或偏歪扣 5 分；未按规定时间完成操作扣 5 分；烫伤患者扣 15 分；烧坏患者衣物等扣 10 分	35		
	观察： 1. 施灸过程中随时观察患者的反应及局部皮肤情况。 2. 随时询问患者有无灼痛感，及时调整温度，必要时直接出针	未观察患者的反应扣 3 分；艾条段取下时给患者带来烫伤风险扣 5 分；未询问患者有无灼痛感扣 5 分；出针时操作不规范扣 5 分，扣分上限为 15 分	15		
操作后 （18 分）	1. 观察患者局部皮肤有无烫伤。 2. 将艾条置于不锈钢治疗碗中彻底熄灭艾火。 3. 告知患者施灸后注意事项。 4. 整理物品并进行医疗垃圾分类处理。 5. 洗手	未观察患者局部皮肤有无烫伤扣 3 分；未告知患者施灸后注意事项扣 10 分；未整理物品或医疗垃圾未分类处理扣 3 分，未洗手扣 2 分	18		

注：考官指定一个腧穴。

任务九 拔 火 罐

【学习目标】

1. **知识目标** 能够说出拔火罐的作用和适应证。
2. **技能目标** 能规范、熟练、完整地进行拔火罐操作。
3. **素质目标** 掌握医患沟通的技巧,养成良好的人文关怀习惯。

【任务内容】

拔火罐是以各种罐为工具,利用燃烧、抽气等方法,排除罐内空气,造成罐内负压,使其吸附于人体一定部位,达到扶正祛邪、调整阴阳、疏通经络、调节脏腑、散寒除湿、行气活血等目的的一种物理性的外治方法。

一、走罐法

走罐法,亦称推罐法、拉罐法,即在所拔部位的皮肤或罐口上,涂上一层医用凡士林、板油等润滑剂作为介质,再以闪火法或滴酒法将罐吸拔于所选部位的皮肤上,医者以右手握住罐具,以左手扶住患者并拉紧皮肤,再向上、向下或向左、向右移动罐具(图2-19)。

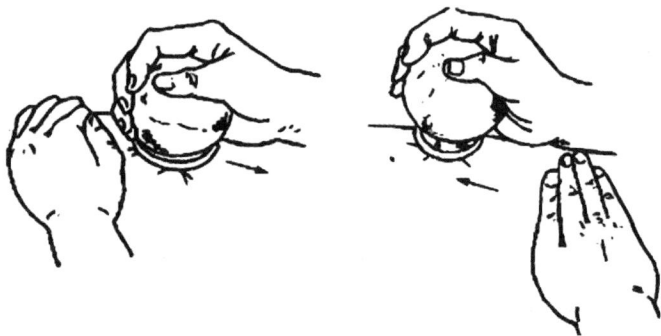

图 2-19 走罐法

(一) 辨证施术

(1)掌握拔罐吸力。轻吸:拔罐后,罐内皮肤被负压吸收突起 3 mm 左右,或采用"中号、小号(面积)"火罐吸拔。重吸:罐内皮肤被负压吸收突起 4 mm 左右,或采用"大号(面积)"火罐吸拔。

(2)启动走罐法。医者一手(左手)按住罐旁近端皮肤,另一手(右手)握住罐具,用力向远端推移,并折返重复移动数次。

(3)走罐时,应根据患者的病情辨别病证虚实,再结合走罐部位的经络,顺经走罐为补,逆经走罐为泻,辨证施治。

(4)控制走罐频率。缓走:每秒钟将罐具来回推移 1 次。快走:每秒钟将罐具来回推移 2 次。

（5）吸力与频度组合。按临床需要，选择轻吸缓走、轻吸快走、重吸缓走、重吸快走等方法。

（6）掌握走罐时间。每一组腧穴一般按需分别走罐 5～10 s。

（7）密切观察罐痕。按需走罐至局部皮肤出现淡红色、红色、深红色、微紫色。

（8）治则治法。一般以重吸、快走、较长时间、局部皮肤出现深红色或微紫色为强刺激，适用于实证病例，或背、腰、四肢部位；以轻吸、缓走、较短时间、局部皮肤出现淡红色或红色为轻刺激，适用于虚证病例，或胸、腹部位。

（9）治程安排。急性病证，第一次走罐后，视病情和局部罐痕吸收情况，必要时可隔 12～24 h，或另选腧穴再行走罐；慢性病证、康复病例，一般间隔 3 天左右走罐一次，3～5 天为一个疗程，休息两周后可继续走罐。

（二）禁忌证

白血病患者，皮肤过敏溃烂部位，大血管搏动处，五官，前、后二阴部位，孕妇月经期间，神经错乱者，6 岁以下儿童均不宜使用走罐法。

（三）注意事项

（1）走罐法可用于面积较大、肌肉较多的部位。走罐前，在所拔部位的皮肤或罐口上涂上一层医用凡士林或板油等润滑剂，一则便于推动，减少疼痛；二则避免损伤皮肤。

（2）走罐时，动作要缓慢，用力要均匀，要求罐口有一定的倾斜度，即罐口后半边着力，前半边略提起，这样向上、向下、向前、向后、向左、向右地移动罐具，就不会产生较大的阻力。

（3）走罐法宜选用口径较大的罐具，罐口要求圆、厚、平滑。

二、闪罐法

闪罐法为拔罐的一种方法。适用于肌肉比较松弛，吸拔不紧或留罐有困难的部位，以及局部皮肤麻木或功能减退的虚证患者。操作方法：将罐具吸拔上皮肤后立即取下，如此反复吸拔多次，至皮肤潮红充血或瘀血为止。闪罐法大多采用火罐法，且所用的罐具不宜过大（图 2-20）。

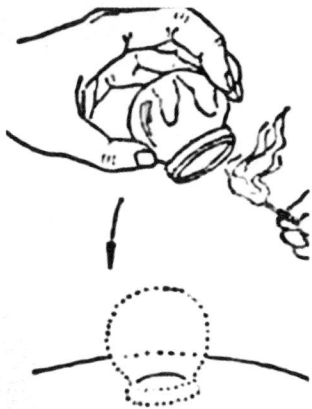

图 2-20　闪罐法

三、留罐法

留罐法，又称坐罐法。拔罐后留置 10～15 min，以加强拔罐的作用（图 2-21）。

四、刺血拔罐

在应拔部位消毒。用三棱针点刺或用皮肤针叩刺使皮肤出血。将罐体吸附在针刺部位上，一般刺血拔罐后留置 10～15 min。起罐后用 75% 酒精消毒液浸润的棉球

NOTE

将所拔部位和罐内的血迹擦拭干净（图2-22）。

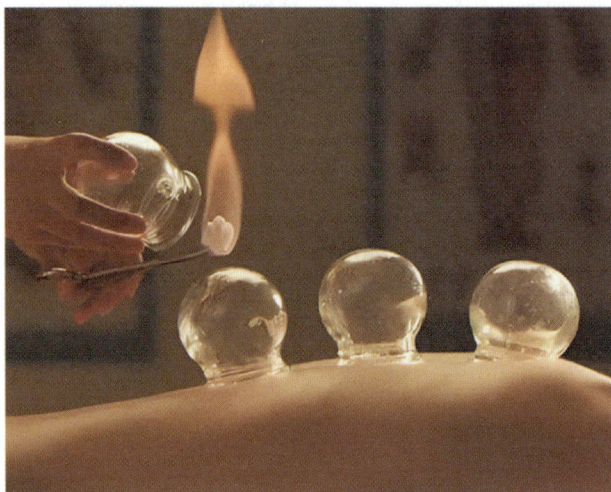

图 2-21　留罐法

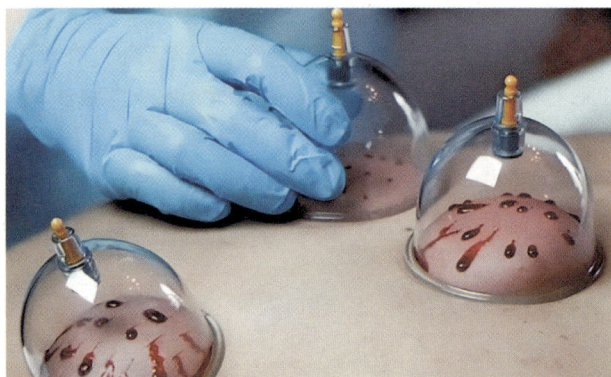

图 2-22　刺血拔罐

五、留针拔罐

在应拔部位消毒。毫针针刺并得气后将针留置在腧穴内。将罐体吸附在针刺部位，一般留置10～15 min。起罐后将毫针起出（图2-23）。

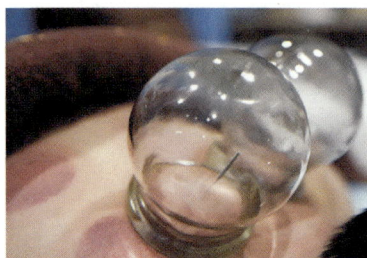

图 2-23　留针拔罐

【任务分析与讨论】

相关知识和技能点	记录讨论结果/答案	自我评价

【实训器材与物品】

实训器材

序号	仪器设备名称	型号/图片
1	教学一体机	

续表

序号	仪器设备名称	型号/图片
2	按摩床	
3	多功能中医技能训练及考核模型	
4	治疗车	

实训物品

序号	试剂/耗材	规格	配置方法或物品摆放方法
1	不锈钢治疗碗	中号	放置于治疗车上
2	1寸毫针	0.25 mm×25 mm	放置于治疗车上
3	三棱针	小号(1.6 mm×65 mm)	放置于治疗车上
4	75%酒精消毒液/皮肤消毒液	50毫升/瓶	放置于治疗车上
5	无菌医用棉签	20支/包	放置于治疗车上
6	直止血钳(镊子)	16 cm	放置于治疗车上
7	95%和75%酒精棉球	各一包	放置于治疗车上
8	打火机	一个	放置于治疗车上
9	玻璃罐	4号	放置于治疗车上
10	手消毒液	250毫升/瓶	放置于治疗车上
11	纸巾	一卷	放置于治疗车上

NOTE

续表

序号	试剂/耗材	规格	配置方法或物品摆放方法
12	按摩油	500 ml	放置于治疗车上
13	利器盒	圆形(2 L)	挂在治疗车上或摆放在治疗车下层
14	生活垃圾桶 (配套生活垃圾袋)	小号	挂在治疗车上或摆放在治疗车下层
15	医疗垃圾桶 (配套医疗垃圾袋)	小号	挂在治疗车上或摆放在治疗车下层
16	一次性灭菌橡胶手套	M/L码	放置于治疗车上

【任务实施】

场景	内容
病床前	站在患者床头右侧,面对患者进行沟通: 1.确认患者床号和姓名,并做自我介绍。 2.告知拔罐的治疗目的、注意事项及可能出现的情况,体现人文关怀
备物台	走到备物台前准备物品: 1.首先用七步洗手法洗手并进行手部消毒。 2.拿起手消毒液并查看有效期,确定其在有效期内方可放置于治疗车上备用。 3.拿起无菌医用棉签、毫针、三棱针并查看有效期,确定其在有效期内方可放置于治疗车上备用。 4.拿起酒精棉球、皮肤消毒液并查看有效期,确定其在有效期内方可放置于治疗车上备用。 5.将不锈钢治疗碗、直止血钳(镊子)、打火机、玻璃罐、纸巾、按摩油等放置于治疗车上备用,检查利器盒、医疗垃圾桶(配套医疗垃圾袋)、生活垃圾桶(配套生活垃圾袋)
按摩床前	带着物品走到患者床前进行治疗操作: 1.再次进行手部消毒,确保接触患者前手部卫生。 2.在患者身上用正确的方法定位待吸拔腧穴。选取适宜体位,充分暴露待吸拔腧穴。 3.物品准备:走罐法、留罐法、闪罐法准备直止血钳(镊子)、95%酒精棉球、打火机,选择大小适宜的玻璃罐等;刺血拔罐准备三棱针、75%酒精棉球、一次性灭菌橡胶手套、镊子、95%酒精棉球、打火机,选择大小适宜的玻璃罐等;留针拔罐准备适宜毫针、75%酒精棉球、镊子、95%酒精棉球、打火机,选择大小适宜的玻璃罐等。 4.操作。①走罐法:在所拔部位的皮肤或罐口上涂抹适量的按摩油。先用闪火法将罐吸拔于所选部位的皮肤上,然后用右手握住罐体,在所拔部位向上、向下或向左、向右往返推移,至所拔部位皮肤红润、充血甚至瘀血为度。②闪罐法:用镊子夹紧95%酒精棉球一个,点燃,使棉球在罐内壁中绕1～3圈或短暂停留后迅速退出,迅速将罐扣在应拔部位,再立即起罐,如此反复多次地拔住、起罐,至所拔部位皮肤潮

场景	内容
按摩床前	红、充血或瘀血为度。③留罐法:用直止血钳或镊子夹住 95% 酒精棉球,点燃,使棉球在罐内壁中绕 1~3 圈或短暂停留后迅速退出,迅速将罐扣在应拔部位,即可吸住,留罐时间以所拔部位局部皮肤红润、充血或瘀血为度。④刺血拔罐:医者戴一次性灭菌橡胶手套,用 75% 酒精棉球消毒所拔部位,用三棱针点刺局部皮肤使之出血,或用皮肤针叩刺使之出血,用闪火法留罐,留置 10~15 min 起罐。⑤留针拔罐:毫针直刺到一定深度,行针、得气、留针,用闪火法以针刺点为中心留罐,以所拔部位局部皮肤潮红、充血或瘀血为度,起罐后起针。 5.起罐。①走罐法:起罐时,一手握罐,另一手用拇指或食指按压罐口周围的皮肤,使之凹陷,空气进入罐内,罐体自然脱下。②闪罐法:参见走罐法操作。③留罐法:参见走罐法操作。④刺血拔罐:起罐时不能迅猛,避免罐内污血喷射而污染周围环境,用无菌医用棉签清理皮肤上残留的血液,清洗罐具后进行消毒处理。⑤留针拔罐:参见走罐法操作,先起罐后起针。 6.告知患者治疗后注意事项,帮助患者整理衣物,体现人文关怀
备物台	1.医疗垃圾分类处理。 2.将物品整理归位并进行手部消毒

【任务评价】

在 SP 或多功能中医技能训练及考核模型上完成老师或试题指定的拔罐操作。

闪罐法拔火罐评分标准
(满分 100 分,60 分合格;考试时间为 5min)

程序	规范项目	评分标准	分值	扣分	得分
	仪表端庄、着装整洁,戴好口罩、帽子等,并做自我介绍	一处不符合要求扣 1 分	5		
操作前(25 分)	1.核对操作项目。 2.闪罐前沟通。询问患者当前的主要症状及既往史。 3.解释操作目的、方法,告知患者相关注意事项;取得其配合。 4.查看患者施术部位的皮肤情况。 5.评估环境是否符合保护患者隐私和保暖要求	每项 2 分,扣分上限为 10 分	10		
	用物准备:准备直止血钳(镊子)、95% 酒精棉球,打火机,选择大小适宜的玻璃罐,准备手消毒液、纸巾、生活垃圾桶(配套生活垃圾袋)、治疗车等,必要时备屏风	少一件或一件不符合要求扣 1 分	10		

续表

程序	规范项目	评分标准	分值	扣分	得分
操作中 (60分)	1.闪罐法:口述腧穴定位,找到腧穴并以指痕做标记。 2.闪罐法主治:准确说出2个及以上主治	腧穴定位不准确扣5分;不能准确叙述腧穴定位扣5分;闪罐法主治回答不完整扣1~5分	15		
	施术: 1.患者选取适宜体位,充分暴露待吸拔部位。 2.选择大小适宜的玻璃罐。 3.用直止血钳或镊子夹紧95%酒精棉球一个,点燃,使棉球在罐内壁中绕1~3圈或短暂停留后迅速退出,迅速将罐扣在应拔部位。 4.立即起罐,如此反复多次地拔住、起罐,至所拔部位皮肤潮红、充血或瘀血为度	罐具大小选择不规范扣1~5分;夹取95%酒精棉球不规范扣5分;未挤压95%酒精棉球扣5分;未按规定时间完成操作扣5分;烫伤患者扣15分;烧坏患者衣物等扣10分;起罐时操作不规范扣5分,扣分上限为30分	30		
	观察: 1.闪罐过程中随时观察患者的反应及局部皮肤情况。 2.随时询问患者有无灼痛感,及时更换罐具	未观察患者的反应扣3分;罐具取下时给患者带来烫伤风险扣5分;未询问患者有无灼痛感扣5分,扣分上限为15分	15		
操作后 (15分)	1.观察患者局部皮肤有无烫伤。 2.告知患者闪罐后注意事项。 3.整理物品并进行医疗垃圾分类处理。 4.洗手	未观察患者局部皮肤有无烫伤扣3分;未告知患者闪罐后注意事项扣5分;未整理物品或医疗垃圾未分类处理扣5分;未洗手扣2分	15		

注:考官指定一个部位(或腧穴)。

NOTE

走罐法拔火罐评分标准

(标准分 100 分,60 分合格;考试时间为 5 min)

程序	规范项目	评分标准	分值	扣分	得分
操作前 (25 分)	仪表端庄,着装整洁,戴好口罩、帽子等,并做自我介绍	一处不符合要求扣1 分	5		
	1.核对操作项目。 2.走罐前沟通。询问患者当前的主要症状及既往史。 3.解释操作目的、方法,告知患者相关注意事项,取得其配合。 4.查看患者施术部位的皮肤情况。 5.评估环境是否符合保护患者隐私和保暖要求	每项 2 分,扣分上限为 10 分	10		
	用物准备:准备按摩油、直止血钳(镊子)、95%酒精棉球、打火机,选择大小适宜的玻璃罐,准备手消毒液、纸巾、生活垃圾桶(配套生活垃圾袋)、治疗车等,必要时备屏风	少一件或一件不符合要求扣1分	10		
操作中 (60 分)	1.走罐法:口述腧穴定位,找到腧穴并以指痕做标记。 2.走罐法主治:准确说出 2 个及以上主治	腧穴定位不准确扣5 分;不能准确叙述腧穴定位扣 5 分;走罐法主治回答不完整扣 1~5 分	15		
	施术: 1.定位。对患者进行辨证诊断后,按走罐时的体位要求,指导患者取合适坐位或卧位,暴露局部皮肤,取穴定位。 2.选取大小适宜的玻璃罐。 3.在所拔部位涂抹适量的按摩油。 4.先用闪火法将罐吸拔于所选部位的皮肤上,然后用右手握住罐体,在所拔部位向上、向下或向左、向右往返推移,至所拔部位皮肤红润、充血甚至瘀血为度。 5.起罐时,一手握罐,另一手用拇指或食指按压罐口周围的皮肤,使之凹陷,空气进入罐内,罐体自然脱下	罐具大小选择不规范扣 1~5 分;未涂抹按摩油扣 5 分;夹取棉球不规范扣5 分;未挤压 95%酒精棉球扣 5 分;未按规定时间完成操作扣 5 分;烫伤患者扣 15 分;烧坏患者衣物等扣 10分;起罐时操作不规范扣 5 分,扣分上限为 30 分	30		

续表

程序	规范项目	评分标准	分值	扣分	得分
操作中 (60分)	观察： 1.走罐过程中随时观察患者的反应及局部皮肤情况。 2.随时询问患者感受，及时调整罐具吸附时的压力	未观察患者的反应扣3分；罐具取下时给患者带来烫伤风险扣5分；未询问患者感受扣5分，扣分上限为15分	15		
操作后 (15分)	1.观察患者局部皮肤有无烫伤，帮助患者擦拭按摩油。 2.告知患者走罐后注意事项。 3.整理物品并进行医疗垃圾分类处理。 4.洗手	未观察患者局部皮肤有无烫伤扣3分；未告知患者走罐后注意事项扣5分；未整理物品或医疗垃圾未分类处理扣5分；未洗手扣2分	15		

注：考官指定一个部位(或腧穴)。

留罐法拔火罐评分标准
(满分100分,60分合格;考试时间为5 min)

程序	规范项目	评分标准	分值	扣分	得分
操作前 (25分)	仪表端庄,着装整洁,戴好口罩、帽子等,并做自我介绍	一处不符合要求扣1分	5		
	1.核对操作项目。 2.留罐前沟通。询问患者当前的主要症状及既往史。 3.解释操作目的、方法,告知患者相关注意事项,取得其配合。 4.查看患者施术部位的皮肤情况。 5.评估环境是否符合保护患者隐私和保暖要求	每项2分,扣分上限为10分	10		
	用物准备:准备直止血钳(镊子)、95%酒精棉球、打火机,选择大小适宜的玻璃罐,准备手消毒液、纸巾、生活垃圾桶(配套生活垃圾袋)、治疗车等,必要时备屏风	少一件或一件不符合要求扣1分	10		

程序	规范项目	评分标准	分值	扣分	得分
操作中 (60分)	1.留罐法:口述腧穴定位,找到腧穴并以指痕做标记。 2.留罐法主治:准确说出2个及以上主治	腧穴定位不准确扣5分;不能准确叙述腧穴定位扣5分;留罐法主治回答不完整扣1～5分	15		
	施术: 1.定位。对患者进行辨证诊断后,按留罐时的体位要求,指导患者选择合适坐位或卧位,暴露局部皮肤,取穴定位。 2.选取大小适宜的玻璃罐。 3.用直止血钳或镊子夹住95%酒精棉球,点燃,使棉球在罐内壁中绕1～3圈或短暂停留后迅速退出,迅速将罐扣在应拔部位,即可吸住,留罐时间以所拔部位局部皮肤红润、充血或瘀血为度。 4.起罐时,一手握罐,另一手用拇指或食指按压罐口周围的皮肤,使之凹陷,空气进入罐内,罐体自然脱下	罐具大小选择不规范扣1～5分;夹取95%酒精棉球不规范扣5分;未挤压95%酒精棉球扣5分;未按规定时间完成操作扣5分;烫伤患者扣15分;烧坏患者衣物等扣10分;起罐时操作不规范扣5分,扣分上限为30分	30		
	观察: 1.留罐过程中随时观察患者的反应及局部皮肤情况。 2.随时询问患者感受,及时调整罐具吸附时的压力	未观察患者的反应扣3分;罐具取下时给患者带来烫伤风险扣5分;未询问患者感受扣5分,扣分上限为15分	15		
操作后 (15分)	1.观察患者局部皮肤有无烫伤。 2.告知患者留罐后注意事项。 3.整理物品并进行医疗垃圾分类处理。 4.洗手	未观察患者局部皮肤有无烫伤扣3分;未告知患者留罐后注意事项扣5分;未整理物品或医疗垃圾未分类处理扣5分,未洗手扣2分	15		

注:考官指定一个部位(或腧穴)。

刺血拔罐评分标准

(标准分 100 分,60 分合格;考试时间为 10 min)

程序	规范项目	评分标准	分值	扣分	得分
操作前 (25 分)	仪表端庄,着装整洁,戴好口罩、帽子等,并做自我介绍	一处不符合要求扣 1 分	2		
	1.核对操作项目。 2.刺血拔罐前沟通。询问患者当前的主要症状及既往史。 3.解释操作目的、方法,告知患者相关注意事项,取得其配合。 4.查看患者施术部位的皮肤情况。 5.评估环境是否符合保护患者隐私和保暖要求	每项 2 分,扣分上限为 10 分	10		
	用物准备:准备直止血钳(镊子)、95%酒精棉球、打火机,选择大小适宜的玻璃罐,准备三棱针、75%酒精消毒液/皮肤消毒液、无菌医用棉签、手消毒液、医疗垃圾桶(配套医用垃圾袋)、利器盒、纸巾、生活垃圾桶(配套生活垃圾袋)、治疗车等,必要时备屏风	少一件或一件不符合要求扣 1 分	13		
操作中 (60 分)	1.刺血拔罐:口述腧穴定位,找到腧穴并以指痕做标记。 2.刺血拔罐主治:准确说出 2 个及以上主治	腧穴定位不准确扣 5 分;不能准确叙述腧穴定位扣 5 分,刺血拔罐主治回答不完整扣 1~5 分	15		
	施术: 1.定位。对患者进行辨证诊断后,按体位要求,指导患者选择合适坐位或卧位,暴露局部皮肤,取穴定位。 2.选择大小适宜的玻璃罐。 3.医者戴一次性灭菌橡胶手套,用 75%酒精棉球消毒施术部位,用三棱针点刺局部皮肤使之出血,或用皮肤针叩刺使之出血。 4.用直止血钳或镊子夹住 95%酒精棉球,点燃,使棉球在罐内壁中绕 1~3 圈或短暂停留后,迅速退出,迅速将罐扣在应拔部位,即可吸住,用闪火法留罐,留置 10~15 min 起罐。 5.起罐时不能迅猛,避免罐内污血喷射而污染周围环境,用无菌医用棉签清理皮肤上残留的血液,清洗罐具后进行消毒处理	罐具大小选择不规范扣 1~5 分;夹取 95%酒精棉球不规范扣 5 分;未挤压 95%酒精棉球扣 5 分;未按规定时间完成操作扣 5 分;烫伤患者扣 15 分;烧坏患者衣物等扣 10 分;起罐时操作不规范扣 5 分,扣分上限为 30 分	30		

续表

程序	规范项目	评分标准	分值	扣分	得分
操作中 (60分)	观察: 1.刺血拔罐过程中随时观察患者反应及局部皮肤情况。 2.随时询问患者感受,及时调整罐具吸附时的压力	未观察患者的反应扣3分;罐具取下时给患者带来烫伤风险扣5分;未询问患者感受扣5分,扣分上限为15分	15		
操作后 (15分)	1.观察患者局部皮肤有无烫伤。 2.告知患者刺血拔罐后注意事项。 3.整理物品并进行医学垃圾分类处理。 4.洗手	未观察患者局部皮肤有无烫伤扣3分;未告知患者刺血拔罐注意事项扣5分;未整理物品或医疗垃圾未分类处理扣5分;未洗手扣2分	15		

注:考官指定一个部位(或腧穴)。

留针拔罐评分标准

(标准分100分,60分合格;考试时间为10 min)

程序	规范项目	评分标准	分值	扣分	得分
	仪表端庄,着装整洁,戴好口罩、帽子等,并做自我介绍	一处不符合要求扣1分	4		
操作前 (25分)	1.核对操作项目。 2.留针拔罐前沟通。询问患者当前的主要症状及既往史。 3.解释操作目的、方法,告知患者相关注意事项,取得其配合。 4.查看患者施术部位的皮肤情况。 5.评估环境是否符合保护患者隐私和保暖要求	每项2分,扣分上限为10分	10		
	用物准备:准备直止血钳(镊子)、95%酒精棉球、打火机,选择大小适宜的玻璃罐,准备1寸毫针、75%酒精消毒液/皮肤消毒液、无菌医用棉签、手消毒液、医疗垃圾桶(配套医用垃圾袋)、利器盒、治疗车等,必要时备屏风	少一件或一件不符合要求扣1分	11		

续表

程序	规范项目	评分标准	分值	扣分	得分
操作中 （60分）	1.留针拔罐：口述腧穴定位，找到腧穴并以指痕做标记。 2.留针拔罐主治：准确说出2个及以上主治	腧穴定位不准确扣5分；不能准确叙述腧穴定位扣5分；留针拔罐主治回答不完整扣1～5分	15		
	施术： 1.定位。对患者进行辨证诊断后，按体位要求，指导患者选择合适坐位或卧位，暴露局部皮肤，取穴定位。 2.选择大小适宜的玻璃罐。 3.毫针直刺到一定深度，行针、得气、留针。 4.用直止血钳或镊子夹住95％酒精棉球，点燃，使棉球在罐内壁中绕1～3圈或短暂停留后，迅速退出，迅速将罐扣在应拔部位，即可吸住，用闪火法以针刺点为中心留罐，以所拔部位局部皮肤潮红、充血或瘀血为度。 5.起罐时，一手握罐，另一手用拇指或食指按压罐口周围的皮肤，使之凹陷，空气进入罐内，罐体自然脱下。然后取下毫针丢弃至利器盒中	罐具大小选择不规范扣1～5分；夹取95％酒精棉球不规范扣5分；未挤压95％酒精棉球扣5分；未按规定时间完成操作扣5分；烫伤患者扣15分；烧坏患者衣物等扣10分；起罐时操作不规范扣5分，扣分上限为30分	30		
	观察： 1.留针拔罐过程中随时观察患者的反应及局部皮肤情况。 2.随时询问患者感受，及时调整罐具吸附时的压力	未观察患者的反应扣3分；罐具取下时给患者带来烫伤风险扣5分；未询问患者感受扣5分，扣分上限为15分	15		
操作后 （15分）	1.观察患者局部皮肤有无烫伤。 2.告知患者留针拔罐后注意事项。 3.整理物品并进行医疗垃圾分类处理。 4.洗手	未观察患者局部皮肤有无烫伤扣3分；未告知患者留针拔罐注意事项扣5分；未整理物品或医疗垃圾未分类处理扣5分；未洗手扣2分	15		

注：考官指定一个部位（或腧穴）。

NOTE

项目三 推拿技能实训

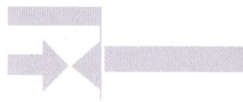

项目要求

通过实训,学生能根据不同部位选取合适的推拿手法进行操作,在操作中,能够恰当地把握推拿手法的力度、频率和操作时间。

任务一 头部常用推拿手法

【学习目标】

1. 知识目标 能说出头部常用推拿手法的操作要领和注意事项。

2. 技能目标 能规范、熟练、完整地在 SP 或模特身上进行头部常用推拿手法操作,在操作中,能够恰当地把握推拿手法的力度、频率和操作时间。

3. 素质目标 培养学生的中医药文化素养和价值观,以大医精诚、医者仁心、精勤不倦为理念;培养学生良好的沟通技巧和团队合作能力。

【任务内容】

1. 指按法 拇指伸直,用拇指指腹着力于经络腧穴上,垂直向下按压,其余四指张开起支持作用,并协同助力(图 3-1)。

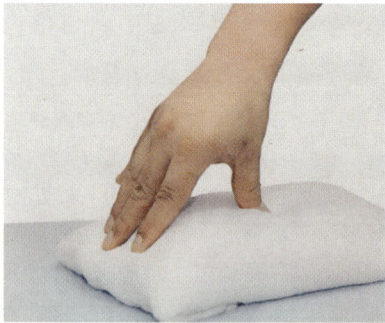

图 3-1 指按法

(1)操作要领:①按压时要垂直向下用力。②用力要由轻到重,稳而持续,使刺激感充分到达机体深部组织。切忌用暴力。③指按法结束时,不宜突然放松,应逐渐递减按压的力量。

（2）适用部位：适用于全身各部位的腧穴。

（3）功效：解痉止痛，温经散寒。

（4）主治：常用于治疗疼痛、癃闭等病症。

2. 点法 ①拇指端点法：手握空拳，拇指伸直并紧贴于食指中节的桡侧面，用拇指端点压一定部位。②屈食指点法：食指屈曲，其他手指相握，用食指近侧指间关节突起部分点压一定部位。操作时可用拇指末节尺侧缘紧压食指指甲部以助力（图 3-2）。

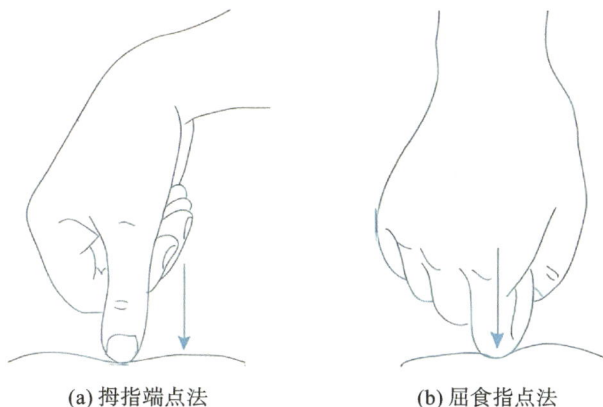

(a) 拇指端点法   (b) 屈食指点法

图 3-2 点法

（1）操作要领。①拇指端点法：手握空拳，拇指伸直并紧贴于食指中节的桡侧面，以拇指端为着力点点压于治疗部位。②屈食指点法：手握空拳并突出食指，以食指近侧指间关节为着力点点压于治疗部位。

（2）适用部位：适用于全身各部位，尤其是四肢远端小关节的压痛点。

（3）功效：通经活络、消积散结、开通闭塞、消肿止痛、调节脏腑等。

（4）主治：常用于治疗各种痹症、痛症，如腰腿痛、头痛、胸痛、腹痛、牙痛、急性或慢性扭挫伤、半身不遂等病症。

3. 指尖击法 拇指伸直，其余四指自然分开屈曲，腕关节放松，通过前臂的主动运动带动腕关节屈伸，四指指尖有节律地击打在施治部位（图 3-3）。

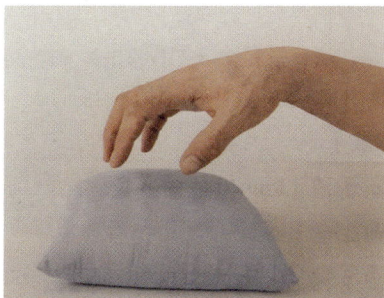

图 3-3 指尖击法

（1）操作要领：①击打时用力要稳，含力蓄劲，收发自如。②击打时着力短暂而迅速，要有反弹感，指尖击打到体表就迅速收回，不要停顿和拖拉。③击打时用力方向要与体表垂直。④操作时肩、肘、腕应放松，用力均匀，动作连续而有节奏感，击打的部位要有一定的顺序。⑤击打的速度应快慢适中，击打的力量应因人、因病、因部位而异。

（2）适用部位：适用于头顶、前额。

（3）功效：舒筋活络、活血化瘀、行气止痛。

（4）主治：常用于治疗颈椎病、痹症、腰椎间盘突出症、偏瘫、截瘫等疾病。

4. 揉法 以指、掌、掌根、鱼际、四指近侧指间关节背侧突起、前臂尺侧肌群肌腹或肘尖点为着力点，在治疗部位带动受术皮肤一起做轻柔缓和的回旋动作，使皮下组织层之间产生内摩擦的手法，头面部常用大鱼际揉法和指揉法(图 3-4)。

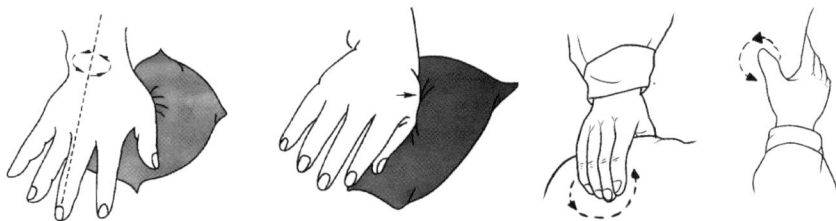

(a) 大鱼际揉法　　　　　　(b) 指揉法

图 3-4　揉法

（1）操作要领：①揉法操作贵在柔和，揉转的幅度要由小而大，用力应由轻渐重。②手要吸定在操作部位上，带动着力处皮肤一起做轻柔缓和的回旋运动，不能仅在皮肤表面摩擦或滑动。③频率一般为 100～160 次/分。

（2）适用部位：主要用于颈项部、肩背部及四肢部。

（3）功效：舒筋活络，活血化瘀，宽胸理气，消积导滞，缓解痉挛，软化瘢痕。

（4）主治：本法是推拿手法中常用手法之一，临床常配合其他推拿手法来治疗脘腹胀满，胸闷肋痛，以及组织损伤引起的红、肿、疼痛等病症。

【任务分析与讨论】

相关知识和技能点	记录讨论结果/答案	自我评价

续表

相关知识和技能点	记录讨论结果/答案	自我评价

【实训器材与物品】

实训器材

序号	仪器设备名称	型号/图片
1	教学一体机	
2	按摩床	
3	推拿手法训练及考核系统	

续表

序号	仪器设备名称	型号/图片
4	治疗车	

实训物品

序号	试剂/耗材	规格	配置方法或物品摆放方法
1	按摩油	500 毫升/瓶	放置于治疗车上
2	治疗巾	30 cm×50 cm	放置于治疗车上
3	手消毒液	250 毫升/瓶	放置于治疗车上
4	纸巾	200 张×1 抽	放置于治疗车上

【任务实施】

操作前准备	用物准备	检查操作用品(包括治疗巾、按摩油、手消毒液、纸巾等)
	卫生消毒	术者用七步洗手法洗手并进行手部消毒
	患者体位	帮助患者选择合适体位
手法叙述与操作	术者体位	术者选择方便操作的位置(在患者前方、后方、左侧、右侧等,且勿阻挡考官视线),口述告知考官
	操作部位	按照指定的部位或者选择方便手法操作的部位(边口述)进行操作,操作部位选择不合理或在考官视线外可酌情扣分
	操作过程	铺治疗巾,同时简单口述所操作手法的类别、定义等
		一边操作,一边叙述该推拿手法操作要领(形态、力度、频率等);可适当发挥,进行特色推拿手法操作或强调手法禁忌证等
	人文关怀	操作过程中注意询问患者手法力度、感受等
	熟练度	手法操作的熟练程度
操作后整理	操作结束	手法操作结束后,将物品整理归位,洗手

【任务评价】

（1）在 SP 或模特身上完成老师或试题指定的 2 个头部常用推拿手法操作。

（2）根据老师提供的操作流程，在 SP 或模特身上进行头部常用推拿手法操作。

头部常用推拿手法评分标准

（满分 100 分，60 分合格；考试时间为 10 min）

第一题：手法的动作操作要领（50 分）				
内容		细则	分值	得分
入场		白大褂、口罩、帽子穿戴整齐（穿戴不齐，或不符合标准扣 1～2 分）	2	
准备		自我介绍，物品准备（0.5 分）；洗手（手消毒）（1 分）；帮助患者摆好体位，铺巾（0.5 分），给予人文关怀（1 分）	3	
手法一	口述要领	主要考查对手法的描述，包括手法操作的接触部分、施力部位、施力方式、操作频率、注意事项等（每项酌情扣 2～3 分）	8	
	操作	主要考查手法操作的熟练度，如是否达到持久、有力、均匀、柔和、深透（每项酌情扣 2～3 分）	8	
	整体	要求手法操作流畅、呼吸匀调，形态自然，稳柔灵活（流程不顺畅，操作程序整体感觉较差者，酌情扣 1～4 分）	4	
手法二	口述要领	主要考查对手法的描述，包括手法操作的接触部分、施力部位、施力方式、操作频率、注意事项等（每项酌情扣 2～3 分）	8	
	操作	主要考查手法操作的熟练度，如是否达到持久、有力、均匀、柔和、深透（每项酌情扣 2～3 分）	8	
	整体	要求手法操作流畅、呼吸匀调，形态自然，稳柔灵活（流程不顺畅，操作程序整体感觉较差者，酌情扣 1～4 分）	4	
结束		讲述治疗后注意事项（1 分）、整理物品、医疗垃圾分类处理（2 分）、洗手（1 分），报告操作完毕、感谢模特配合等（1 分）	5	
第二题：推拿手法操作程序（50 分）				
评分内容		评分标准	分值	得分
准备		评估环境：整洁、安全；着装整洁，仪表端庄，体位选择舒适；评估患者状态，进行术前沟通。未达到要求，酌情扣 1～5 分	5	

第二题:推拿手法操作程序(50分)

评分内容	评分标准	分值	得分
操作	根据操作要求,及时调整体位,做到呼吸均匀、舒适自然大方(动作僵硬、转换、移动不灵活,操作过程中出现呼吸急促、憋气者,酌情扣除1~5分);操作中注重人文关怀,与患者沟通良好,注意力集中,未达到要求酌情扣1~5分	20	
熟练度	操作步骤连贯,手法准确,熟练,持久而深透(操作步骤不熟练,手法凌乱,用力不均匀,不能持久深透者,酌情扣1~5分)	10	
整体	要求手法操作流畅、呼吸匀调,形态自然,稳柔灵活(流程不顺畅,操作程序整体感觉较差者,酌情扣1~5分)	10	
术后处理	告知患者术后注意事项,整理物品(未达到要求,酌情扣1~5分)	5	

任务二　颈肩部常用推拿手法

【学习目标】

1. 知识目标　能说出颈肩部常用推拿手法的操作要领和注意事项。

2. 技能目标　能规范、熟练、完整地在 SP 或模特身上进行颈肩部常用推拿手法操作,在操作中,能够恰当地把握推拿手法的力度、频率和操作时间。

3. 素质目标　培养学生的中医药文化素养和价值观,以大医精诚、医者仁心、精勤不倦为理念;培养学生良好的沟通技巧和团队合作能力。

【任务内容】

在颈肩部使用。患者取坐位,术者立于其后方。

1. 滚法　①侧掌滚法:该手法的动作由前臂旋转和腕关节屈伸两个动作组成。其着力部位为小鱼际至第五、第四掌骨的背侧。②拳滚法:手握空拳,以食指、中指、无名指、小指四指的近侧指间关节面着力,附着于体表一定部位,前臂与患者身体成 65°角,通过腕关节发力,做均匀的外旋内旋摆动(滚动幅度应控制在 60°左右)(图 3-5)。

(1) 操作要领:①术者前臂旋转与腕关节屈伸这两个动作一定要协调。即前臂旋前(前滚)时,腕关节一定要伸展,以小鱼际为着力部位。相反,在前臂旋后(回滚)时,腕关节一定要屈曲,以第四、第五掌骨的背侧为着力部位。如此在体表治疗部位持续不断地来回滚动。滚动频率为每分钟 120~160 次。②患者躯体要保持正直。不得弯腰屈背,不得晃动身体。③患者肩关节自然下垂,上臂与胸壁保持 5~10 cm 距离,上臂千万不要摆动。④术者腕关节要放松,屈伸幅度要大,约成 120°角(屈腕约成 80°角,伸腕约成 40°角)。⑤滚法突出的是"滚"字。术者忌用手背摩擦移动、跳动、顶压及用手背撞击体表治疗部位。⑥术者手指均需放松,任其自然,不要有意分开,也不要有

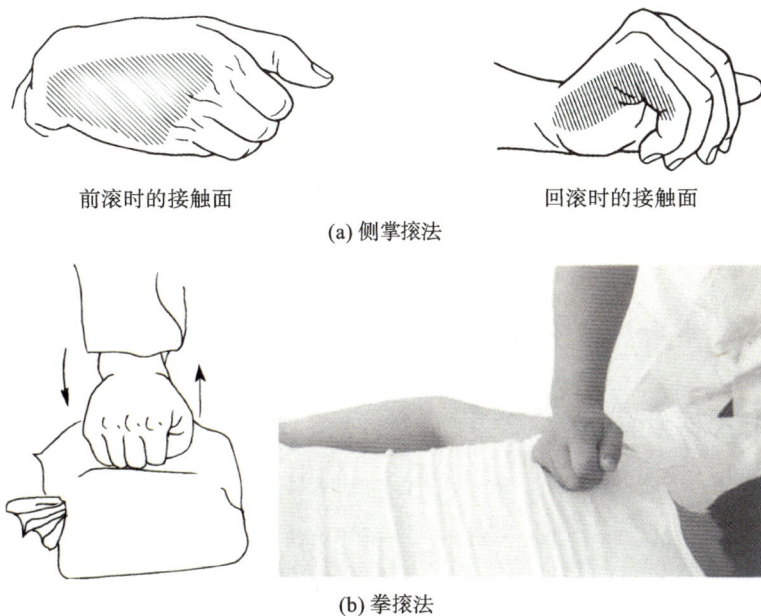

前滚时的接触面　　　　　　　回滚时的接触面

(a) 侧掌㨰法

(b) 拳㨰法

图 3-5　㨰法

意握紧。

（2）适用部位：临床上适用于颈项部、肩背部、腰臀部及四肢等肌肉丰厚的部位。

（3）功效：具有疏通经络、活血化瘀、松解粘连、滑利关节、解痉止痛的作用。

（4）主治：临床常用于治疗运动系统疾病和神经系统疾病，如急性腰扭伤、腰肌劳损、风湿病导致的关节酸痛、运动功能障碍以及肢体麻木等。

2. 拿法　用拇指和其余手指指面相对用力捏住一定部位肌肤，逐渐用力内收，将肌肤捏而提起，做轻重交替而连续的捏提动作（图 3-6）。

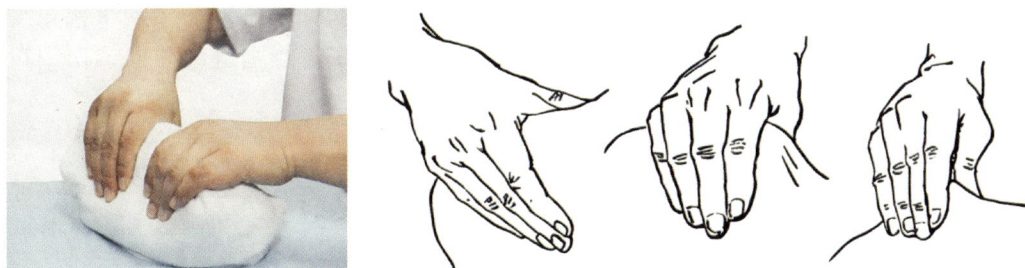

图 3-6　拿法

（1）操作要领：①操作时肩臂要放松，腕关节要灵活，以腕关节和掌指关节活动为主，以指峰和指面为着力点。②操作动作要缓和，有连贯性，不能断断续续。③捏提的部位要准，指端要相对用力捏提，带有揉捏动作，用力由轻到重，再由重到轻，不可突然用力。

（2）适用部位：主要用于颈项部、肩背部及四肢等肌肉丰厚的部位。

（3）功效：具有疏通经络、发汗解表、镇静止痛、开窍醒神的作用。

（4）主治：拿法刺激量较强，常与其他推拿手法配合应用，治疗头痛、项强、肌肉酸

NOTE

痛等病症。

3. 一指禅推法 拇指指端、螺纹面或偏峰桡侧面着力于患者体表一定部位或腧穴上,沉肩垂肘,腕关节悬屈,运用腕间的摆动带动拇指指尖关节的屈伸,使产生的力轻重交替、持续不断地作用于腧穴上的手法。一指禅推法分为一指禅尖峰推法、一指禅屈指推法、一指禅偏峰推法(图3-7)。

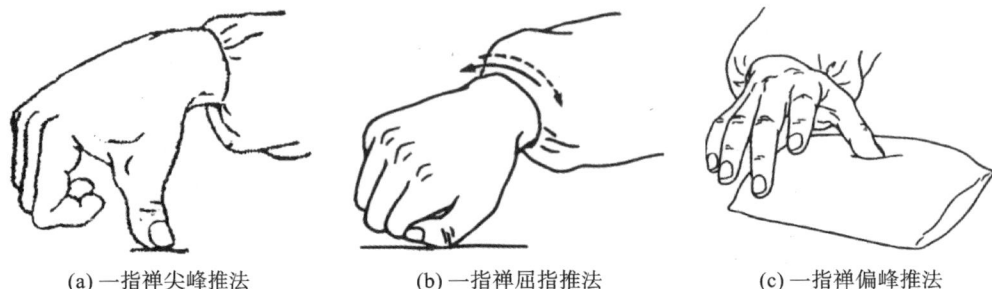

(a) 一指禅尖峰推法　　(b) 一指禅屈指推法　　(c) 一指禅偏峰推法

图 3-7　一指禅推法

(1) 操作要领。①沉肩:肩关节放松,不要耸起,不要外展。②垂肘:肘部自然下垂。③悬腕:腕关节自然悬屈。④掌虚:半握拳,拇指指间关节的尺侧缘与食指远节的桡侧面轻轻接触。⑤指实:拇指指端或指腹吸定于一点,不可跳跃或与体表产生摩擦。⑥紧推慢移:紧推是指腕间的摆动频率略快,一般每分钟140次左右;慢移是指从一个治疗点到另一个治疗点时应缓慢移动。⑦蓄力于掌,发力于指,着力于螺纹面:本法产生的力应从掌而发,通过拇指,传达至螺纹面,作用于患者体表,如此使力含而不露。

(2) 适用部位:本法适用于全身各部位的腧穴。常用于头面部、颈项部、胸腹部、肩背部、腰骶部及四肢关节处。

(3) 功效:具有激发经气运行、疏通经络、调整阴阳、扶正祛邪的作用。

(4) 主治:临床上内、外、妇、儿等各科的许多病症均可用本法治疗。

4. 拨法 拇指伸直,用拇指指腹着力于患者体表一定部位,适当用力向下按压至一定深度,待患者有酸胀感时,再做与肌纤维或肌腱、韧带走行垂直的单向或来回拨动,其余四指轻扶于肢体旁,以助用力(图3-8)。

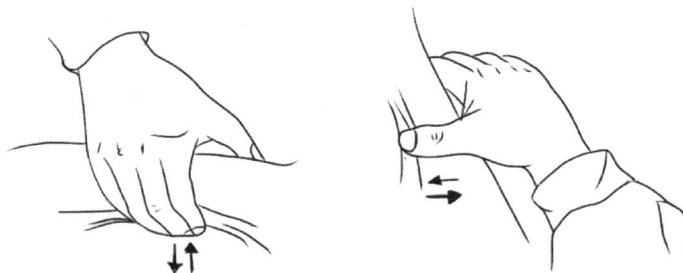

图 3-8　拨法

(1) 操作要领:①用拇指的桡侧面或拇指、食指、中指的指端,深触于肌肤之中,以患者有酸胀感但能忍受为度。②拇指指腹拨动的方向与肌纤维的走行垂直,即纵行肌纤维做横向拨动,横行肌纤维做纵向拨动。③拨动频率可快可慢,但速度要均匀,用力要由轻到重,再由重到轻,刚中有柔。

（2）适用部位:主要用于四肢肌肉、肌腱、筋膜等部位。

（3）功效:具有松解粘连、疏通狭窄、解痉止痛的作用。

（4）主治:治疗局部疼痛点或腧穴,可取得通则不痛之功效。

5. 颈部摇法　患者取坐位,术者立于一侧,一手扶住其头顶,另一手托住其下颌,双手相对用力做同一方向的环形运动(方法一),或术者站于患者身后,四指托住其下颌,双手拇指托住其颅顶部,双手做同一方向的环形运动(方法二),使患者头颈得以环转摇动(图 3-9)。

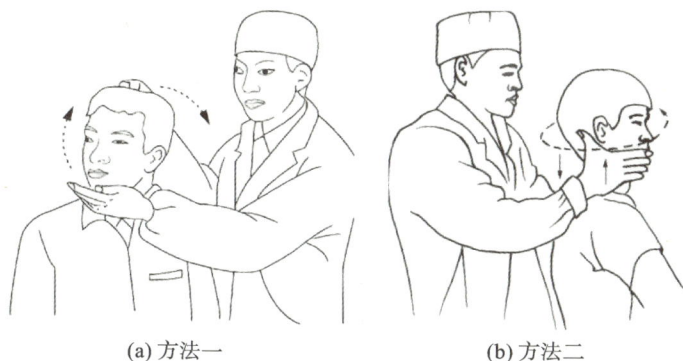

(a) 方法一　　　　　　　　　　(b) 方法二

图 3-9　颈部摇法

（1）操作要领:患者取坐位,术者一手扶住其头顶,另一手托住其下颌,双手以相反方向做左右环转摇动,用力不可过猛(方法一),或术者站于患者身后,四指托住其下颌,双手拇指托住其颅顶部,双手做同一方向的环形运动(方法二),用力不可过猛。

（2）适用部位:适用于颈部。

（3）功效:具有舒筋活络、通利关节、解除压迫的作用。

（4）主治:颈椎病、颈部扭伤、颈部酸痛等病症。

6. 颈部拔伸法　也称牵引法。①掌托拔伸法:患者取坐位,术者站于其后方,术者用双手手掌托住患者下颌,同时用双手虎口卡住患者后枕部,然后两手同时用力向上拔伸。②肘托拔伸法:患者体位同上,术者站于其一侧,用一手扶住患者后枕部,用另一手肘窝托住其下颌,手掌则扶住其对侧颞部,两手同时用力向上拔伸。③仰卧位拔伸法:患者取仰卧位,头颈部在床沿之外,术者置方凳坐于患者头端,用一手托扶其后枕部,另一手托扶或用肘窝微抱其下颌,两手协同用力,做颈部拔伸(图 3-10)。

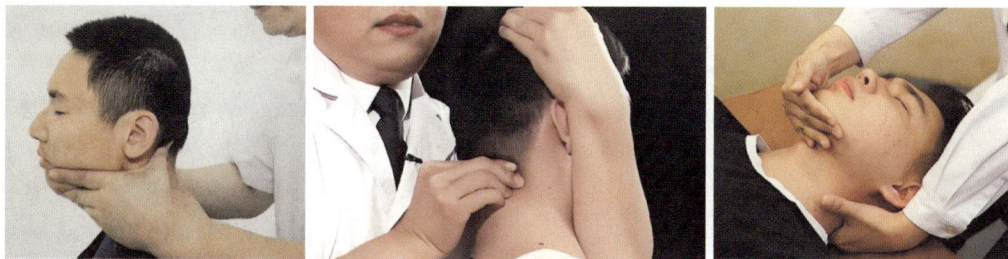

(a) 掌托拔伸法　　　　　(b) 肘托拔伸法　　　　　(c) 仰卧位拔伸法

图 3-10　颈部拔伸法

NOTE

89

（1）操作要领：操作时用力应稳而持续，要根据不同的部位和治疗的需要，掌握好颈部拔伸法的力量和方向，切不可突然大力猛烈牵拉，以免引起不良后果。

（2）适用部位：适用于颈部。

（3）功效：具有舒筋活络、通利关节、解除压迫的作用。

（4）主治：颈椎病、颈部扭伤、颈部酸痛等病症。

【任务分析与讨论】

相关知识和技能点	记录讨论结果/答案	自我评价

【实训器材与物品】

实训器材

序号	仪器设备名称	型号/图片
1	教学一体机	

续表

序号	仪器设备名称	型号/图片
2	按摩床	
3	推拿手法训练及考核系统	
4	治疗车	

实训物品

序号	试剂/耗材	规格	配置方法或物品摆放方法
1	按摩油	500 毫升/瓶	放置于治疗车上
2	治疗巾	30 cm×50 cm	放置于治疗车上
3	手消毒液	500 毫升/瓶	放置于治疗车上
4	纸巾	200 张/包	放置于治疗车上

NOTE

【任务实施】

操作前准备	用物准备	检查操作用物（包括治疗巾、按摩油、手消毒液、纸巾等）
	卫生消毒	术者用七步洗手法洗手并进行手部消毒
	患者体位	帮助患者选择合适体位
手法叙述与操作	术者体位	术者选择方便手法操作的位置（在患者前方、后方、左侧、右侧等，且勿阻挡考官视线），口述告知考官
	操作部位	按照指定的部位或者选择方便手法操作的部位（边口述）进行操作，操作部位选择不合理或在考官视线外可酌情扣分
	操作过程	铺治疗巾，同时简单口述所操作手法的类别、定义等
		边操作边叙述该手法操作要领（形态、力度、频率等）；可适当发挥，进行特色推拿手法操作或强调手法禁忌证等
	人文关怀	操作过程中注意询问患者手法操作的力度、感受等
	熟练度	手法操作的熟练程度
操作后整理	操作结束	手法操作结束后，将物品整理归位，洗手

【任务评价】

（1）在 SP 或模特身上完成老师或试题指定的 2 个颈肩部常用推拿手法操作。

（2）根据老师提供的操作流程，在 SP 或模特身上进行颈肩部常用推拿手法程序操作。

颈肩部常用推拿手法评分标准

（满分 100 分，60 分合格；考试时间为 10 min）

第一题：手法的动作操作要领（50 分）					
内容		细则	分值	扣分	得分
入场		白大褂、口罩、帽子穿戴整齐（穿戴不齐，或不符合标准扣 1～2 分）	2		
准备		自我介绍，准备物品（0.5 分）；洗手（手消毒）（1 分）；帮助患者摆好体位，铺巾（0.5 分），给予人文关怀（1 分）	3		
手法一	口述要领	主要考查对手法的描述，包括手法操作的接触部分、施力部位、施力方式、操作频率、注意事项等（每项酌情扣 2～3 分）	8		
	操作	主要考查手法操作的熟练度，如是否达到持久、有力、均匀、柔和和深透（每项酌情扣 2～3 分）	8		
	整体	要求手法操作流畅、呼吸匀调，形态自然，稳柔灵活（流程不顺畅，操作程序整体感觉较差者，酌情扣 1～4 分）	4		

续表

第一题：手法的动作操作要领（50 分）

内容		细则	分值	扣分	得分
手法二	口述要领	主要考查对手法的描述，包括手法操作的接触部分、施力部位、施力方式、操作频率、注意事项等（每项酌情扣 2～3 分）	8		
	操作	主要考查手法操作的熟练度，如是否达到持久、有力、均匀、柔和、深透（每项酌情扣 2～3 分）	8		
	整体	要求手法操作流畅、呼吸匀调，形态自然，稳柔灵活。（流程不顺畅，操作程序整体感觉较差者，酌情扣1～4 分）	4		
结束		讲述治疗后注意事项（1 分）、整理物品、医疗垃圾分类处理（2 分），洗手（1 分），报告操作完毕、感谢模特配合等（1 分）	5		

第二题：推拿手法操作程序（50 分）

评分内容	评分标准	分值	扣分	得分
准备	评估环境：整洁、安全；着装整洁，仪表端庄，体位选择舒适；评估患者状态，进行术前沟通。未达到要求，酌情扣1～5 分	5		
操作	根据操作要求，及时调整体位，做到呼吸均匀、舒适自然大方（动作僵硬，转换、移动不灵活，操作过程中出现呼吸急促、憋气者，酌情扣除1～5 分）；操作中注重人文关怀，与患者沟通良好，注意力集中，未达到要求酌情扣1～5 分	20		
熟练度	操作步骤连贯，手法准确，熟练，持久而深透（操作步骤不熟练，手法凌乱，用力不均匀，不能持久深透者，酌情扣1～5 分）	10		
整体	要求手法操作流畅、呼吸匀调，形态自然，稳柔灵活（流程不顺畅，操作程序整体感觉较差者，酌情扣1～5 分）	10		
术后处理	告知患者术后注意事项，整理物品（未达到要求，酌情扣1～5 分）	5		

任务三 肩背部常用推拿手法

【学习目标】

1. 知识目标 能说出肩背部常用推拿手法的操作要领和注意事项。

2. 技能目标 能规范、熟练、完整地在 SP 或模特身上进行肩背部常用推拿手法操作，在操作中，能够恰当地把握推拿手法的力度、频率和操作时间。

93

3. 素质目标 培养学生的中医药文化素养和价值观,以大医精诚、医者仁心、精勤不倦为理念;培养学生良好的沟通技巧和团队合作能力。

【任务内容】

患者采用正坐位或俯卧位。

1. 推法 用拇指、手掌、拳面及肘尖点紧贴体表的治疗部位,运用适当的压力,进行单方向直线移动的手法。用拇指推称指推法,用手掌推称掌推法,用拳面推称拳推法,用肘尖推称肘推法(图 3-11)。

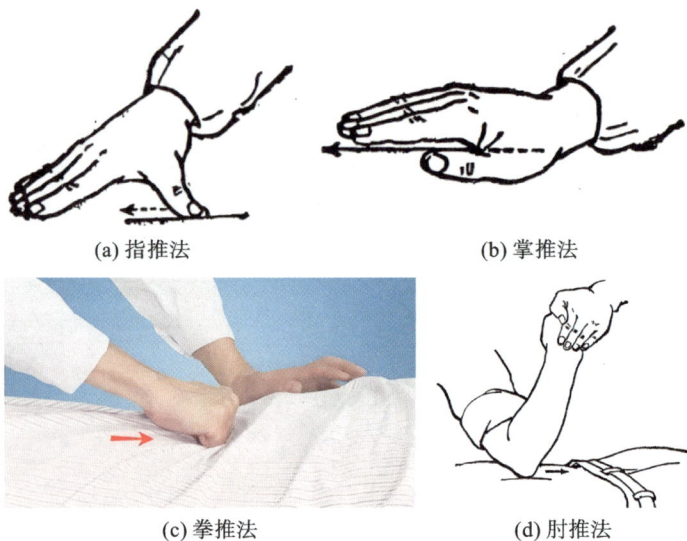

(a) 指推法　　　　　　　　　　　　(b) 掌推法

(c) 拳推法　　　　　　　　　　　　(d) 肘推法

图 3-11　推法

(1) 操作要领:①肩及上肢放松,着力部位要紧贴体表的治疗部位。操作时向下的压力要适中、均匀。②压力过重,易引起皮肤折叠而破损。用力要深沉、平稳,呈直线移动,不可歪斜。移动宜缓慢、均匀,频率为每分钟 50 次左右。③临床应用时,常在施术部位涂抹少许润滑剂,使皮肤有一定的润滑度,以利于推法操作,防止皮肤破损。

(2) 适用部位:适用于全身各部位。指推法适用于肩背部、胸腹部、腰臀部及四肢。掌推法适用于面积较大的部位,如腰背部、胸腹部及大腿等。拳推法刺激较强,适用于腰背部及四肢劳损、宿伤及风湿痹痛而感觉较为迟钝的患者。肘推法刺激最强,适用于腰背部脊柱两侧华佗夹脊穴及双下肢大腿后侧,常用于身体壮实、肌肉丰厚及脊柱强直或感觉较为迟钝的患者。

(3) 功效:具有行气止痛、温经活络、调和气血的作用。

(4) 主治:可推动气血运行,治疗多种系统疾病。

2. 擦法 擦法滚肩背部。

3. 拿法 拿法拿肩背部。

4. 一指禅推法 一指禅推法推肩胛骨。

5. 拨法 拨法拨肩背部肌群。

6. 肩关节摇法 患者取坐位,术者立于其侧方,用一手扶住其肩部,另一手握住其腕部或托住肘部做环转摇动。包括托肘摇肩法、握手摇肩法、握臂摇肩法和大幅度摇肩法等(图3-12)。

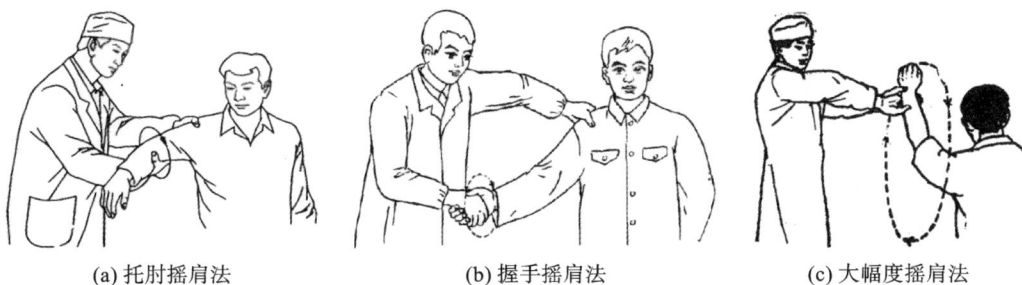

(a) 托肘摇肩法　　　　　(b) 握手摇肩法　　　　　(c) 大幅度摇肩法

图 3-12　肩关节摇法

(1) 操作要领:①托肘摇肩法:患者取坐位,术者立于其侧方。用一手按压于患者肩关节上方以固定,另一手托握肘部,使其前臂搭放于术者前臂上,手臂协调施力,使肩关节做中等幅度的环转摇动。②握手摇肩法:患者取坐位,术者立于其侧方。用一手扶按肩部以固定,另一手握住其手,使上肢外展。两手协调施力,使肩关节做中等幅度的环转摇动。③大幅度摇肩法:术者两掌相对,夹持患者上肢的腕部,牵伸并抬高其上肢至其前外方约成45°角时,将其上肢慢慢向前外上方继续托起。术者位于下方的一手逐渐翻掌,当患者上肢上举至约成160°角时,术者即可虎口向下握住患者腕部。另一手随患者上肢上举之势由腕部沿前臂滑移至患者肩关节上部。术者两手再协同用力,即扶按于患者肩关节上部的一手将肩关节略向下按并固定,握腕一手则略上提,使肩关节伸展。随即术者握腕一手握患者腕部摇向后下方,经下方复于原位,此时术者扶按肩关节上部手已随势沿上臂、前臂滑落于患者腕部,如动作初始时两掌夹持患者上肢腕部状。

(2) 适用部位:适用于肩关节。

(3) 功效:同颈部摇法。

(4) 主治:肩关节疼痛导致的屈伸不利。

7. 肩关节扳法　包括肩关节外展扳法、肩关节内收扳法、肩关节内旋扳法和肩关节上举扳法(图3-13)。

(1) 操作要领:①肩关节外展扳法:患者取坐位,术者半蹲于其侧方。将患者手臂外展45°角左右,患者肘关节稍上方置于术者一侧肩上,术者用两手从前后方将患者肩部扣住锁紧。然后术者缓缓站起,使患者肩关节外展,至有阻力时,略停片刻,术者双手与身体及肩部协同施力,以"巧力寸劲"做一增大幅度的肩关节外展位快速扳动,若患者粘连得以分解,可闻及"嘶嘶"样声音。②肩关节内收扳法:患者取坐位,其一侧手臂屈肘置于胸前,手搭扶于自身对侧肩部,术者立于其身体侧后方。术者用一手扶按于患者肩部以固定,另一手托握患者肘部并缓慢地向对侧胸前上托,至有阻力时,以"巧力寸劲"做一增大幅度的肩关节内收位快速扳动。③肩关节内旋扳法:患者取坐位,一侧手臂屈肘置于腰部后侧,术者立于其侧后方。术者用一手扶按患者肩部以固定,另一手握住患者腕部将其前臂沿其腰背部缓缓上抬,以使患者肩关节逐渐内旋,至有阻力时,以"巧力寸劲"做一快速的、有控制的上抬其前臂的动作,以使其肩关节产生极度内旋位的扳动，若患者粘连得以分解，可闻及"嘶嘶"样声音。该扳法还有另一种操作方法，患者体位同上，术者立于其对面，身体略下蹲，稳定好重心。术者用一手扶按患者对侧肩部以固定，将下颌抵在患者同侧肩颈部以增强固定，另一手臂托握住患者患侧手臂并将其缓缓上抬，如上操作要领进行内旋位的扳动。④肩关节上举扳法：患者取坐位，两臂自然下垂，术者立于其后方。术者用一手握住患者一侧上肢的前臂下段，并自前屈位或外展位缓缓向上抬起，至120°～140°时，术者用另一手握住患者前臂近腕关节处。双手协同施力，向上逐渐拔伸牵引，至有阻力时，以"巧力寸劲"做一快速的、有控制的向上扳动。

（2）适用部位：适用于肩关节。

（3）功效：具有舒展筋脉、滑利关节、松解粘连、帮助复位等作用。

（4）主治：肩关节疼痛导致的屈伸不利。

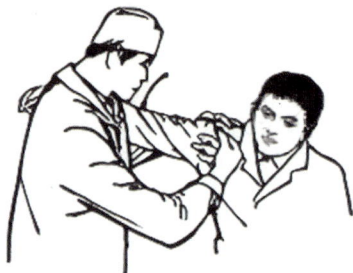

(a) 肩关节外展扳法　　　　　　(b) 肩关节内收扳法

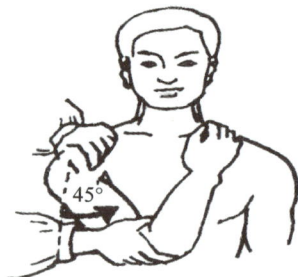

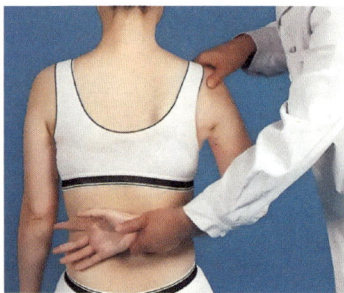

(c) 肩关节内旋扳法　　　　　　(d) 肩关节上举扳法

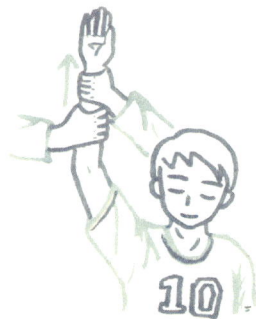

图 3-13　肩关节扳法

8. 肩关节拔伸法　分为肩关节对抗拔伸法和肩关节上举拔伸法（图 3-14）。

（1）操作要领。①肩关节对抗拔伸法：患者坐于低凳上，上肢放松，术者站于患者患侧，术者用双手握住患者腕部或肘部，逐渐用力向外拔伸（牵拉），同时嘱患者身体向另一侧倾斜或由一助手协助固定患者身体上半部，与牵拉之力相对抗。②肩关节上举拔伸法：患者取坐位，术者站于患者侧方，双手握患者腕部，将患者上肢自外展位或前屈位向上抬起并缓慢拔伸（牵拉），至有阻力时，以钝力持续进行牵拉。

（2）适用部位：肩关节。

（3）功效：同颈部拔伸法。

（4）主治：肩关节疼痛导致的屈伸不利。

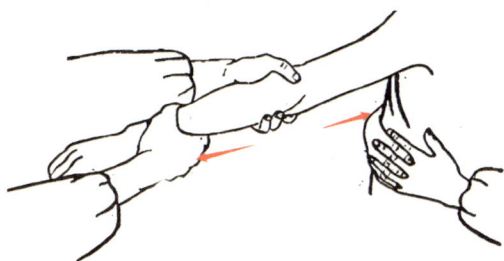
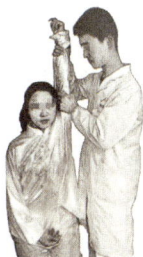

(a) 肩关节对抗拔伸法　　　　　　(b) 肩关节上举拔伸法

图 3-14　肩关节拔伸法

9. 击法　①拳击法：握拳，以拳背、拳面或拳心为着力面，以肘关节为支点，前臂做主动运动，有节律地击打施术部位。②侧击法：五指自然并拢，掌指关节伸直，腕关节伸直稍偏向桡侧面，肘关节屈伸，使单手或双手小鱼际有节律地击打施术部位。③掌根击法：五指微屈，手指自然分开，背伸腕关节，以掌根为着力面，肘关节屈伸，使掌根有节律地击打施术部位（图 3-15）。

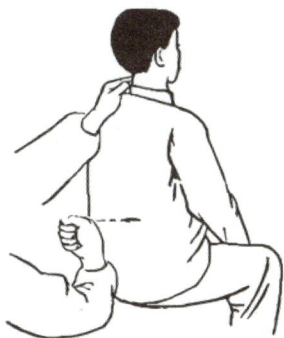
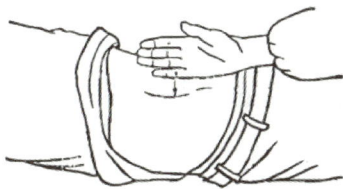
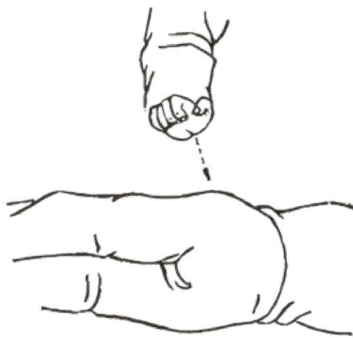

(a) 拳击法　　　　　　(b) 侧击法　　　　　　(c) 掌根击法

图 3-15　击法

（1）操作要领：①击打时用力要稳，含力蓄劲，收发自如。②击打的力量要适度，应因人、因病、因部位而异。动作连续而有节奏感，击打的速度应快慢适中。③击打时要有反弹感，一触及受术部位后就迅速弹起，不要停顿和拖拉。④须严格掌握各种击法的适用部位和主治，避免暴力击打。

（2）适用部位：拳击法多用于颈背部；侧击法多用于四肢、肩颈部；掌根击法适用于腰背部、臀部及双下肢后侧。

（3）功效：具有舒筋活络、活血化瘀、行气止痛的作用。

（4）主治：常用于治疗颈椎病、痹症、腰椎间盘突出症、偏瘫、截瘫等疾病。

10. 拍法　以拇指指腹或手掌面为着力面，五指自然并拢，掌指关节微屈，使掌心空虚，然后以虚掌有节律地拍打施术部位（图 3-16）。

（1）操作要领：①指实掌虚，虚实结合，要听到拍打声，声声清脆但疼痛轻微。②拍法要以腕力为主，灵活自如。③一般拍打 3～5 次即可，对于感觉迟钝麻木者，可拍打至皮肤表面微红、充血为度。

（2）适用部位：适用于肩背部、腰骶部、股外侧、小腿外侧诸部。

NOTE

97

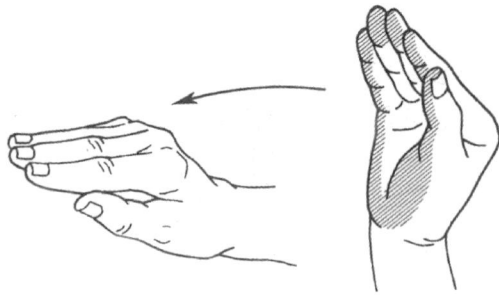

图 3-16　拍法

（3）功效：具有行气活血、舒筋活络的作用。

（4）主治：风湿酸痛、重着麻木、肌肉痉挛等病症。

【任务分析与讨论】

相关知识和技能点	记录讨论结果/答案	自我评价

【实训器材与物品】

实训器材

序号	仪器设备名称	型号/图片
1	教学一体机	
2	按摩床	
3	推拿手法训练及考核系统	
4	治疗车	

NOTE

实训物品

序号	试剂/耗材	规格	配置方法或物品摆放方法
1	按摩油	500 毫升/瓶	放置于治疗车上
2	治疗巾	30 cm×50 cm	放置于治疗车上
3	手消毒液	250 毫升/瓶	放置于治疗车上
4	纸巾	200 张/包	放置于治疗车上

【任务实施】

操作前准备	用物准备	检查操作用物（包括治疗巾、按摩油、手消毒液、纸巾等）
	卫生消毒	术者用七步洗手法洗手并进行手部消毒
	患者体位	帮助患者选择合适体位
手法叙述与操作	术者体位	术者选择方便手法操作的位置（在患者前方、后方、左侧、右侧等，且勿阻挡考官视线），口述告知考官
	操作部位	按照指定的部位或者选择方便手法操作的部位（边口述）进行操作，操作部位选择不合理或在考官视线外可酌情扣分
	操作过程	铺治疗巾，同时简单口述所操作手法的类别、定义等
		边操作边叙述该手法操作要领（形态、力度、频率等）；可适当发挥，进行特色推拿手法操作或强调手法禁忌证等
	人文关怀	操作过程中注意询问患者手法操作的力度、感受等
	熟练度	手法操作的熟练程度
操作后整理	操作结束	该手法操作结束后，将物品整理归位，洗手

【任务评价】

（1）在 SP 或模特身上完成老师或试题指定的 2 个肩背部常用推拿手法操作。

（2）根据老师提供的操作流程，在 SP 或模特身上进行肩背部常用推拿手法的操作程序。

肩背部常用推拿手法评分标准

（满分 100 分，60 分合格；考试时间为 10 min）

第一题：手法的动作操作要领（50 分）				
内容	细则	分值	扣分	得分
入场	白大褂、口罩、帽子穿戴整齐（穿戴不齐，或不符合标准扣 1～2 分）	2		
准备	自我介绍，准备物品（0.5 分）；洗手（手消毒）（1 分）；帮助患者摆好体位，铺巾（0.5 分），给予人文关怀（1 分）	3		

<table>
<tr><td colspan="6" align="center">第一题:手法的动作操作要领(50分)</td></tr>
<tr><td colspan="2" align="center">内容</td><td align="center">细则</td><td align="center">分值</td><td align="center">扣分</td><td align="center">得分</td></tr>
<tr><td rowspan="3" align="center">手法一</td><td align="center">口述要领</td><td>主要考查对手法的描述,包括手法操作的接触部分、施力部位、施力方式、操作频率、注意事项等(每项酌情扣2~3分)</td><td align="center">8</td><td></td><td></td></tr>
<tr><td align="center">操作</td><td>主要考查手法操作的熟练度,如是否达到持久、有力、均匀、柔和、深透(每项酌情扣2~3分)</td><td align="center">8</td><td></td><td></td></tr>
<tr><td align="center">整体</td><td>要求手法操作流畅、呼吸匀调,形态自然,稳柔灵活(流程不顺畅,操作程序整体感觉较差者,酌情扣1~4分)</td><td align="center">4</td><td></td><td></td></tr>
<tr><td rowspan="3" align="center">手法二</td><td align="center">口述要领</td><td>主要考查对手法的描述,包括手法操作的接触部分、施力部位、施力方式、操作频率、注意事项等(每项酌情扣2~3分)</td><td align="center">8</td><td></td><td></td></tr>
<tr><td align="center">操作</td><td>主要考查手法操作的熟练度,如是否达到持久、有力、均匀、柔和、深透(每项酌情扣2~3分)</td><td align="center">8</td><td></td><td></td></tr>
<tr><td align="center">整体</td><td>要求手法操作流畅、呼吸匀调,形态自然,稳柔灵活(流程不顺畅,操作程序整体感觉较差者,酌情扣1~4分)</td><td align="center">4</td><td></td><td></td></tr>
<tr><td colspan="2" align="center">结束</td><td>讲述治疗后注意事项(1分)、整理物品、医疗垃圾分类处理(2分),洗手(1分),报告操作完毕、感谢模特配合等(1分)</td><td align="center">5</td><td></td><td></td></tr>
<tr><td colspan="6" align="center">第二题:推拿手法操作程序(50分)</td></tr>
<tr><td align="center">评分内容</td><td align="center">评分标准</td><td align="center">分值</td><td align="center">扣分</td><td align="center">得分</td></tr>
<tr><td align="center">准备</td><td>评估环境:整洁、安全;着装整洁,仪表端庄,体位选择舒适;评估患者状态,进行术前沟通。未达到要求,酌情扣1~5分</td><td align="center">5</td><td></td><td></td></tr>
<tr><td align="center">操作</td><td>根据操作要求,及时调整体位,做到呼吸均匀、舒适自然大方(动作僵硬、转换、移动不灵活,操作过程中出现呼吸急促、憋气者,酌情扣除1~5分);操作中注重人文关怀,与患者沟通良好,注意力集中,未达到要求酌情扣1~5分</td><td align="center">20</td><td></td><td></td></tr>
<tr><td align="center">熟练度</td><td>操作步骤连贯,手法准确,熟练,持久而深透(操作步骤不熟练,手法凌乱,用力不均匀,不能持久深透者,酌情扣1~5分)</td><td align="center">10</td><td></td><td></td></tr>
<tr><td align="center">整体</td><td>要求手法操作流畅、呼吸匀调,形态自然,稳柔灵活(流程不顺畅,操作程序整体感觉较差者,酌情扣1~5分)</td><td align="center">10</td><td></td><td></td></tr>
<tr><td align="center">术后处理</td><td>告知患者术后注意事项,整理物品(未达到要求,酌情扣1~5分)</td><td align="center">5</td><td></td><td></td></tr>
</table>

NOTE

任务四　腰部常用推拿手法

【学习目标】

1. 知识目标　能说出腰部常用推拿手法的操作要领和注意事项。

2. 技能目标　能规范、熟练、完整地在 SP 或模特身上进行腰部常用推拿手法操作，在操作中，能够恰当地把握推拿手法的力度、频率和操作时间。

3. 素质目标　培养学生的中医药文化素养和价值观，以大医精诚、医者仁心、精勤不倦为理念；培养学生良好的沟通技巧和团队合作能力。

【任务内容】

患者采用俯卧位。

1. 掌揉法　手掌根着力于施术部位或腧穴，稍用力下压，腕关节放松，以肘关节为支点，前臂做主动摆动，带动腕部及手掌连同前臂做小幅度的回旋运动，并带动该处的肌肤一起揉动。掌揉法分为掌根揉法和叠掌揉法两种（图 3-17）。

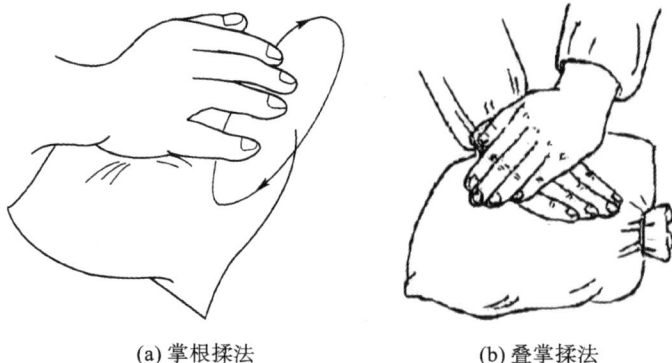

(a) 掌根揉法　　　　　　　　(b) 叠掌揉法

图 3-17　掌揉法

（1）操作要领：①掌根揉法是以掌根着力于施术部位或腧穴，余指自然伸直，前臂与上臂主动用力，进行有节律的按压揉动。②叠掌揉法是以双掌重叠，增加力量，着力于施术部位或腧穴，以掌中或掌根为着力面，以肩关节为支点，身体上半部做小幅度的、有节律的前倾、后移，于前倾时将身体上半部的重量经肩关节、上臂、前臂及腕关节传至掌中或掌根，从而产生有节律的按压揉动。③动作均匀、持续协调而有节律，频率为每分钟 120～160 次。

（2）适用部位：叠掌揉法多用于胸腹部、腰背部等；掌根揉法常用于肩背部、腰臀部。

（3）功效：具有放松肌肉、松解粘连、缓解痉挛、温中散寒等作用。

（4）主治：掌揉法着力面积较大，刺激柔和、舒适，适用于面积较大又较为平坦的部位。如腰背部、胸腹部等。

2. 擦法 擦法滚腰背部,以放松肌肉。

3. 拨法 拨法拨腰背部两侧竖脊肌。

4. 掌按法 以单手或双手掌面重叠着力于施术部位或腧穴。以肩关节为支点,将身体上半部的重量,通过肩关节、上臂、前臂及腕关节传至手掌部,垂直向下按压,施力原则同指按法(图 3-18)。

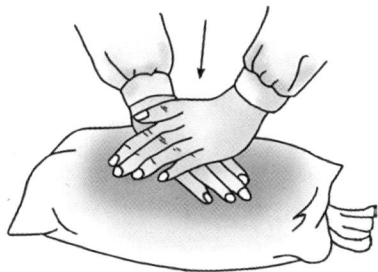

图 3-18 掌按法

5. 捏脊 双手沿着脊柱的两旁,用捏法把皮肤捏起来,边提捏边向前推进,由骶尾部捏到枕项部,重复 3~5 遍,分为拇指前位捏脊法和拇指后位捏脊法(图 3-19)。

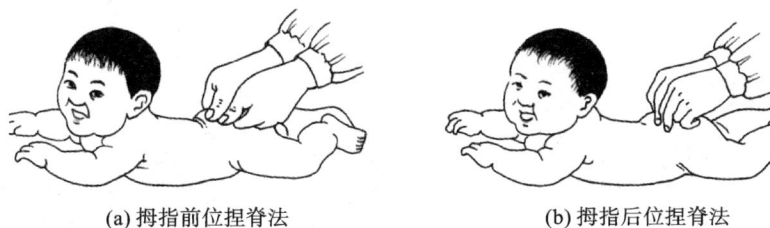

(a) 拇指前位捏脊法   (b) 拇指后位捏脊法

图 3-19 捏脊法

(1)操作要领。①拇指前位捏脊法:用拇指指腹与食指、中指指腹对合,夹持肌肤,拇指在后,食指、中指在前。然后食指、中指向后捻动,拇指向前推动,边捏边向枕项部推移。②拇指后位捏脊法:手握空拳,拇指指腹与屈曲的食指桡侧部对合,夹持肌肤,拇指在前,食指在后。然后拇指向后捻动,食指向前推动,边捏边向枕项部推移。

(2)适用部位:腰背部,第 1 胸椎至第 5 腰椎棘突下两侧,后正中线旁开 0.5 寸。

(3)功效:具有调整阴阳、疏通经络、推动气血运行、改善脏腑功能等作用。

(4)主治:常用于治疗食欲缺乏、消化不良、腹泻、失眠、小儿疳积、感冒、发热等病症。

6. 腰部摇法 包括仰卧位摇腰法、俯卧位摇腰法(图 3-20)。

(1)操作要领:①仰卧位摇腰法:患者取仰卧位,双下肢并拢,屈髋屈膝。术者双手分按其两部或一手按膝,另一手按于足踝部,两手臂协调用力,做环转摇动。②俯卧位摇腰法:患者取俯卧位,双下肢伸直。术者一手按压其腰部,另一手托抱住双下肢膝关节稍上方,两手臂协调用力,做环转摇动。

(2)适用部位:适用于腰部。

(3)功效:具有滑利关节、疏通经络、预防和松解粘连、改善关节运动功能等作用。

(4)主治:常用于治疗腰部疼痛导致的屈伸不利。

NOTE

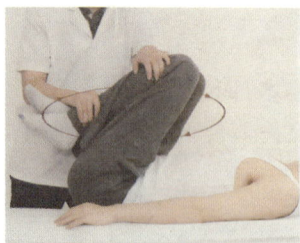

(a) 仰卧位摇腰法　　　　　　　　(b) 俯卧位摇腰法

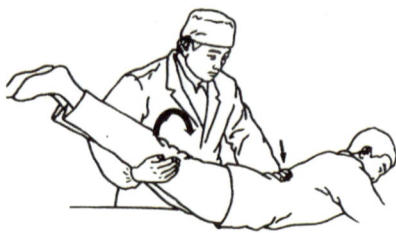

图 3-20　腰部摇法

7. 腰部扳法　常用的有腰部斜扳法、腰部旋转扳法和腰部后伸扳法三种(图 3-21)。

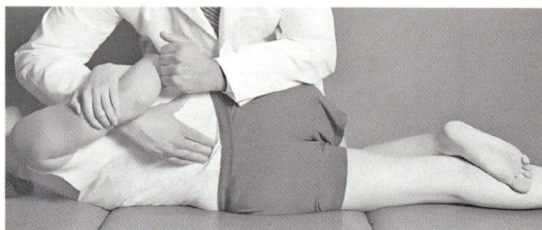

(a) 腰部斜扳法

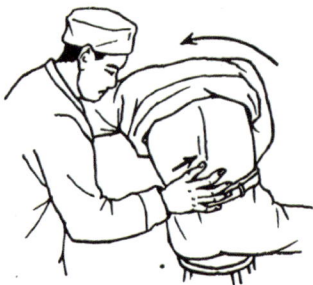

(b) 腰部旋转扳法　　　　　　　　(c) 腰部后伸扳法

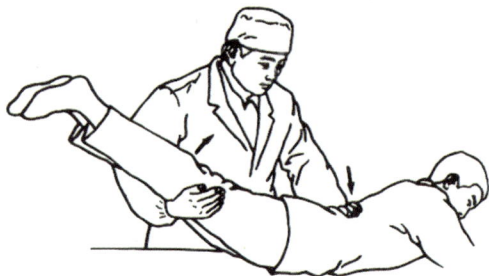

图 3-21　腰部扳法

(1)操作要领:①腰部斜扳法:患者取侧卧位,上侧腿屈髋屈膝,下侧腿伸直,术者一手抵住患者肩前部或肩后部,另一手抵住患者臀部或髂前上棘,使患者腰部被动旋转至最大限度后,两手同时用力,做相反方向扳动。②腰部旋转扳法:患者取前屈(按需要角度)坐位,一助手按住其双下肢及骨盆。术者站于患者侧后方,用一手拇指按住其需要扳动的棘突,另一手从患者健侧腋下伸出,钩扶住其颈项部,将患者腰部从前屈位向健侧旋转。当患者腰部被动旋转至最大限度后,术者一手用力扳动腰部,另一手拇指同时用力推按其棘突。③腰部后伸扳法:患者取俯卧位,术者一手托住患者一侧或两侧膝部,另一手压在腰部患处,当腰后伸至最大限度时,两手同时做相反方向扳动。④腰部扳法在实施扳动时,所施之力须用"巧力寸劲"。⑤腰部扳法在发力时,时机要准,用力要适当,操作时不可逾越关节运动的生理活动范围。

(2)适用部位:适用于腰部。

(3)功效:具有疏通经络、滑利关节、纠正解剖位置失常的作用。

(4)主治:常用于治疗急性腰扭伤、腰椎间盘突出症、腰椎关节错位或关节功能障碍等病症。

8. 擦法 用手掌大小鱼际、掌根或手指紧贴皮肤,稍用力下压并做上下或左右直线往返摩擦,使之产生一定的热量的手法。擦法可分为掌擦法、大鱼际擦法和侧擦法(小鱼际擦法)(图 3-22)。

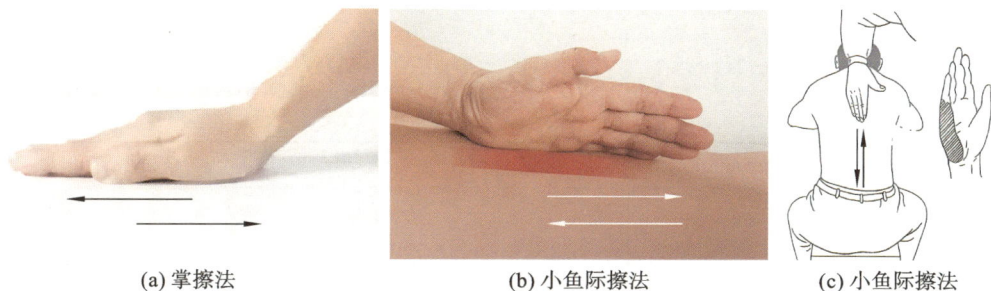

(a) 掌擦法   (b) 小鱼际擦法   (c) 小鱼际擦法

图 3-22 擦法

(1)操作要领:①上肢放松,腕关节自然伸直,以全手掌、大鱼际或小鱼际为着力点作用于施术部位,以上臂的主动运动,带动手做上下或左右直线往返摩擦,不得歪斜,更不能以身体的起伏摆动去带动手的运动。②摩擦时往返距离应尽量拉长,且动作要连续不断,如拉锯状,不能有间歇停顿。如果往返距离太短,容易擦破皮肤;如果动作有间歇停顿,就会影响到热量的产生和渗透,从而影响治疗效果。③压力要均匀、适中,以摩擦时不使皮肤起皱褶为宜。④施术时不能操之过急,呼吸要调匀,千万不要屏气,以免损伤气机。⑤摩擦频率一般为每分钟 100 次左右。

(2)适用部位:全身各部。掌擦法以胸腹部、胁肋部为主。大鱼际擦法以四肢为主,尤以上肢为多用。侧擦法以背部、腰骶部为主。

(3)功效:具有健脾和胃、温阳益气、温肾壮阳、祛风活血、消瘀止痛的作用。

(4)主治:常用于治疗体虚乏力、胃脘痛、月经不调、腰背风湿痹痛等病症。

9. 抖腰法 患者取俯卧位,术者用单手或双手握住患者肢体远端,做连续的、小幅度的、频率较高的上下或左右抖动的手法(图 3-23)。

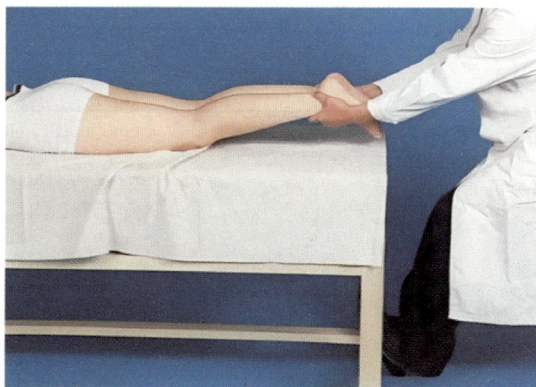

图 3-23 抖腰法

(1)操作要领:一助手稍用力固定患者腋部,使其上半身固定,术者双手握持其双踝,身体略向后仰,逐渐用力牵拉拔伸,持续约 2 min,然后在牵拉的状态下左右摇转患者下肢,待其腰部放松后再突然用力上下抖动数次,如此反复操作 2～3 遍。

(2)适用部位:腰部。

(3)功效:具有疏通经络、滑利关节的作用。

(4)主治:常用于治疗腰扭伤、腰椎间盘突出症、腰椎关节错位或关节功能障碍等病症。

【任务分析与讨论】

相关知识和技能点	记录讨论结果/答案	自我评价

【实训器材与物品】

实训器材

序号	仪器设备名称	型号/图片
1	教学一体机	

续表

序号	仪器设备名称	型号/图片
2	按摩床	
3	推拿手法训练及考核系统	
4	治疗车	

实训物品

序号	试剂/耗材	规格	配置方法或物品摆放方法
1	按摩油	500 毫升/瓶	放置于治疗车上
2	治疗巾	30cm×50 cm	放置于治疗车上
3	手消毒液	500 毫升/瓶	放置于治疗车上
4	纸巾	200 张/包	放置于治疗车上

NOTE

【任务实施】

操作前准备	用物准备	检查操作用物(包括治疗巾、按摩油、手消毒液、纸巾等)
	卫生消毒	术者用七步洗手法洗手并进行手部消毒
	患者体位	帮助患者选择合适体位
手法叙述与操作	术者体位	术者选择方便手法操作的位置(在患者前方、后方、左侧、右侧等,且勿阻挡考官视线),口述告知考官
	操作部位	按照指定的部位或者选择方便手法操作的部位(边口述)进行操作,操作部位选择不合理或在考官视线外可酌情扣分
	操作过程	铺治疗巾,同时简单口述所操作手法的类别、定义等
		边操作边叙述该手法操作要领(形态、力度、频率等);可适当发挥,进行特色推拿手法操作或强调手法禁忌证等
	人文关怀	操作过程中注意询问患者手法操作的力度、感受等
	熟练度	手法操作的熟练程度
操作后整理	操作结束	手法操作结束后,将物品整理归位,洗手

【任务评价】

(1) 在 SP 或模特身上完成老师或试题指定的 2 个腰部常用推拿手法操作。

(2) 根据老师提供的操作流程,在 SP 或模特身上进行腰部常用推拿手法程序操作。

腰部常用推拿手法评分标准

(满分 100 分,60 分合格;考试时间为 10 min)

第一题:手法的动作操作要领(50 分)					
内容		细则	分值	扣分	得分
入场		白大褂、口罩、帽子穿戴整齐(穿戴不齐,或不符合标准扣 1~2 分)	2		
准备		自我介绍,准备物品(0.5 分);洗手(手消毒)(1 分);帮助患者摆好体位,铺巾(0.5 分),给予人文关怀(1 分)	3		
手法一	口述要领	主要考查对手法的描述,包括手法操作的接触部分、施力部位、施力方式、操作频率、注意事项等(每项酌情扣 2~3 分)	8		
	操作	主要考查手法操作的熟练度,如是否达到持久、有力、均匀、柔和、深透(每项酌情扣 2~3 分)	8		
	整体	要求手法操作流畅、呼吸匀调,形态自然,稳柔灵活(流程不顺畅,操作程序整体感觉较差者,酌情扣 1~4 分)	4		

续表

第一题:手法的动作操作要领(50分)

内容		细则	分值	扣分	得分
手法二	口述要领	主要考查对手法的描述,包括手法操作的接触部分、施力部位、施力方式、操作频率、注意事项等(每项酌情扣2~3分)	8		
	操作	主要考查手法操作的熟练度,如是否达到持久、有力、均匀、柔和、深透(每项酌情扣2~3分)	8		
	整体	要求手法操作流畅、呼吸匀调、形态自然,稳柔灵活(流程不顺畅,操作程序整体感觉较差者,酌情扣1~4分)	4		
结束		讲述治疗后注意事项(1分)、整理物品、医疗垃圾分类处理(2分),洗手(1分),报告操作完毕、感谢模特配合等(1分)	5		

第二题:推拿手法操作程序(50分)

评分内容	评分标准	分值	扣分	得分
准备	评估环境:整洁、安全;着装整洁,仪表端庄,体位选择舒适;评估患者状态,进行术前沟通。未达到要求,酌情扣1~5分	5		
操作	根据操作要求,及时调整体位,做到呼吸均匀、舒适自然大方(动作僵硬、转换、移动不灵活,操作过程中出现呼吸急促、憋气者,酌情扣除1~5分);操作中注重人文关怀,与患者沟通良好,注意力集中,未达到要求酌情扣1~5分	20		
熟练度	操作步骤连贯,手法准确,熟练,持久而深透(操作步骤不熟练,手法凌乱,用力不均匀,不能持久深透者,酌情扣1~5分)	10		
整体	要求手法操作流畅、呼吸匀调,形态自然,稳柔灵活(流程不顺畅,操作程序整体感觉较差者,酌情扣1~5分)	10		
术后处理	告知患者术后注意事项,整理物品(未达到要求,酌情扣1~5分)	5		

任务五　上肢部常用推拿手法

【学习目标】

1. 知识目标　能说出上肢部常用推拿手法的操作要领和注意事项。

2. 技能目标　能规范、熟练、完整地在 SP 或模特身上进行上肢部常用推拿手法操作,在操作中,能够恰当地把握推拿手法的力度、频率和操作时间。

3. 素质目标 培养学生的中医药文化素养和价值观,以大医精诚、医者仁心、精勤不倦为理念;培养学生良好的沟通技巧和团队合作能力。

【任务内容】

1. 拿法 拿法拿上肢肌肉。

2. 点法 点法点按肩贞、肩井、曲池、手三里、外关、合谷等腧穴。

3. 一指禅推法 沿上肢肌肉边缘操作,如三角肌内缘、外缘等。

4. 拨法 拨法拨上肢肌肉。

5. 搓法 用两手掌面夹住肢体的对称部位,相向用力做方向相反的来回快速搓揉或做顺时针回环搓,搓法分为夹搓法和推搓法两种(图 3-24)。

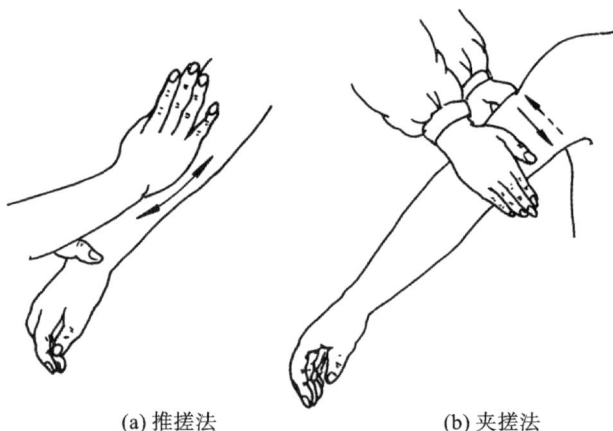

(a) 推搓法　　　　　　　　　　(b) 夹搓法

图 3-24　搓法

(1) 操作要领:①搓肩关节时,患者取坐位,肩臂放松,自然下垂。②搓上肢时,患者体位同上,双手夹患侧上臂做一前一后的交替搓揉,并渐渐下移,由前臂至腕部,再快速向上,由腕部至腋部,如此往返搓揉 3~5 遍。③搓动时,双手动作幅度要均等,用力要对称。④搓揉时频率可稍快,但在体表移动时要缓慢。⑤双手夹持肢体时,力量要适中。夹持过重,搓不动;夹持过轻,搓不到。

(2) 适用部位:适用于四肢、胸肋部、肩部等部位。

(3) 功效:具有疏通经络、调和气血、放松肌肉等作用。

(4) 主治:常用于上肢痹症的治疗。

6. 抖上肢法 患者取坐位或站立位,肩臂放松。术者站在患者前外侧,术者用双手握住患者腕部,慢慢将其向前外侧方向抬起至 60°角左右,然后做连续的、小幅度的上下抖动,使抖动波似波浪般地传递到患者肩部(图 3-25)。也可术者一手按患者肩部,另一手握住其腕部抖动。

(1) 操作要领:①患者上肢自然伸直,并使其上肢肌肉处于最佳松弛状态。②抖动的幅度要小,频率要快。③抖动时所产生的抖动波应由肢体的远端传向近端。④操作时患者不可屏气。⑤有习惯性肩关节、肘关节、腕关节脱位者禁用。⑥抖动幅度应控制在 2~3 cm,频率为每分钟 250 次左右。

(2) 适用部位:适用于上肢。

(3) 功效:具有调和气血、舒筋活络等作用。

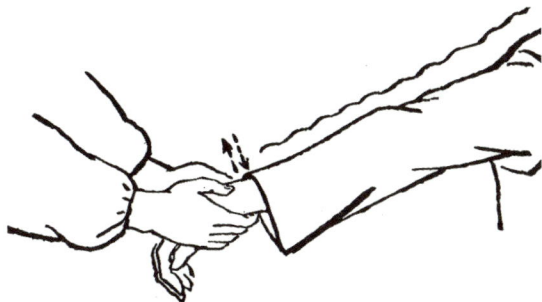

图 3-25　抖上肢法

（4）主治：常用于治疗上肢痹症、麻木等病症。

7. 捻法　用拇指和食指相对捏住施术部位，稍稍用力，做对称性快速捻动搓揉的手法（图 3-26）。

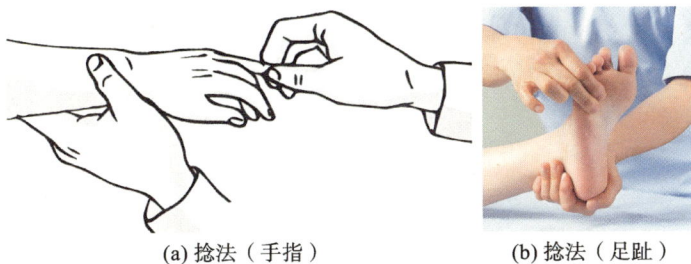

(a) 捻法（手指）　　　　(b) 捻法（足趾）

图 3-26　捻法

（1）操作要领：①拇指、食指相对用力捻动搓揉时，揉劲宜多，捻劲宜少。②动作要灵活轻巧，快速连贯。③捻动力量要均匀柔和，移动要慢，做到紧捻慢移。④捻法操作时要辅以介质，如爽身粉。

（2）适用部位：适用于手指、足趾处小关节。

（3）功效：具有通利关节、舒筋活络的作用。

（4）主治：常用于治疗四肢末端痹痛、麻木等病症。

8. 摇上肢　①腕关节摇法：患者取坐位，掌心朝下。术者一手握住患者腕关节上部，另一手握住患者四指或手掌，做腕关节环转摇动。②肘关节摇法：患者取坐位，屈肘45°左右。术者一手托握住患者肘后部，另一手握住患者腕部，做肘关节环转摇动。（图 3-27）。

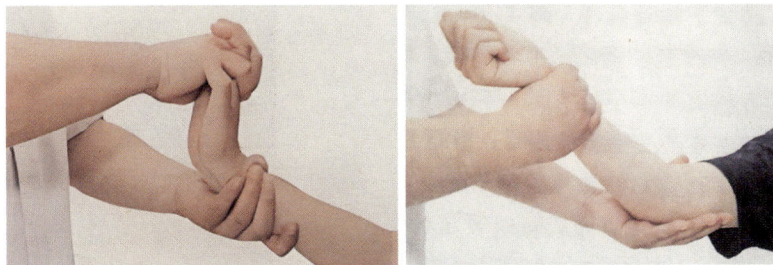

(a) 腕关节摇法　　　　(b) 肘关节摇法

图 3-27　摇上肢

【任务分析与讨论】

相关知识和技能点	记录讨论结果/答案	自我评价

【实训器材与物品】

实训器材

序号	仪器设备名称	型号/图片
1	教学一体机	

续表

序号	仪器设备名称	型号/图片
2	按摩床	
3	推拿手法训练及考核系统	
4	治疗车	

实训物品

序号	试剂/耗材	规格	配置方法或物品摆放方法
1	按摩油	500 毫升/瓶	放置于治疗车上
2	治疗巾	30 cm×50 cm	放置于治疗车上
3	手消毒液	500 毫升/瓶	放置于治疗车上
4	纸巾	200 张/包	放置于治疗车上

NOTE

【任务实施】

操作前准备	用物准备	检查操作用物(包括治疗巾、按摩油、手消毒液、纸巾等)
	卫生消毒	术者用七步洗手法洗手并进行手部消毒
	患者体位	帮助患者选择合适体位
手法叙述与操作	术者体位	术者选择方便手法操作的位置(在患者前方、后方、左侧、右侧等,且勿阻挡考官视线),口述告知考官
	操作部位	按照指定的部位或者选择方便手法操作的部位(边口述)进行操作,操作部位选择不合理或在考官视线外可酌情扣分
	操作过程	铺治疗巾,同时简单口述所操作手法的类别、定义等
		边操作边叙述该手法操作要领(形态、力度、频率等);可适当发挥,进行特色推拿手法操作或强调手法禁忌证等
	人文关怀	操作过程中注意询问患者手法操作的力度、感受等
	熟练度	手法操作的熟练程度
操作后整理	操作结束	手法操作结束后,将物品整理归位,洗手

【任务评价】

(1) 在 SP 或模特身上完成老师或试题指定的 2 个上肢部常用推拿手法操作。
(2) 根据老师提供的操作流程,在 SP 或模特身上进行上肢部常用推拿手法程序操作。

上肢部常用推拿手法评分标准
(满分 100 分,60 分合格;考试时间为 10 min)

第一题:手法的动作操作要领(50 分)

内容		细则	分值	扣分	得分
入场		白大褂、口罩、帽子穿戴整齐(穿戴不齐,或不符合标准扣1~2分)	2		
准备		自我介绍,准备物品(0.5分);洗手(手消毒)(1分);帮助患者摆好体位,铺巾(0.5分),给予人文关怀(1分)	3		
手法一	口述要领	主要考查对手法的描述,包括手法操作的接触部分、施力部位、施力方式、操作频率、注意事项等(每项酌情扣2~3分)	8		
	操作	主要考查手法操作的熟练度,如是否达到持久、有力、均匀、柔和、深透(每项酌情扣2~3分)	8		
	整体	要求手法操作流畅、呼吸匀调,形态自然,稳柔灵活(流程不顺畅,操作程序整体感觉较差者,酌情扣1~4分)	4		

NOTE

114

续表

第一题:手法的动作操作要领(50分)					
内容		细则	分值	扣分	得分
手法二	口述要领	主要考查对手法的描述,包括手法操作的接触部分、施力部位、施力方式、操作频率、注意事项等(每项酌情扣2~3分)	8		
	操作	主要考查手法操作的熟练度,如是否达到持久、有力、均匀、柔和、深透(每项酌情扣2~3分)	8		
	整体	要求手法操作流畅、呼吸匀调,形态自然,稳柔灵活(流程不顺畅,操作程序整体感觉较差者,酌情扣1~4分)	4		
结束		讲述治疗后注意事项(1分)、整理物品、医疗垃圾分类处理(2分),洗手(1分),报告操作完毕、感谢模特配合等(1分)	5		

第二题:推拿手法操作程序(50分)				
评分内容	评分标准	分值	扣分	得分
准备	评估环境:整洁、安全;着装整洁,仪表端庄,体位选择舒适;评估患者状态,进行术前沟通。未达到要求,酌情扣1~5分	5		
操作	根据操作要求,及时调整体位,做到呼吸均匀、舒适自然大方(动作僵硬、转换、移动不灵活,操作过程中出现呼吸急促、憋气者,酌情扣除1~5分);操作中注重人文关怀,与患者沟通良好,注意力集中,未达到要求酌情扣1~5分	20		
熟练度	操作步骤连贯,手法准确,熟练,持久而深透(操作步骤不熟练,手法凌乱,用力不均匀,不能持久深透者,酌情扣1~5分)	10		
整体	要求手法操作流畅、呼吸匀调,形态自然,稳柔灵活(流程不顺畅,操作程序整体感觉较差者,酌情扣1~5分)	10		
术后处理	告知患者术后注意事项,整理物品(未达到要求,酌情扣1~5分)	5		

任务六 下肢部常用推拿手法

【学习目标】

1. 知识目标 能说出下肢部常用推拿手法的操作要领和注意事项。

2. 技能目标 能规范、熟练、完整地在 SP 或模特身上进行下肢部常用推拿手法操作,在操作中,能够恰当地把握推拿手法的力度、频率和操作时间。

NOTE

3. 素质目标 培养学生的中医药文化素养和价值观,以大医精诚、医者仁心、精勤不倦为理念;培养学生良好的沟通技巧和团队合作能力。

【任务内容】

1. 推法 掌推法推大腿前侧、后侧。

2. 点法 以指端或指腹点压下肢常用腧穴。

3. 拿法 拿法拿大腿前侧、内侧和后侧。

4. 掌根揉法 按压揉动大腿前侧、内侧和后侧。

5. 拨法 拨下肢肌肉。

6. 摇下肢 ①髋关节摇法:患者取仰卧位,一侧下肢屈髋屈膝。术者一手扶按患者膝关节,另一手握住其踝部,做髋关节环转摇动。②膝关节摇法:患者取俯卧位,一侧下肢屈曲。术者一手按于患者腘窝上部,另一手握住其踝部,使屈曲的膝关节做环转摇动。③踝关节摇法:患者取仰卧位,下肢伸直。术者一手托患者足跟,另一手握住其足趾部,做踝关节环转摇动。患者亦可取俯卧位,下肢屈曲,术者一手扶按其足跟,另一手握住其足趾,两手协调用力,做踝关节环转摇动(图 3-28)。

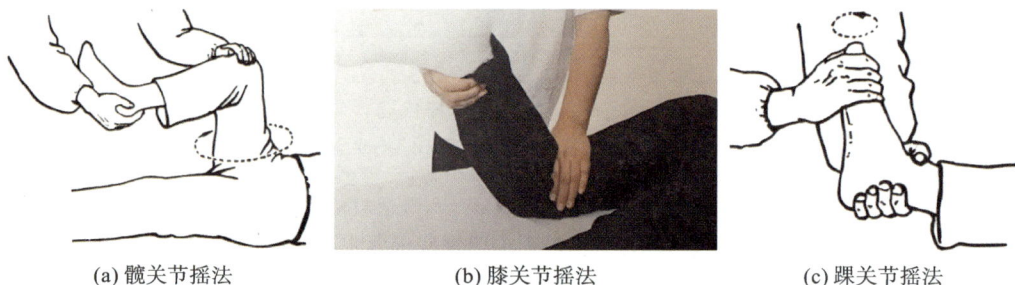

(a) 髋关节摇法　　　　　　(b) 膝关节摇法　　　　　　(c) 踝关节摇法

图 3-28　摇下肢

7. 抖下肢 患者取仰卧位,下肢放松,术者站于其足端,用双手握住患者踝部,将患者踝部抬起离开床面约 30 cm,然后做连续的上下抖动,使下肢和髋关节有松弛感。抖下肢时,可配合做肢体旋内、旋外运动。对体形高大、体重较重的患者可两腿分开操作(图 3-29)。

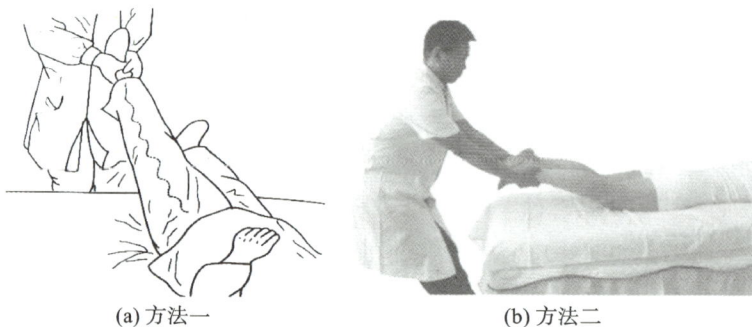

(a) 方法一　　　　　　(b) 方法二

图 3-29　抖下肢

(1) 操作要领:①被抖下肢要自然伸直,使下肢肌肉处于松弛状态。②抖动的幅度要小,频率要快,且牵引力要适宜,节律要均匀。

(2)适用部位:适用于下肢关节。

(3)功效:具有疏通经络、滑利关节的作用。

(4)主治:常用于治疗腰腿痛等病症。

8. 叩法 手指自然微屈分开,握拳,用双手小指尺侧及手掌尺侧轻轻地交替叩击施术部位。也可手指自然分开伸直,双手合掌叩击施术部位。叩法节奏性强,叩击时可发出"哒哒"声,常用手法为拳叩法(图 3-30)。

(1)操作要领:①术者肩关节、肘关节、腕关节放松,以腕关节发力,以指端或小指尺侧部分着力。②叩击时用力要稳,轻巧而有弹性,动作要协调、灵活。③叩击时要有节律,可虚实交替,力度轻重交替,频率为每分钟 100 次左右。

(2)适用部位:适用于肩背部、腰部及四肢。

(3)功效:具有疏通经络、止痛、开窍醒神、消除疲劳的作用。

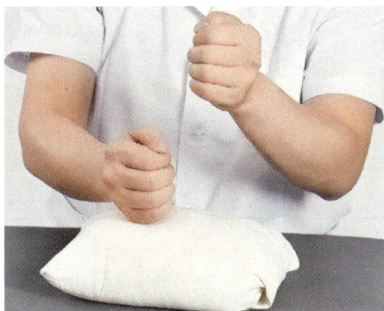

图 3-30 叩法

(4)主治:常用于辅助治疗各种病症。

9. 摩法 ①指摩法:手指并拢,指掌自然伸直,腕关节微屈,用食指、中指、无名指、小指指腹附着于施术部位,随同腕关节做环旋摩动。② 掌摩法:手掌自然伸直,腕关节微背伸,将手掌平放于施术部位,以掌心、掌根着力,随着腕关节连同前臂做环旋摩动(图 3-31)。

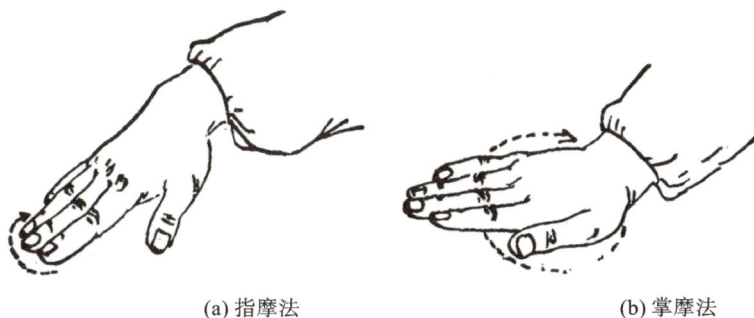

(a)指摩法   (b)掌摩法

图 3-31 摩法

(1)操作要领:①肩关节放松,肘关节自然屈曲,以自身上肢重力作用于在施术部位。②进行指摩法操作时,腕关节微屈并保持一定紧张度。③指摩法适宜在面积较小的部位应用;掌摩法适宜在面积较大的部位应用,以全掌贴压在施术部位。做环旋摩动时,要求四周均匀着力,不能一边重一边轻。④操作时,仅与皮肤表面发生摩擦,不宜带动皮下组织,这是摩法与揉法的主要区别。⑤一般操作频率在 100~120 周/分,指摩法动作宜稍轻快,而掌摩法动作宜稍重缓。⑥摩法的操作频率和运动方向,决定摩法的补泻作用。

(2)适用部位:指摩法多用于头面部、四肢等部位;掌摩法多用于胸腹部。

NOTE

（3）功效：具有理气和中、消积导滞、行气活血、散瘀消肿的作用。

（4）主治：常用于治疗中焦虚寒、腹胀、肠鸣腹痛、胸闷气滞、胁肋胀痛、胸胁屏伤、泄泻、便秘、下元虚冷、面瘫、面肌痉挛等病症。

【任务分析与讨论】

相关知识和技能点	记录讨论结果/答案	自我评价

【实训器材与物品】

实训器材

序号	仪器设备名称	型号/图片
1	教学一体机	

续表

序号	仪器设备名称	型号/图片
2	按摩床	
3	推拿手法训练及考核系统	
4	治疗车	

实训物品

序号	试剂/耗材	规格	配置方法或物品摆放方法
1	按摩油	500 毫升/瓶	放置于治疗车上
2	治疗巾	30 cm×50 cm	放置于治疗车上
3	手消毒液	250 毫升/瓶	放置于治疗车上
4	纸巾	200 张/包	放置于治疗车上

NOTE

【任务实施】

操作前准备	用物准备	检查操作用物(包括治疗巾、按摩油、手消毒液、纸巾等)
	卫生消毒	术者用七步洗手法洗手并进行手部消毒
	患者体位	帮助患者选择合适体位
手法叙述与操作	术者体位	术者选择方便手法操作的位置(在患者前方、后方、左侧、右侧等,且勿阻挡考官视线),口述告知考官
	操作部位	按照指定的部位或者选择方便手法操作的部位(边口述)进行操作,操作部位选择不合理或在考官视线外可酌情扣分
	操作过程	铺治疗巾,同时简单口述所操作手法的类别、定义等
		边操作边叙述该手法操作要领(形态、力度、频率等);可适当发挥,进行特色推拿手法操作或强调手法禁忌证等
	人文关怀	操作过程中注意询问患者手法操作的力度、感受等
	熟练度	手法操作的熟练程度
操作后整理	操作结束	手法操作结束后,将物品整理归位,洗手

【任务评价】

(1) 在 SP 或模特身上完成老师或试题指定的 2 个下肢部常用推拿手法操作。

(2) 根据老师提供的操作流程,在 SP 病人或模特身上进行下肢部常用推拿手法程序操作。

下肢部常用推拿手法评分标准

(满分 100 分,60 分合格;考试时间为 10 min)

第一题:手法的动作操作要领(50 分)					
内容		细则	分值	扣分	得分
入场		白大褂、口罩、帽子穿戴整齐(穿戴不齐,或不符合标准扣 1~2 分)	2		
准备		自我介绍,准备物品(0.5 分);洗手(手消毒)(1 分);帮助患者摆好体位,铺巾(0.5 分),给予人文关怀(1 分)	3		
手法一	口述要领	主要考查对手法的描述,包括手法操作的接触部分、施力部位、施力方式、操作频率、注意事项等(每项酌情扣 2~3 分)	8		
	操作	主要考查手法操作的熟练度,如是否达到持久、有力、均匀、柔和、深透(每项酌情扣 2~3 分)	8		
	整体	要求手法操作流畅、呼吸匀调,形态自然,稳柔灵活(流程不顺畅,操作程序整体感觉较差者,酌情扣 1~4 分)	4		

第一题:手法的动作操作要领(50 分)

内容		细则	分值	扣分	得分
手法二	口述要领	主要考查对手法的描述,包括手法操作的接触部分、施力部位、施力方式、操作频率、注意事项等(每项酌情扣 2~3 分)	8		
	操作	主要考查手法操作的熟练度,如是否达到持久、有力、均匀、柔和、深透(每项酌情扣 2~3 分)	8		
	整体	要求手法操作流畅、呼吸匀调,形态自然,稳柔灵活(流程不顺畅,操作程序整体感觉较差者,酌情扣1~4 分)	4		
结束		讲述治疗后注意事项(1 分)、整理物品、医疗垃圾分类处理(2 分),洗手(1 分),报告操作完毕、感谢模特配合等(1 分)	5		

第二题:推拿手法操作程序(50 分)

评分内容	评分标准	分值	扣分	得分
准备	评估环境:整洁、安全;着装整洁,仪表端庄,体位选择舒适;评估患者状态,进行术前沟通。未达到要求,酌情扣1~5 分	5		
操作	根据操作要求,及时调整体位,做到呼吸均匀、舒适自然大方(动作僵硬、转换、移动不灵活,操作过程中出现呼吸急促、憋气者,酌情扣除 1~5 分);操作中注重人文关怀,与患者沟通良好,注意力集中,未达到要求酌情扣 1~5 分	20		
熟练度	操作步骤连贯,手法准确,熟练,持久而深透(操作步骤不熟练,手法凌乱,用力不均匀,不能持久深透者,酌情扣 1~5 分)	10		
整体	要求手法操作流畅、呼吸匀调,形态自然,稳柔灵活(流程不顺畅,操作程序整体感觉较差者,酌情扣 1~5 分)	10		
术后处理	告知患者术后注意事项,整理物品(未达到要求,酌情扣 1~5 分)	5		

NOTE

项目四　体格检查技能实训

项目要求

　　体格检查是医生运用感观,并借助一些简单的工具,了解患者的身体状况,发现患者或者受检者全身各系统阳性体征的基本方法,可为诊断疾病提供重要的依据,是临床医生必须掌握的基本技能。通过实训,学生应能掌握体格检查技能和相应的临床意义。

任务一　一般检查

【学习目标】

　　1.知识目标　掌握四大生命体征(体温、呼吸、脉搏、血压)的检查内容和检查方法。

　　2.技能目标　能规范、熟练、完整地在 SP 或模特身上完成一般检查操作,并能区分出异常症状或体征,口述其临床意义。

　　3.素质目标　通过实践操作,培养学生高度的责任心、同情心、爱心及团队合作精神,培养学生良好的沟通技巧和团队合作能力。

【任务内容】

　　一般检查包括四大生命体征(体温、呼吸、脉搏、血压),发育与体型,营养状态,意识状态,面容表情,体位,姿势与步态检查等。这些检查可以帮助医生大致判断患者病情轻重及急、慢性特征。

　　1.检查方法　一般检查以视诊为主,当视诊不能达到检查目的时,应配合使用触诊和嗅诊。检查者在第一次接触患者时就开始了一般检查,在交谈及全身检查过程中完成这一检查。

　　2.检查内容

　　1)生命体征　四大生命体征是人生命活动存在的重要征象,是体格检查的必查项目之一。

　　(1)体温:正常人 24 h 内体温波动一般不超过 1 ℃,体温高于正常范围称为发热。发热的临床分度(以口温为例):低热为 37.3～38 ℃,中度热为 38.1～39 ℃,高热为 39.1～41 ℃,超高热为 41 ℃以上。体温低于正常范围下限称为体温过低,见于休克、严重营养不良、甲状腺功能减退及在低温环境中暴露过久者等。①口测法:将消毒过的体温计置于患者舌下,嘱患者紧闭口唇,不用口腔呼吸,以免冷空气进入口腔影响口腔内的温度,体温计放置 5 min 后读数。口测法体温正常值为 36.3～37.2 ℃。②肛测法:患者取侧卧位,将肛门体温计头端涂以润滑剂,徐徐插入患者肛门,插入深度达肛门体温计长度的一半,放置 5 min 后读数。肛测法体温正常值为 36.5～37.7 ℃。肛测法体温一般较口测法高 0.3～0.5 ℃,该体温测定方法多用于婴幼儿及神志不清者。③腋测法:将腋窝汗液擦干(有汗会使测出的体温偏低),把体温计放在患者腋窝深处夹紧,放置 10 min 后读数。腋测法体温正常值为 36～37 ℃。

(2)脉搏:通常用食指、中指和无名指的指腹来触诊桡动脉搏动。桡动脉触诊不到时,也可触诊肱动脉、股动脉、颞动脉和颈动脉等。观察并记录患者脉搏的节律和频率。正常成人在安静状态下,脉率的正常范围为 60～100 次/分,幼儿约 100 次/分,初生婴儿可达 140 次/分。成人每分钟脉率超过 100 次者,称心动过速;成人每分钟脉率少于 60 次者,称心动过缓。

(3)呼吸:通过观察被检者的胸廓运动记录其呼吸的节律和频率。正常成人安静时呼吸频率应为 16～20 次/分。

(4)血压:反映身体内血容量、血管紧张和收缩情况的综合指标,包括收缩压和舒张压。动脉血压测量方法包括直接测量法和间接测量法,其中间接测量法为临床上常用的测量血压的方法。间接测量法是通过袖带加压,用血压计测量血压的方法。血压计有汞柱式血压计、弹簧式血压计和电子血压计,医院和诊所常用汞柱式血压计。操作规程:①患者在测量前 30 min 内禁止吸烟和饮用咖啡,在安静环境下休息 5～10 min,取坐位或平卧位,检查汞柱液面是否与"0"平齐。②使患者右上肢裸露、伸直并轻度外展,肘部与心脏处在同一水平位。将袖带均匀紧贴皮肤缠于上臂,袖带下缘距肘窝约 3 cm。袖带的气囊部分对准肱动脉,检查者先于肘窝处触及肱动脉搏动,再将听诊器体件置于肘窝肱动脉搏动处,轻压听诊器体件,使其与皮肤紧密接触,不可压得太重,不得与袖带接触,更不得塞在袖带下。③向袖带的气囊内充气,边充气边听诊,待肱动脉搏动消失,继续充气至汞柱再升高 20～30 mmHg 后开始缓慢放气,两眼平视汞柱缓慢下降,根据听诊结果读出汞柱数值,听到第一次声响时的汞柱数值为收缩压,听诊音消失时的汞柱数值为舒张压。④解下袖带,向右侧倾斜血压计约 45°,使汞柱内水银进入水银槽后关闭水银槽开关。血压标准:根据《中国高血压防治指南(2018 年修订版)》的标准,正常血压为收缩压<120 mmHg 和舒张压<80 mmHg。正常高值为收缩压 120～139 mmHg 和(或)舒张压 80～89 mmHg。血压变动的临床意义:①高血压:血压测量值受多种因素的影响,如情绪激动、紧张,运动等。若采用标准测量方法,至少 3 次非同日测得的血压达到或超过 140/90 mmHg,或仅舒张压达到或超过血压标准,才可认为存在高血压。高血压是动脉粥样硬化和冠心病的重要危险因素,也是心力衰竭的重要原因。②低血压:凡血压低于 90/60 mmHg 者称低血压。常见于严重病症,如休克、心肌梗死、心脏压塞等。但也有患者自述一贯血压偏低,一般无症状。

2)发育和体型:发育通常以年龄、智力、身高、体重和第二性征之间关系来判断。

发育包括体格生长(身高和体重)、智力发育与性征发育。当达到某个年龄阶段时,人体应该有相应的身高、体重、智力和第二性征。判断成人发育的正常指标:胸围约等于身高的1/2;两上肢展开的长度约等于身高;坐高约等于下肢的长度。正常人各年龄组的身高与体重之间有一定的关系。体型是身体各部分发育的外观表现,包括骨骼、肌肉的发达程度与脂肪储存程度等。临床上把成人的体型分为三种。

(1)无力型(瘦长型):体高肌瘦、颈细长、肩窄下垂、胸廓扁平、腹上角小于90°。

(2)超力型(矮胖型):体格粗壮、颈短粗、面红、肩宽平、胸围大、腹上角常大于90°。

(3)正力型(匀称型):身体的各部分结构匀称适中,正常人多为此型。

临床上病态发育和内分泌的关系最为密切,如幼年时垂体前叶功能亢进(垂体前叶分泌生长激素过多)者,体格可异常高大,称为巨人症;垂体前叶功能减退者体格可异常矮小,称为垂体性侏儒症。甲状腺对体格发育具有促进作用。若小儿甲状腺功能亢进,则基础代谢增强、食欲亢进,体格发育超过正常;若小儿甲状腺功能减退,则体格矮小、智力低下,为呆小病。性腺分泌也对体格发育具有一定影响,如性早熟儿童,患病初期可较同龄儿童体格发育快,但可造成骨骺早期愈合以致其后期体格发育受到限制。性腺分泌还可成为第二性征发育的动力。某些疾病(如结核病、肿瘤)破坏了性腺分泌功能,患者可出现性腺分泌功能低下所致的第二性征改变,如男性患者出现"阉人"征:上肢、下肢过长,骨盆宽大,无胡须,毛发稀少,皮下脂肪丰满,外生殖器发育不良,发音像女声。女性患者则出现乳房发育不良,颈部体格男性化,毛发较多,皮下脂肪减少,发音像男声。

3)营养状态:营养状态通常作为评估健康状况和疾病程度的标准之一,它与食物的摄入、消化、吸收和代谢等因素有关。营养状态的评估,通常是根据皮肤、皮下脂肪、毛发及肌肉发育情况等综合评估。

营养状态的检查方法:用拇指和食指将患者前臂内侧或上臂背侧下1/3的皮下脂肪捏起观察其充实程度,也可以测量一定时间内的体重变化。临床上通常用营养良好、营养中等、营养不良三个等级来描述营养状态。

4)意识状态:人对周围环境的知觉状态,是大脑功能活动的综合表现。正常人意识清晰,思维敏捷,语言流畅,表达准确,对刺激的反应敏捷。若大脑及脑干受损,可出现不同程度的意识障碍。根据意识障碍的程度,意识障碍可分为嗜睡、意识模糊、昏睡、昏迷以及谵妄。

临床上检查意识状态一般用问诊,即通过与患者对话来了解其思维反应、情感活动、计算能力和定向力(一个人对时间、地点、人物及对自己本身状态的认识能力),同时,还要做痛觉检查、瞳孔反射、腱反射等,以评估其意识障碍程度。

5)面容表情:正常人表情自然,神态安怡。当受某些疾病困扰,或当疾病发展到一定程度时可出现某些特征性面部表情,称为面容。面容对某些疾病的诊断有重要价值。常见的几种典型面容如下。

(1)急性病容:面色潮红,兴奋不安,鼻翼扇动,表情痛苦。见于急性热病,如大叶性肺炎、疟疾、流行性脑脊髓膜炎等。

(2)慢性病容:面容憔悴,面色灰暗或苍白,目光暗淡。见于慢性消耗性疾病,如恶性肿瘤、肝硬化、严重结核病等。

（3）贫血面容：面色苍白，唇舌色淡，心慌气短，表情疲惫。见于各种贫血。

（4）肝病面容：面颊瘦削，面色灰褐，额、鼻背、双颊有黑褐色的色素沉着。见于慢性肝病。

（5）肾病面容：面色苍白，眼睑、颜面水肿，舌质色淡，舌边缘有齿痕。见于慢性肾衰竭。

（6）甲状腺功能亢进面容：面容惊愕，眼裂增大，眼球突出，目光闪烁，兴奋不安，烦躁易怒。见于甲状腺功能亢进症。

（7）黏液性水肿面容：面色苍白或蜡黄，眼睑、颜面水肿，睑厚面宽，目光呆滞，反应迟钝，眉毛、头发稀疏，舌色淡，舌肥大。见于甲状腺功能减退症。

（8）二尖瓣面容：面色晦暗，双颊紫红，口唇轻度发绀。见于风湿性心脏病、二尖瓣狭窄。

（9）肢端肥大症面容：头颅增大，面部变长，下颌增大，向前突出，眉弓及两颧隆起，唇舌肥厚，耳鼻增大。见于分泌性垂体细胞腺瘤。

（10）伤寒面容：表情淡漠，反应迟钝，呈无欲状态。见于肠伤寒、流行性脑脊髓膜炎、脑炎等高热衰弱患者。

（11）苦笑面容：发作时牙关紧闭，面肌痉挛，呈苦笑状。见于破伤风。

（12）满月面容：面圆如满月，皮肤发红，常伴痤疮和小须。见于库欣综合征（肾上腺皮质功能亢进）及长期应用肾上腺皮质激素的患者。

（13）面具面容：面部呆板，无表情，似面具，为面部表情肌活动受抑制所致。见于帕金森病（震颤麻痹）、脑炎、脑血管疾病、脑萎缩等。

（14）病危面容：面部瘦削，面色灰白或铅灰，表情淡漠，目光晦暗，眼眶凹陷，鼻骨峭耸。见于大出血、严重休克、脱水、急性腹膜炎等。

6）体位：体位即患者所采取的身体姿势与位置。当患有某些疾病时，患者会采取一些特殊体位，因此，体位对某些疾病的诊断有一定意义。通常以自主体位、被动体位、强迫体位三种来描述体位。

7）姿态与步态：姿态指人的举止状态，步态指人行走时的姿态。当患有某些疾病时，人体姿态可发生改变，并具有一定特征性。体格检查时应予以注意。异常步态通常有帕金森步态、偏瘫步态、小脑性共济失调步态等。

【任务分析与讨论】

相关知识和技能点	记录讨论结果/答案	自我评价

NOTE

125

相关知识和技能点	记录讨论结果/答案	自我评价

【实训器材与物品】

实训器材

序号	仪器设备名称	型号/图片
1	诊查床	
2	治疗车	

续表

序号	仪器设备名称	型号/图片
3	桌椅	

实训物品

序号	试剂/耗材	规格	配置方法或物品摆放方法
1	体温计	水银体温计	放置于治疗盘内
2	听诊器	模型听诊器	放置于治疗车上
3	血压计	汞柱式血压计	放置于治疗车上
4	手消毒液	250 毫升/瓶	放置于治疗车上
5	纱布	6 cm×8 cm×8 cm	放置在治疗盘内
6	治疗盘	40 cm×30 cm,不锈钢	放置于治疗车上
7	一次性治疗巾	50 cm×70 cm	铺在治疗盘上
8	计时器	最小可设置 1s	放置于治疗车上

【任务实施】

操作流程 (或表格 形式)		操作前准备	自我介绍,与患者沟通以取得其合作,衣着干净整齐,言行举止大方,动作规范有序,物品准备齐全
	生命体征	测量体温	1.口测法:将消毒过的体温计置于患者舌下,嘱患者紧闭口唇,不用口腔呼吸,以免冷空气进入口腔影响口腔内的温度,体温计放置 5 min 后读数。 2.肛测法:让患者取侧卧位,将肛门体温计头端涂以润滑剂,徐徐插入肛门,插入深度达肛门体温计长度的一半,放置 5 min 后读数。 3.腋测法:将患者腋窝汗液擦干(有汗会使测出的体温偏低),把体温计放在患者腋窝深处夹紧,放置 10 min 后读数
		测量脉搏	用食指、中指和无名指的指腹来触诊桡动脉搏动。桡动脉触诊不到时,也可触诊肱动脉、股动脉、颞动脉和颈动脉等。观察并记录患者脉搏的节律和频率

		测量呼吸	观察患者的胸廓运动,记录其呼吸的节律和频率。正常成人安静时呼吸频率应为 16～20 次/分
操作流程（或表格形式）	生命体征	测量血压	1.患者在测量前 30 min 内禁止吸烟和饮用咖啡,在安静环境下休息 5～10 min,取坐位或平卧位,检查汞柱液面是否与"0"平齐。 2.使患者右上肢裸露、伸直并轻度外展,肘部与心脏处在同一水平位。将袖带均匀紧贴皮肤缠于上臂,袖带下缘应距肘窝约 3 cm。袖带的气囊部分对准肱动脉,检查者先于肘窝处触及肱动脉搏动,再将听诊器体件置于肘窝肱动脉搏动处,轻压听诊器体件,使其与皮肤紧密接触,不可压得太重,不得与袖带接触,更不得塞在袖带下。 3.向袖带的气囊内充气,边充气边听诊,待肱动脉搏动消失,继续充气至汞柱再升高 20～30 mmHg 后,开始缓慢放气,两眼平视汞柱缓慢下降,根据听诊结果读出汞柱数值,听到第一次声响时的汞柱数值为收缩压,听诊音消失时的汞柱数值为舒张压。 4.解下袖带,向右侧倾斜血压计约 45°,使汞柱内水银进入水银槽后关闭开关
	发育和体型	发育	发育通常以年龄、智力、身高、体重和第二性征之间关系来判断。发育包括体格生长（身高和体重）、智力发育与性征发育。当达到某个年龄阶段时,人体应该有相应的身高、体重、智力和第二性征。判断成人发育的正常指标:胸围约等于身高的 1/2;两上肢展开的长度约等于身高;坐高约等于下肢的长度。正常人各年龄组的身高与体重之间有一定的关系
		体型	观察患者的体型,临床上把成人的体型分为三种:无力型（瘦长型）、超力型（矮胖型）、正力型（匀称型）
	营养状态		用拇指和食指将患者前臂内侧或上臂背侧下 1/3 的皮下脂肪捏起观察其充实程度,也可以测量一定时间内的体重变化。临床上通常用营养良好、营养中等、营养不良三个等级来描述营养状态
	意识状态		通过与患者对话来了解其思维反应、情感活动、计算能力和定向力（一个人对时间、地点、人物及对自己本身状态的认识能力）,同时,还要做痛觉检查、瞳孔反射、腱反射等,以评估其意识障碍程度。根据意识障碍的程度,意识障碍可分为嗜睡、意识模糊、昏睡、浅昏迷、深昏迷、谵妄

续表

操作流程(或表格形式)	面容表情	常见的几种典型面容:急性病容、慢性病容、贫血面容、肝病面容、肾病面容、甲状腺功能亢进面容、黏液性水肿面容、二尖瓣面容、肢端肥大症面容、伤寒面容、苦笑面容、满月面容、面具面容、病危面容
	体位	自主体位:身体活动自如,不受限制,是轻症和早期疾病的体征。被动体位:患者不能自己调整或变换身体的位置。常见于瘫痪、极度衰弱或意识丧失的患者。强迫体位:患者为了减轻痛苦,被迫采用某种体位的体征。常见以下体位:强迫仰卧位、强迫俯卧位、强迫侧卧位、强迫坐位(端坐呼吸)、强迫蹲位、强迫停立位、辗转体位、角弓反张位、强迫卷曲位
	姿态与步态	姿态指人的举止状态,步态指人行走时的姿态。当患有某些疾病时,人体姿态可发生改变,并具有一定特征性。常见的异常步态:帕金森步态、偏瘫步态、小脑性共济失调步态
	操作后检查	帮助患者整理衣物,洗手,向考官汇报检查结果。终末质量:操作熟练,动作规范、正确、连贯利索,表情严肃、态度认真
注意事项(关键点)		一般检查以视诊为主,当视诊不能达到检查目的时,应配合使用触诊和嗅诊。检查者第一次接触患者时就开始了一般检查,在交谈及全身检查过程中完成了这一检查

【任务评价】

(1)模拟门诊诊室场景。由 SP 或助手充当患者角色,考生模拟医生角色,进行一般检查的考核。

(2)考查考生仪表仪态情况,一般检查流程是否完整、有序,一般检查过程中是否以患者为中心进行各项操作。按照一般检查评分标准表赋分。

一般检查评分标准

(满分 100 分,60 分合格;考试时间为 10 min)

序号	检查项目	评分要点	分值	扣分	得分
1	一般状态体格检查	用物准备齐全。站在患者右侧,问候患者,告知其一般检查注意事项(5分)。用七步洗手法清洁双手(5分)	10		
		测量体温(腋测法)。将患者腋窝汗液擦干,手持体温计的中上部,将汞柱甩到 36 ℃以下,把体温计放在其腋窝深处夹紧(10分)。10 min 后读数并记录(10分)	20		

续表

序号	检查项目	评分要点	分值	扣分	得分
1	一般状态 体格检查	测量脉搏。至少计数 30 s,两侧对比(10 分)。观察患者呼吸频率,至少计数 30 s。注意其呼吸的节律、类型及深度(10 分)	20		
		测量患者右上臂血压。观察汞柱液面(5 分),袖带下缘距肘窝约 3 cm(5 分);两眼平视汞柱平面(5 分)。听诊或触诊肱动脉同时给气囊充气确定收缩压的大致水平(5 分),再将汞柱升高 20~30 mmHg 后开始缓慢放气,速度为每秒 2~3 mmHg,视线与汞柱平面保持水平读取血压值(5 分);完全放气。全部检查结束后再测一次血压(5 分)	30		
		观察患者的发育情况(2 分)、营养状态(1 分)、体型(1 分)、面容表情(2 分)、体位(2 分)、姿势与步态(2 分)	10		
2	终末质量:操作熟练,动作规范、正确、连贯利索,表情严肃、态度认真	能与患者进行良好沟通(2 分),患者未受到提示或暗示,能有效配合操作(2 分),操作熟练(2 分),动作正确、规范、连贯利索(2 分),对待考试态度认真,能向考官报告考试开始时间和结束时间(2 分)	10		

任务二　皮　肤　检　查

【学习目标】

1. 知识目标　熟悉皮肤的正常状态,并能区分异常症状或体征;掌握皮肤检查方法。

2. 技能目标　能规范、熟练、完整地在 SP 或模特身上完成皮肤检查操作,并能区分异常症状或体征,口述临床意见。

3. 素质目标　通过实践操作,培养学生高度的责任心、同情心、爱心及团队合作精神,培养学生良好的沟通技巧和团队合作能力。

【任务内容】

皮肤本身的疾病有很多。许多疾病在病程中也可伴发多种皮肤病变和反应。皮肤病变和反应有的是局部的,有的是全身的。皮肤病变除颜色改变外,亦可有湿度、弹性的改变,以及皮疹、出血点、紫癜、水肿及瘢痕等。

1. 检查方法 皮肤检查主要靠视诊,有时需配合触诊才能获得更加清楚的印象。视诊时光线要好,最好在自然光或日光灯下进行。描写皮损时应注意其解剖部位,体表分布,皮损排列、类型、颜色及其对称性。皮损对称分布提示为全身性或系统性疾病,不对称分布提示为局部或非系统性疾病。皮肤检查时不要遗漏黏膜、指甲、毛发及外生殖器部位。

2. 检查内容

(1) 颜色:皮肤颜色的改变包括苍白、发红、发绀、黄染(主要见于黄疸)、色素沉着、色素脱失(白斑、白化病),要注意皮肤的暴露与非暴露部位,关节伸面、屈面、摩擦部位,口腔黏膜及乳晕等部位。

(2) 湿度:皮肤湿度与汗腺分泌功能有关,出汗多则皮肤湿润,出汗少则皮肤干燥。正常人皮肤比较湿润,并随周围环境温度、湿度的变化而改变。在温度高、湿度大的环境里出汗增多,这是调节功能正常的表现。在病理情况下,出汗过多、过少或无汗则具有临床意义。

(3) 弹性:皮肤弹性与年龄、营养状况、皮下脂肪及组织间隙水分多少有关。检查皮肤弹性时常检查被检者手背或上臂内侧部位,检查者用食指和拇指将皮肤捏起,松手后正常人皮肤皱褶迅速平复,当弹性减退时皮肤皱褶缓慢平复。

(4) 毛发:毛发色泽、多少和分布对疾病有辅助诊断意义,受种族、年龄、性别、遗传、营养状况和疾病的影响。

(5) 皮疹:皮疹多为全身性疾病的临床表现之一,是临床上诊断某些疾病的重要依据。发现皮疹时应仔细观察和记录其出现与消失的时间、发展顺序、分布部位、形态、大小、颜色,压之是否褪色、是否平坦或隆起、有无瘙痒及脱屑等。斑疹不高出皮肤表面;丘疹呈局限性隆起于皮肤表面;荨麻疹隆起于皮肤表面,呈苍白或片状发红的改变。

(6) 脱屑:正常人皮肤表层不断角化和更新,可有少量皮肤脱屑。病理情况下可见大量皮肤脱屑,如银屑病。

(7) 皮下出血:病理状态下可出现皮下出血。根据皮下出血的直径及伴随情况,皮下出血分类如下:直径不超过 2 mm 称为瘀点,直径 3~5 mm 称为紫癜,直径大于 5 mm 称为瘀斑,片状出血并伴有皮肤显著隆起称为血肿。检查时,较大面积的皮下出血易于诊断。对于较小的瘀点,应注意与红色的皮疹或小红痣进行鉴别。皮疹受压时一般可褪色或消失,瘀点和小红痣受压后不褪色,但小红痣于触诊时可感到稍高出皮肤表面,且表面光亮。

(8) 蜘蛛痣与肝掌:皮肤小动脉末端分支扩张所形成的血管痣,形似蜘蛛,称蜘蛛痣。检查时用棉签或火柴梗压迫蜘蛛痣的中心,其辐射状小血管网即消退,去除压力后又出现。但有的患者不形成蜘蛛痣,仅表现为毛细血管扩张,常见于急性肝炎、慢性肝炎或肝硬化患者。慢性肝病患者若手掌的大、小鱼际处皮肤发红，加压后褪色，称为肝掌。

（9）水肿：皮下组织的细胞内及细胞间隙液体积聚过多。对水肿进行检查时，应视诊和触诊相结合，注意检查骨骼隆起部位（如前额、胫前及踝部等）。凹陷性水肿局部受压后可出现凹陷，而黏液性水肿及象皮肿（丝虫病）时尽管组织肿胀明显，但受压后并无组织凹陷。根据水肿的严重程度，水肿可分为轻度、中度、重度三度。

（10）皮下结节：较大的皮下结节视诊时即可发现，较小的皮下结节则必须通过触诊方能查及。无论皮下结节大小，均应触诊检查，注意其大小、硬度、部位、活动度、有无压痛等。

（11）瘢痕：皮肤外伤或病变愈合后结缔组织增生形成的斑块。外伤、感染及手术均可在皮肤上遗留瘢痕。瘢痕可作为曾患某些疾病的证据，如患过天花的患者，其面部或其他部位有较多大小类似的瘢痕。

【任务分析与讨论】

相关知识和技能点	记录讨论结果/答案	自我评价

【实训耗材与物品】

实训器材

序号	仪器设备名称	型号/图片
1	诊查床	
2	治疗车	
3	桌椅	

实训物品

序号	试剂/耗材	规格	配置方法或物品摆放方法
1	手消毒液	250 毫升/瓶	放置于治疗车上
2	无菌医用棉签	20 支/包	放置于治疗盘内
3	治疗盘	40 cm×30 cm,不锈钢	放置于治疗车上
4	一次性治疗巾	50 cm×70 cm	铺在治疗盘上

NOTE

【任务实施】

皮肤检查	检查方法	用物准备齐全。站在患者右侧,问候患者,告知其皮肤检查注意事项。用七步洗手法洗手并进行手部消毒
		在自然光或日光灯下进行
		按照顺序检查皮肤的颜色、湿度、弹性、毛发的多少及分布,有无皮疹、脱屑、皮下出血、蜘蛛痣与肝掌、水肿、皮下结节、瘢痕
		帮助患者整理衣物,洗手,向考官汇报检查结果。终末质量:操作熟练,动作规范、正确、连贯利索,表情严肃、态度认真
	注意事项	皮肤检查主要靠视诊,有时需配合触诊才能获得更加清楚的印象。视诊时光线要好,最好在自然光或日光灯下进行。描写皮损时应注意其解剖部位,体表分布,皮损排列、类型、颜色及其对称性。皮损对称分布提示为全身性或系统性疾病,不对称分布提示为局部或非系统性疾病。皮肤检查时不要遗漏黏膜、指甲、毛发及外生殖器部位

【任务评价】

(1) 模拟门诊诊室场景。由 SP 或助手充当患者角色,考生模拟医生角色,进行皮肤检查的考核。

(2) 考查考生仪表仪态情况,皮肤检查流程是否完整、有序,皮肤检查过程中是否以患者为中心进行各项操作。按照皮肤检查评分标准表赋分。

皮肤检查评分标准

(满分 100 分,60 分合格;考试时间为 10 min)

序号	检查项目	评分要点	分值	扣分	得分
1	皮肤检查	1.用物准备齐全。站在患者右侧,问候患者,告知其皮肤检查注意事项(5 分)。 2.在自然光或日光灯下进行(5 分)	10		
		按照顺序检查皮肤的颜色(10 分)、湿度(10 分)、弹性(10 分),有无皮疹、脱屑、皮下出血、蜘蛛痣与肝掌、水肿、皮下结节、瘢痕,毛发的多少及分布(50 分)	80		
2	终末质量:操作熟练,动作规范、正确、连贯利索,表情严肃、态度认真	能与患者进行良好沟通(2 分),患者未受到提示或暗示,能有效配合操作(2 分),操作熟练(2 分),动作正确、规范、连贯利索(2 分),对待考试态度认真,能向考官报告考试开始时间和结束时间(2 分)	10		

任务三　浅表淋巴结检查

【学习目标】

1. 知识目标　掌握浅表淋巴结的组群分布、检查方法。

2. 技能目标　能规范、熟练、完整地在 SP 或模特身上完成浅表淋巴结检查操作，并能区分出异常症状或体征，口述临床意见。

3. 素质目标　通过实践操作，培养学生高度的责任心、同情心、爱心及团队合作精神，培养学生良好的沟通技巧和团队合作能力。

【任务内容】

淋巴结分布于全身，一般体格检查仅能检查身体各部的浅表淋巴结。正常情况下，淋巴结较小，直径多为 0.2～0.5 cm，质地柔软，表面光滑，与毗邻组织无粘连，不易触及，亦无压痛。浅表淋巴结呈组群分布，一个组群的淋巴结收集一定区域的淋巴液，头颈部淋巴结主要分布于腮腺（耳前）、乳突（耳后）、枕骨下区、颌下、颏下、颈前三角、颈后三角、锁骨上，躯干部淋巴结主要分布于腋窝、滑车上、腹股沟和腘窝。

1. 检查方法　检查浅表淋巴结时，主要使用触诊。应按一定的顺序进行检查，以免遗漏。一般顺序为耳前、耳后、枕骨下区、颌下、颏下、颈前三角、颈后三角、锁骨上、腋窝、滑车上、腹股沟和腘窝等。

（1）检查颈部淋巴结时可站在患者背后，手指紧贴检查部位，由浅及深进行滑动触诊，嘱患者头稍低，或偏向检查侧，以使皮肤或肌肉松弛，有利于触诊。

（2）检查锁骨上淋巴结时，让患者取坐位或卧位，头稍向前屈，检查者以左手触诊患者右侧，右手触诊患者左侧，由浅部逐渐触摸至锁骨后深部。

（3）检查腋窝淋巴结时应用手托扶患者前臂稍外展，检查者以左手触诊患者右侧，右手触诊患者左侧，由浅及深触诊腋窝 5 组淋巴结，触诊顺序：腋窝顶部（腋尖）淋巴结群、腋窝内侧壁（中央）淋巴结群、腋窝前壁（胸肌）淋巴结群、腋窝后壁（肩胛下）淋巴结群和腋窝外侧壁（上臂内侧）淋巴结群。

（4）检查滑车上淋巴结时，患者取坐位，检查者面对患者。检查患者左侧滑车上淋巴结时，检查者左手托住患者左前臂，用右手向滑车上部位由浅及深进行触摸。检查患者右侧滑车上淋巴结时，检查者右手托住患者右前臂，用左手向滑车上部位由浅及深进行触摸。

（5）检查腹股沟淋巴结时，患者取仰卧位，双下肢稍屈曲，检查者站在患者右侧，先触摸其腹股沟韧带水平组淋巴结（上群），再触摸其腹股沟上部大隐静脉起始处的垂直组淋巴结（下群）。

（6）检查腘窝淋巴结时，患者取俯卧位或坐立屈曲，检查者右手食指、中指、无名指三指并拢，以其指腹触及患者腘窝皱襞小隐静脉与腘静脉会合处，对比检查患者左、右两侧腘窝淋巴结。

NOTE

2. 注意事项　发现淋巴结肿大时,应注意其部位、大小、数目、硬度、有无压痛、活动度、有无粘连及局部皮肤有无红肿、瘢痕、瘘管等。同时注意寻找引起淋巴结肿大的原发病灶。描述肿大的淋巴结的大小时可以用淋巴结径线表示,如 $1.5 \text{ cm} \times 3.0 \text{ cm}$;亦可用形象化描述,如"蚕豆大小""核桃大小""鸡蛋大小"。

【任务分析与讨论】

相关知识和技能点	记录讨论结果/答案	自我评价

【物品准备】

实训器材

序号	仪器设备名称	型号/图片
1	诊查床	

NOTE

序号	仪器设备名称	型号/图片
2	治疗车	
3	桌椅	

实训物品

序号	试剂/耗材	规格	配置方法或物品摆放方法
1	手消毒液	250 毫升/瓶	放置在治疗车上

【任务实施】

浅表淋巴结检查	检查方法	用物准备齐全。站在患者右侧,问候患者,告知其浅表淋巴结检查注意事项。用七步洗手法进行手部清洁
		检查顺序:耳前→耳后→枕骨下区→颌下→颏下→颈前三角→颈后三角→锁骨上→腋窝→滑车上→腹股沟→腘窝
		在检查过程中观察患者淋巴结部位、大小、数目、硬度、有无压痛、活动度、有无粘连及局部皮肤有无红肿、瘢痕、瘘管等
		帮助患者整理衣物,洗手,向考官汇报检查结果。终末质量:操作熟练,动作规范、正确、连贯利索,表情严肃、态度认真
	注意事项	淋巴结分布于全身,一般体格检查仅能检查身体各部的浅表淋巴结。正常情况下,淋巴结较小,直径多为 0.2～0.5 cm,质地柔软,表面光滑,与毗邻组织无粘连,不易触及,亦无压痛。发现淋巴结肿大时,应注意其部位、大小、数目、硬度、有无压痛、活动度、有无粘连及局部皮肤有无红肿、瘢痕、瘘管等。同时注意寻找引起淋巴结肿大的原发病灶。描述肿大的淋巴结的大小时可以用淋巴结径线表示,如 1.5 cm×3.0 cm;亦可用形象化描述,如"蚕豆大小""核桃大小""鸡蛋大小"

NOTE

137

【任务评价】

（1）模拟门诊诊室场景。由 SP 或助手充当患者角色,考生模拟医生角色,进行浅表淋巴结检查的考核。

（2）考查考生仪表仪态情况,浅表淋巴结检查流程是否完整、有序,浅表淋巴结检查过程中是否以患者为中心进行各项操作。按照浅表淋巴结检查评分标准表赋分。

浅表淋巴结检查评分标准

（满分 100 分,60 分合格;考试时间为 10 min）

序号	检查项目	评分要点	分值	扣分	得分
1	全身浅表淋巴结的检查	1.用物准备齐全。站在患者右侧,问候患者,告知其浅表淋巴结检查注意事项(5分)。 2.在自然光或日光灯下进行(5分)	10		
		按照顺序进行检查:耳前→耳后→枕骨下区→颌下→颏下→颈前三角→颈后三角→锁骨上→腋窝→滑车上→腹股沟→腘窝(一个部位4分)	52		
		在检查过程中观察患者淋巴结部位、大小、数目、硬度、有无压痛、活动度、有无粘连,局部皮肤有无红肿、瘢痕、瘘管等(漏一个扣4分)	28		
2	终末质量:操作熟练,动作规范、正确、连贯利索,表情严肃、态度认真	能与患者进行良好沟通(2分),患者未受到提示或暗示,能有效配合操作(2分),操作熟练(2分),动作正确、规范、连贯利索(2分),对待考试态度认真,能向考官报告考试开始时间和结束时间(2分)	10		

任务四　头部检查

【学习目标】

1. 知识目标　掌握眼部、鼻部、咽部和扁桃体的检查方法。

2. 技能目标　能规范、熟练、完整地在 SP 或模特身上完成眼部、鼻部、咽部和扁桃体检查操作,并能区分出异常症状或体征,口述临床意见。

3. 素质目标　通过实践操作,培养学生高度的责任心、同情心、爱心及团队合作精神,培养学生良好的沟通技巧和团队合作能力。

【任务内容】

头部检查包括头颅和头部器官检查。头部有很多重要器官,大部分感觉器官位于头部,如眼、耳、鼻、口腔,分别具有视觉、听觉、嗅觉和味觉功能。鼻腔和口腔又是呼吸系统和消化系统的起始部分。头颅和头部器官检查主要靠视诊,必要时配合触诊与嗅诊。

1. 眼部检查

(1)观察眼睑,检查时注意眼睑皮肤有无黄染。应注意眼睑皮肤、形状和运动,尤其注意有无上睑下垂、闭合障碍等。

(2)结膜与巩膜:翻转上睑,观察睑结膜、穹窿结膜、球结膜及巩膜,先左后右进行观察。正常结膜为粉红色,检查时注意观察其颜色(苍白或黄染),有无充血、出血点等。正常巩膜为瓷白色,检查时注意观察其颜色、形状、纹理及清晰度等。

(3)瞳孔检查非常重要。瞳孔可反映中枢神经系统的功能状态。检查时应注意以下几个方面。

①瞳孔的形状和大小:在一般光线下,正常瞳孔直径为 3~4 mm,双侧等大等圆。瞳孔直径小于 2 mm 为瞳孔缩小,瞳孔直径大于 6 mm 为瞳孔散大。

②瞳孔对光反射:用手电筒从斜方照射瞳孔,观察瞳孔动态反应。当光源照射受检瞳孔时,瞳孔立刻缩小,移去光源后瞳孔迅速复原,称为直接对光反射;当光源照射一侧瞳孔时,对侧未受照射瞳孔也立刻缩小,称为间接对光反射(也称交感反射)。

2. 鼻部检查 检查鼻窦(额窦、筛窦、上颌窦)是否有压痛。

3. 咽部和扁桃体检查

(1)口咽:注意有无充血、红肿、分泌物等。

(2)扁桃体:注意其大小,观察有无水肿、扁桃体隐窝溢脓及分泌物等。

【任务分析与讨论】

相关知识和技能点	记录讨论结果/答案	自我评价

NOTE

续表

相关知识和技能点	记录讨论结果/答案	自我评价

【物品准备】

实训器材

序号	仪器设备名称	型号/图片
1	诊查床	
2	治疗车	

续表

序号	仪器设备名称	型号/图片
3	桌椅	

实训物品

序号	试剂/耗材	规格	配置方法或物品摆放方法
1	手消毒液	250 毫升/瓶	放置在治疗车上
2	体温计	水银体温计	放置在治疗盘上
3	压舌板	木质,100 支/包	放置在治疗盘上
4	棉签	12 cm,20 支/包	放置在治疗盘上
5	手电筒	1 个	放置在治疗盘上
6	治疗盘	40 cm×30 cm,不锈钢	放置在治疗车上
7	一次性治疗巾	50 cm×70 cm	铺在治疗盘上

【任务实施】

头部检查	检查方法	用物准备齐全。站在患者右侧,问候患者,告知其头部检查注意事项。用七步洗手法进行手部清洁
		1.观察结膜与巩膜,翻转上睑,观察睑结膜、穹窿结膜、球结膜及巩膜。 2.取手电筒,检查左、右瞳孔的直接对光反射和间接对光反射。 3.观察眼球的外形、双侧瞳孔的形状和大小。 4.检查额窦、筛窦、上颌窦,有无肿胀、压痛、叩击痛。 5.咽部和扁桃体检查:口咽有无充血、红肿、分泌物等;扁桃体大小情况,有无水肿、扁桃体隐窝溢脓及分泌物等
		帮助患者整理衣物,洗手,向考官汇报检查结果。终末质量:操作熟练,动作规范、正确、连贯利索,表情严肃、态度认真
	注意事项	头部检查包括头颅和头部器官检查。头部有很多重要器官,大部分感觉器官位于头部,鼻腔和口腔又是呼吸系统和消化系统的起始部分。头颅和头部器官检查主要靠视诊,必要时配合触诊与嗅诊

141

【任务评价】

（1）模拟门诊诊室场景。由 SP 或助手充当患者角色，考生模拟医生角色，进行头部检查的考核。

（2）考查考生仪表仪态情况，头部检查流程是否完整、有序，头部检查过程中是否以患者为中心进行各项操作。按照头部检查评分标准表赋分。

头部检查评分标准

（满分 100 分，60 分合格；考试时间为 10 min）

序号	检查项目	评分要点	分值	扣分	得分
1	操作准备	着装整洁，戴口罩、帽子(2 分)；向患者做简单说明，取得其配合(2 分)；选择患者体位，正确暴露患者的检查部位(2 分)；站在患者的右侧(2 分)；用七步洗手法进行手部清洁	10		
2	检查眼睑、结膜、巩膜	观察结膜与巩膜，翻转上睑，观察睑结膜、穹窿结膜、球结膜及巩膜，先左后右(5 分)；考生口述通过观察得出的结论，包含眼睑皮肤、形状和运动，有无上睑下垂、闭合障碍等(5 分)；结膜颜色(苍白或黄染)，有无充血、出血点等(5 分)；巩膜颜色，有无黄染等(5 分)	20		
3	检查瞳孔	考生口述通过观察得出的结论，包括瞳孔直径(5 分)，双侧是否等大等圆(5 分)	10		
4	检查瞳孔对光反射	取手电筒，检查左、右瞳孔的直接对光反射和间接对光反射。考生用手电筒从斜方照射瞳孔(5 分)，观察瞳孔动态反应(5 分)，并口述瞳孔缩小情况(5 分)	15		
5	检查鼻窦：额窦、筛窦、上颌窦	额窦操作要领：考生双手置于患者两侧颞部，双手拇指分别置于患者左、右眼眶上方稍内，用力向后方按压(5 分)；筛窦操作要领：考生双手置于患者颞部、耳廓部，双手拇指分别置于其鼻根部与眼内角处向内后方按压(5 分)；上颌窦操作要领：检查者双手置于患者两侧耳后，双手拇指分别置于其左、右眼眶下方，用力向后按压(5 分)。考生口述通过检查得出的结论，是否有肿胀、压痛(5 分)	20		
6	检查咽部和扁桃体	借助压舌板、手电筒观察患者咽部(5 分)，考生口述通过观察得出的结论，包括口咽有无充血、红肿、分泌物等(5 分)；扁桃体大小情况，有无水肿、扁桃体隐窝溢脓及分泌物等(5 分)	15		

续表

序号	检查项目	评分要点	分值	扣分	得分
7	终末质量:操作熟练,动作规范、正确、连贯利索,表情严肃、态度认真	能与患者进行良好沟通(2分),患者未受到提示或暗示,能有效配合操作(2分),操作熟练(2分),动作正确、规范、连贯利索(2分),对待考试态度认真,能向考官报告考试开始时间和结束时间(2分)	10		

任务五 颈部检查(血管、甲状腺、气管)

【学习目标】

1. 知识目标 掌握颈部血管、甲状腺、气管的检查内容和检查方法。

2. 技能目标 能规范、熟练、完整地在 SP 或模特身上完成颈部血管、甲状腺、气管检查操作,并能区分出异常症状或体征,口述临床意见。

3. 素质目标 通过实践操作,培养学生高度的责任心、同情心、爱心及团队合作精神,培养学生良好的沟通技巧和团队合作能力。

【任务内容】

颈部检查包括颈部血管、甲状腺及气管检查。颈部检查方法主要为视诊与触诊,有时需听诊。门诊诊室内光线要充足,环境要安静。患者通常取坐位,松解其颈部衣扣,充分暴露其颈部和肩部。检查者动作要轻柔。

1. 气管检查 颈部气管检查方法:患者取坐位或仰卧位,检查者将食指与无名指分别置于患者两侧胸锁关节上,再将中指置于患者气管中心,然后观察中指与食指、中指与无名指之间的距离是否相等;也可将食指与无名指分别置于患者气管旁,观察气管有无移位。

2. 血管检查 颈部血管检查主要是检查患者的颈动脉和颈静脉,注意其颈静脉有无显露、充盈或怒张,观察颈动脉、颈静脉有无搏动,并在颈部大血管区听诊有无杂音。

1)颈静脉充盈

(1)正常人立位或坐位时,颈外静脉常不显露,平卧位时可稍充盈,其充盈水平仅限于锁骨上缘至下颌角距离的下 2/3 处。

(2)颈静脉异常充盈:卧位时颈静脉超过正常充盈水平,可见于右心功能不全、缩窄性心包炎、心包积液及上腔静脉阻塞综合征。

2)颈动脉与颈静脉搏动 颈动脉搏动比较强劲,为膨胀性,触诊时指尖搏动感明显。颈静脉搏动比较柔和,为弥散性,触诊时指尖无搏动感。

3)颈部血管杂音　颈部大血管区听到杂音,应考虑颈动脉或椎动脉狭窄,杂音强度不一,一般在收缩期明显,多为大动脉硬化所致。锁骨上窝处听到杂音,可能为锁骨下动脉狭窄,见于颈肋压迫。若在右锁骨上窝听到柔和的、连续性吹风样杂音,用手指压迫颈静脉后可消失,提示为生理性杂音,是由颈静脉血流快速流入口径较宽的上腔静脉球部时所产生。

3. 甲状腺检查　正常甲状腺峡部位于环状软骨下方的气管环前面,两甲状腺侧叶向后围绕气管两侧,部分被胸锁乳突肌覆盖,两侧对称,质地柔软。

1)视诊　观察甲状腺的大小和对称性,患者头轻度后仰,然后做吞咽动作,可见甲状腺随吞咽动作而上下移动。正常情况下不易见到甲状腺。

2)触诊　当视诊不能确定甲状腺的轮廓及病变的性质时,可借助触诊。甲状腺触诊方法如下。

(1)从后方触诊甲状腺:患者取坐位,检查者站在患者后面,一手食指、中指施压于一侧甲状软骨,将气管推向对侧,另一手拇指在对侧胸锁乳突肌后缘向前推挤甲状腺侧叶,食指、中指在其前缘触诊甲状腺。患者配合做吞咽动作,重复检查。用同样方法检查另一侧甲状腺。

(2)从前面触诊甲状腺:检查者立(坐)于患者对面,一手拇指施压于一侧甲状软骨,将气管推向对侧,另一手食指、中指在对侧胸锁乳突肌后缘向前推挤甲状腺侧叶,拇指在胸锁乳突肌前缘触诊甲状腺,患者配合做吞咽动作,重复检查,可触及被推挤的甲状腺。用同样方法检查另一侧甲状腺。注意在前位检查时,检查者拇指应交叉检查对侧,即右手拇指查左侧,左手拇指检查右侧。

3)听诊　发现甲状腺肿大时,应以钟型听诊器置于甲状腺上进行听诊。甲状腺功能亢进时,由于甲状腺动脉血流加速,可听到连续性静脉"嗡鸣"音(收缩期血管杂音)。

4. 检查颈部强直　取枕,左手托住患者枕部,右手放在其胸前使患者头部做被动屈颈动作,同时观察两侧膝关节和髋关节的活动。

【任务分析与讨论】

相关知识和技能点	记录讨论结果/答案	自我评价

续表

相关知识和技能点	记录讨论结果/答案	自我评价

【物品准备】

实训器材

序号	仪器设备名称	型号/图片
1	诊查床	
2	治疗车	

续表

序号	仪器设备名称	型号/图片
3	桌椅	

实训物品

序号	试剂/耗材	规格	配置方法或物品摆放方法
1	手消毒液	250毫升/瓶	放置于治疗车上
2	听诊器	钟型听诊器	放置于治疗盘内
3	治疗盘	40 cm×30 cm,不锈钢	放置于治疗车上
4	一次性治疗巾	50 cm×70 cm	铺在治疗盘上

【任务实施】

颈部检查（血管、甲状腺、气管）		穿好白大褂,戴好口罩、帽子,做自我介绍,与患者沟通以取得其合作,言行举止大方,动作规范有序,物品准备齐全;用七步洗手法并进行手部消毒
	检查方法	1.观察颈静脉充盈和颈动脉与颈静脉搏动情况。2.触诊甲状腺峡部和甲状腺侧叶。甲状腺峡部检查:站于患者前面用拇指或站于其后面用食指从胸骨上切迹向上触摸,请患者配合做吞咽动作。甲状腺侧叶检查:用左手拇指在患者甲状软骨下气管右侧向对侧轻推,右手食指、中指在其左侧胸锁乳突肌后缘,右手拇指在气管旁滑动触摸,请患者配合做吞咽动作;用同样方法检查右侧甲状腺。3.触诊气管位置。4.听诊颈部(甲状腺、血管)杂音,甲状腺无肿大则无须听诊
		帮助患者整理衣物,洗手,向考官汇报检查结果。终末质量:操作熟练,动作规范、正确、连贯利索,表情严肃、态度认真
	注意事项	嘱患者在检查前避免颈部剧烈活动与按压。检查时需充分暴露颈部,放松肌肉,听从医生指令调整头位,在进行甲状腺检查时配合做吞咽动作

【任务评价】

（1）模拟门诊诊室场景。由 SP 或助手充当患者角色，考生模拟医生角色，进行颈部检查的考核。

（2）考查考生仪表仪态情况，颈部检查流程是否完整、有序，颈部检查过程中是否以患者为中心进行各项操作。按照颈部检查（血管、甲状腺、气管）评分标准表赋分。

颈部检查（血管、甲状腺、气管）评分标准

（满分 100 分，60 分合格；考试时间为 10 min）

序号	检查项目	评分要点	分值	扣分	得分
1	操作准备	着装整洁，戴口罩、帽子（2 分）；向患者做简单说明，取得其配合（2 分）；选择患者体位，正确暴露患者的检查部位（2 分）；站在患者的右侧（2 分）；用七步洗手法洗手并进行手部消毒（2 分）	10		
2	观察颈静脉充盈和颈动脉与颈静脉搏动情况。听诊颈部血管杂音	考生口述观察及听诊所得出的结论，颈静脉有无显露、充盈或怒张（5 分），颈动脉与颈静脉有无搏动（5 分）。听诊时，颈部大血管区听到杂音，应考虑颈动脉或椎动脉狭窄（5 分），杂音强度不一，一般在收缩期明显，多为大动脉硬化所致（5 分）	20		
3	甲状腺检查	触诊甲状腺峡部和甲状腺侧叶。甲状腺峡部检查：站于患者前面用拇指或站于其后面用食指从胸骨上切迹向上触摸，请患者配合做吞咽动作（10 分）。甲状腺侧叶检查：用左手拇指在患者甲状软骨下气管右侧向对侧轻推，右手食指、中指在其左侧胸锁乳突肌后缘，右手拇指在气管旁滑动触摸，请患者配合做吞咽动作（10 分）。用同样方法检查右侧甲状腺（10 分）。考生口述"甲状腺随吞咽动作而上下移动"；通过触诊得出结论，包含"甲状腺左、右叶的大小、形状、质地、有无结节、有无包块、有无压痛及震颤等"（5 分）。发现甲状腺肿大时，应以钟型听诊器置于甲状腺上进行听诊。甲状腺功能亢进时，由于甲状腺动脉血流加速，可听到连续性静脉"嗡鸣"音（收缩期血管杂音）（5 分）	40		

NOTE

序号	检查项目	评分要点	分值	扣分	得分
4	气管检查	嘱患者取坐位或仰卧位(5分)，考生将食指与无名指分别置于其两侧胸锁关节上(2分)，再将中指置于其气管中心(3分)，考生口述通过观察所得出的结论，中指与食指、中指与无名指之间的距离是否相等(5分)；将食指和无名指分别置于患者气管旁，考生口述通过观察所得的结论，气管有无移位(5分)	20		
5	终末质量：操作熟练，动作规范、正确、连贯利索，表情严肃、态度认真	能与患者进行良好沟通(2分)，患者未受到提示或暗示，能有效配合操作(2分)，操作熟练(2分)，动作正确、规范、连贯利索(2分)，对待考试态度认真，能向考官报告考试开始时间和结束时间(2分)	10		

任务六 胸廓、胸壁与乳房检查

【学习目标】

1. 知识目标 掌握胸廓、胸壁与乳房的检查方法。

2. 技能目标 能规范、熟练、完整地在 SP 或模特身上进行胸廓、胸壁与乳房检查操作。

3. 素质目标 通过实践操作，培养学生高度的责任心、同情心、爱心、团队合作精神，学生能建立良好的人际关系。

【任务内容】

胸部检查应在温暖和光线充足的环境中进行，患者取坐位或卧位，尽可能暴露全部胸部。胸壁的检查主要是看是否有畸形、皮下淤血，肋间隙是否增宽或缩窄。应尽可能减少患者变动体位的次数。检查乳房时，患者取坐位或仰卧位，一般先视诊，然后触诊。

1. 胸廓胸壁检查方法 胸廓胸壁检查主要通过视诊和触诊进行。应注意胸廓形状有无异常或畸形，以及皮肤、血管、肌肉和骨骼的情况。重点检查以下内容。

1）视诊

（1）胸廓形态：①正常人胸廓两侧基本对称，呈椭圆形。双肩基本对称，锁骨稍向前突，锁骨上、下稍凹陷。成人胸廓前后径与左右径之比约为 1∶1.5。②常见异常胸廓如下。a.扁平胸：胸廓扁平，前后径不到左右径的一半。b.桶状胸：胸廓前后径增加，有时前后径与左右径几乎相等，或超过左右径，呈圆桶状。c.佝偻病胸：多见于儿童，由维生素 D 缺乏所致。沿胸骨两侧各肋软骨与肋骨交界处常隆起，形成串珠状。

d.脊柱畸形引起的胸廓改变：由于脊柱严重前凸、后凸或侧凸，胸廓两侧不对称，肋间隙增宽或变窄。e.胸廓一侧变形或局部隆起：由于胸廓一侧出现大量胸腔积液或主动脉瘤等，胸廓局部膨隆。③腹上角及肋脊角改变：腹腔压力增大时腹上角增大；肺气肿时肋脊角增大。

（2）胸壁皮肤：胸壁皮肤是否苍白，有无出血点和黄染。正常胸壁静脉不易看见，看见胸壁静脉时必须检查其血流方向。找一支上下走行无侧支的静脉，用食指和中指压迫血管并分别向两侧推移，使食指和中指之间的一段血管缺血塌陷，然后放松压迫上端血管的手指，如血管迅速被血流充盈，说明血流方向由下而上，提示下腔静脉阻塞。

2）触诊

（1）水肿：仰卧位时，水肿往往在背部。用手指轻压存在水肿部位的皮肤，可见到凹陷性水肿。

（2）皮下气肿：气体积聚于皮下组织内所致的肿胀，称为皮下气肿。用手按压存在皮下气肿部位的皮肤，能感受到气体在皮下组织中移动，有握雪感。

（3）压痛：正常情况下胸廓无压痛。如有压痛，考虑有无肋骨骨折、胸壁软组织炎等疾病。

（4）皮肤弹性：检查时，用手指轻捏胸部皮肤，然后松开，观察皮肤复原情况，以此判断皮肤弹性。

2. 乳房检查方法 患者取坐位或仰卧位，一般先视诊，再触诊。

1）视诊 正常儿童和成年男性乳房较小，乳头大约位于锁骨中线第4肋间隙处。正常女性乳房在青春期逐渐增大，呈半球状，乳头较大，呈圆柱状，乳头和乳晕色泽较深。

（1）对称性：正常女性两侧乳房基本对称。

（2）乳房皮肤：注意乳房皮肤颜色，有无瘢痕、色素沉着和溃疡等。

（3）乳头：乳头的位置、大小，是否对称，有无分泌物。

2）触诊 患者取坐位，先两臂下垂，然后双手高举过头或双手叉腰再行检查。先检查健侧乳房，再检查患侧乳房。检查者的手指或手掌平放在患者乳房上，用指腹轻施压力，做旋转式来回滑动。检查左侧乳房从外上象限开始，然后顺时针方向进行，检查右侧乳房则沿逆时针方向进行，最后触诊乳头。为了记录异常发现的部位，以乳头为中心做一垂直线和水平线，将乳房分为外上、外下、内下、内上四个象限。

检查时还应注意乳房硬度和弹性，有无压痛，有无肿块以及肿块的部位、数目、大小、质地、边界、移动度，有无触痛和与皮肤的关系。

【任务分析与讨论】

相关知识和技能点	记录讨论结果/答案	自我评价

相关知识和技能点	记录讨论结果/答案	自我评价

【物品准备】

实训器材

序号	仪器设备名称	型号/图片
1	诊查床	
2	治疗车	

续表

序号	仪器设备名称	型号/图片
3	桌椅	

实训物品

试剂/耗材	规格	配置方法或物品摆放方法
手消毒液	250毫升/瓶	放置于治疗车上

【任务实施】

胸廓、胸壁与乳房检查		穿好白大褂,戴好口罩、帽子,做自我介绍,与患者沟通以取得其合作,言行举止大方,动作规范有序,物品准备齐全;用七步洗手法洗手并进行手部消毒
	检查方法	1. 暴露整个胸部,视诊胸壁皮肤、呼吸运动、肋间隙、胸壁静脉;观察胸廓形态;视诊两侧乳房、乳头的位置。 2. 触诊胸廓,了解其弹性,有无水肿、皮下气肿、压痛等。 3. 触诊乳房,手指或手掌平放在乳房上,用指腹轻施压力,做旋转式来回滑动,依次触诊外上、外下、内下、内上四个象限
		帮助患者整理衣物,洗手,向考官汇报检查结果。终末质量:操作熟练,动作规范、正确、连贯利索,表情严肃、态度认真
	注意事项	乳房检查要求按照视诊、触诊顺序进行,双侧乳房触诊顺序要明确

【任务评价】

(1)模拟门诊诊室场景。由SP或助手充当患者角色,考生模拟医生角色,进行胸廓、胸壁与乳房检查的考核。

(2)考查考生仪表仪态情况,胸廓、胸壁与乳房检查流程是否完整、有序,胸廓、胸壁与乳房检查过程中是否以患者为中心进行各项操作,按照胸廓、胸壁与乳房检查评分标准表赋分。

NOTE

胸廓、胸壁与乳房检查

(满分 100 分,60 分合格;考试时间 10 min)

序号	检查项目	评分要点	分值	扣分	得分
1	操作准备	着装整洁,戴口罩、帽子(2 分);向患者做简单说明,取得其配合(2 分);选择患者体位,正确暴露患者的检查部位(2 分);站在患者的右侧(2 分);用七步洗手法洗手并进行手部消毒(2 分)	10		
2	暴露整个胸部,视诊胸壁皮肤、呼吸运动、肋间隙、胸壁静脉;观察胸廓形态;视诊两侧乳房、乳头的位置	考生通过观察口述胸廓形态是否对称(2 分),有无扁平胸、桶状胸、佝偻病胸、脊柱畸形引起的胸廓改变、胸廓一侧变形或局部隆起(4 分);胸壁皮肤是否苍白,有无出血点和黄染(2 分);呼吸运动是否均匀,两侧是否对称,深度是否适中,为腹式呼吸或胸式呼吸(2 分);有无观察到胸壁静脉(2 分);乳头大约位于锁骨中线第 4 肋间隙处(2 分),正常女性乳房要看两侧乳房是否对称(2 分),乳房皮肤颜色,有无瘢痕、色素沉着和溃疡等(4 分)	20		
3	触诊胸廓,了解其弹性,有无水肿、皮下气肿、压痛等	考生触诊胸廓,口述通过检查所得出的结论,弹性是否良好(2 分),有无水肿(2 分)、皮下气肿(2 分)、压痛(2 分),并回答"正常胸廓,无水肿、无皮下气肿、无压痛"(4 分)。如有水肿,用手指轻压存在水肿部位的皮肤,可见到凹陷性水肿(4 分);如有皮下气肿,用手按压存在皮下气肿部位的皮肤,能感受到气体在皮下组织中移动,有握雪感(2 分);如有压痛,考虑有无肋骨骨折、胸壁软组织炎等疾病(2 分)	20		
4	触诊乳房,手指或手掌平放在乳房上,用指腹轻施压力,做旋转式来回滑动,依次触诊外上、外下、内下、内上四个象限,最后挤压乳头	考生口述回答,患者取坐位,先两臂下垂,然后双手高举过头或双手叉腰再行检查(4 分),先检查健侧乳房,再检查患侧乳房(6 分),检查者的手指或手掌平放在乳房上,用指腹轻施压力,做旋转式来回滑动。检查左侧乳房从外上象限开始,然后顺时针方向进行,检查右侧乳房则沿逆时针方向进行,最后触诊乳头(20 分),检查时还应注意其硬度和弹性,有无压痛,有无肿块(5 分)以及肿块的部位、数目、大小、质地、边界、移动度,有无触痛和与皮肤的关系(5 分)	40		

NOTE

续表

序号	检查项目	评分要点	分值	扣分	得分
5	终末质量:操作熟练,动作规范、正确、连贯利索,表情严肃、态度认真	能与患者进行良好沟通(2分),患者未受到提示或暗示,能有效配合操作(2分),操作熟练(2分),动作正确、规范、连贯利索(2分),对待考试态度认真,能向考官报告考试开始时间和结束时间(2分)	10		

任务七　肺和胸膜检查

【学习目标】

1. 知识目标　掌握正常呼吸音的性质及在正常胸部的分布区域、异常呼吸音的听诊,以及肺下界、肺下界移动度的检查方法。

2. 技能目标　能规范、熟练、完整地在 SP 或模特身上进行肺部叩诊、听诊检查。

3. 素质目标　通过实践操作,培养学生高度的责任心、同情心、爱心、团队合作精神,学生能建立良好的人际关系。

【任务内容】

1. 视诊　呼吸运动是通过膈肌和肋间肌的活动来完成的。正常人呼吸运动均匀,两侧对称,深度适中,健康成人静息状态下呼吸频率为 16~20 次/分,肺和胸膜检查时注意呼吸运动类型、呼吸频率、呼吸深度、呼吸节律以及呼吸运动有无受限或有无吸气性呼吸困难,并注意胸部两侧呼吸运动是否对称。

2. 触诊

(1)胸廓扩张度:一般在胸廓前下部检查,因为该处胸廓呼吸时活动度最大。检查者两手掌置于患者胸廓前下部对称部位,左、右拇指分别沿两侧肋缘指向剑突,手掌和其余四指置于前侧胸壁。嘱患者做深呼吸运动,观察比较两手的活动度是否一致。

(2)语音震颤:语音震颤是患者发出声音,声波沿气管、支气管及肺泡传到胸壁引起的振动,检查者的手掌可触及,故又称触觉语颤。

检查方法:检查者将双手掌尺侧缘置于患者两侧胸壁的对称部位,然后嘱患者用同等强度重复发出"yi"的长音,比较两手掌感到的振动。语音震颤的强弱受患者发音的强弱、音调的高低、胸壁的厚薄以及气道通畅程度的影响。男性和消瘦者较女性、儿童和肥胖者为强,前胸上部较前胸下部为强,右胸上部较左胸上部为强。

(3)胸膜摩擦感:正常人胸膜腔内有少量液体起润滑作用,故呼吸时胸壁扪不到摩擦感。各种原因引起胸膜炎症,使胸膜表面粗糙,当患者呼吸时检查者用手掌触诊,若手掌有皮革相互摩擦的感觉,称为胸膜摩擦感。一般在胸廓前下部容易触及,因为该处胸廓呼吸时活动度最大,深吸气末尤其明显。

NOTE

3. 叩诊

1)叩诊方法　患者取坐位或仰卧位,放松肌肉,两臂下垂,保持呼吸均匀。叩诊顺序为由上向下,从前胸到侧胸壁,最后到背部。

(1)间接叩诊法:检查者以左手中指为板指,平贴肋间隙,并与肋骨平行。但在叩诊肩胛区时,板指可与脊柱平行。叩诊时用右手中指指端叩击板指第 2 节指骨前端,每次叩击 2~3 下。叩击时力量均匀,轻重适当。

(2)直接叩诊法:检查者将右手的 2~4 指并拢,以其指腹对胸壁进行直接拍击,以了解不同部位的声音改变。

叩诊时应在上下、左右对称部位进行对比。叩诊时主要是腕关节和掌指关节运动,肩关节和肘关节应尽量不动。

2)正常胸部叩诊音　正常胸部叩诊音与肺泡含气量、胸壁厚薄以及邻近器官有关。正常胸部叩诊音为清音,但各部位叩诊音略有不同。前胸上部较前胸下部稍浊;左上肺较右上肺稍浊;左侧心缘稍浊;左腋前线下方因靠近胃泡,叩诊时呈鼓音;右下肺受肝脏影响稍浊;背部较前胸稍浊。

3)肺的叩诊

(1)肺尖:叩诊方法为自斜方肌前缘中央开始叩诊,逐渐叩向外侧和内侧,直至清音变浊音为止。正常人肺尖的内侧为颈肌,外侧为肩胛带。清音带的宽度即为肺尖的宽度,正常为 4~6 cm。

(2)肺前界:正常人右肺前界在胸骨线的位置,左肺前界在胸骨旁线第 4~6 肋间隙的位置,相当于心脏的绝对浊音界。

(3)肺下界:正常人平静呼吸时肺下界在锁骨中线第 6 肋间隙,在腋中线第 8 肋间隙,在肩胛线第 10 肋间隙。

(4)肺下界移动度:相当于深呼吸时横膈移动范围。首先叩出平静呼吸时的肺下界,然后嘱患者深吸气后屏住气,同时继续向下叩出肺下界,做标记。待患者恢复平静呼吸后再嘱其深呼气后屏住气,同时由下向上再叩出肺下界。深吸气和深呼气时叩出的两个肺下界之间的距离即为肺下界移动度。检查肺下界移动度时,一般叩诊肩胛线处,也可叩诊锁骨中线或腋中线处。正常人肺下界移动度为 6~8 cm。

4. 听诊　患者取坐位或仰卧位,口微张开,以免空气通过口唇发出声音,保持呼吸均匀。听诊从肺尖开始,由上向下,从前胸到侧胸壁,再听诊背部,应在上下、左右对称部位进行对比。发现异常时可嘱患者深呼吸再次进行听诊,注意听诊结果有无变化。

1)正常呼吸音

(1)支气管呼吸音:为呼吸气流在声门、气管或主支气管形成湍流所发出的声音,如同将舌抬起经口呼气所发出"ha"的声音,该声音吸气相短、呼气相长。正常人在喉部、胸骨上窝和背部第 6、7 颈椎及第 1、2 胸椎附近可闻及支气管呼吸音。

(2)肺泡呼吸音:为呼吸气流在细支气管和肺泡内进出所发出的声音。吸气时气流经支气管进入肺泡,冲击肺泡壁,使肺泡壁由松弛变为紧张,呼气时肺泡壁由紧张变为松弛。肺泡的这种弹性变化和气流振动形成肺泡呼吸音。肺泡呼吸音像上齿轻咬下唇吸气时发出"fu"的声音,呈柔和吹风样,该声音吸气相比呼气相较响、音调较高且时间较长。正常人胸部除支气管呼吸音部位和支气管肺泡呼吸音部位外,其余部位均闻及肺泡呼吸音。

正常人肺泡呼吸音的强弱与呼吸深浅、肺组织弹性大小、胸壁厚薄以及患者的年龄、性别有关。肺组织较多且胸壁较薄的部位肺泡呼吸音较强,如乳房下部、肩胛下部和腋窝下部,而肺尖和肺下缘则较弱。矮胖者肺泡呼吸音较瘦长者为弱。男性肺泡呼吸音较女性为强。儿童肺泡呼吸音较老年人为强,因为儿童胸壁较薄且肺泡富有弹性,而老年人肺泡缺乏弹性。

(3)支气管肺泡呼吸音:兼有支气管呼吸音和肺泡呼吸音特点的混合呼吸音。吸气音与肺泡呼吸音相似,但音调较高且较响亮。呼气音与支气管呼吸音相似,但响度较弱,音调较低,时间较短。正常人在胸骨两侧第1、2肋间,肩胛间区的第3、4胸椎水平及右肺尖可闻及支气管肺泡呼吸音。若其他部位闻及支气管肺泡呼吸音,则提示有病变存在。

2)语音共振 语音共振与语音震颤产生机制与检查方法相似,但前者凭听诊感受振动,后者凭触诊感受振动,故前者更为灵敏。语音共振检查时,嘱患者用一般的声音强度重复发出"yi"的长音,同时用听诊器听语音,听诊时应在上下、左右对称部位进行对比。正常人听到的语音共振音节含糊难辨,语音共振增强时其强度和清晰度均增强。若患者用耳语声调发音,用听诊器可以在胸壁上听到极微弱的音响,称为耳语音。

5. 异常呼吸音

1)异常肺泡呼吸音

(1)肺泡呼吸音减弱或消失:可在局部、单侧或双肺出现。肺泡呼吸音减弱或消失可见于肺泡通气量减少、进入肺内空气流速减慢或呼吸音传导障碍。

(2)肺泡呼吸音增强:双侧肺泡呼吸音增强是肺泡通气量增加或进入肺内空气流速加快所致。单侧肺泡呼吸音增强见于单侧肺部病变。单侧肺部病变可引起患侧肺泡呼吸音减弱,而健侧肺可发生代偿性肺泡呼吸音增强。

(3)呼气音延长:肺泡弹性回缩力减弱或下呼吸道阻力增加造成呼气音延长。

(4)粗糙性呼吸音:支气管黏膜轻度水肿或炎症,使内壁不光滑或狭窄,气流通过不畅所形成。

(5)断续性呼吸音:肺部局限性炎症或支气管狭窄,使空气不能均匀地进入肺泡,可引起断续性呼吸音,有不规则的间歇,又称齿轮呼吸音,在肺尖多见,由肺结核或肺炎引起。但在寒冷、疼痛或精神紧张时,呼吸肌发生断续的不均匀收缩,也可以听到断续性肌肉收缩的附加音。但后者与呼吸运动无关,应与断续性呼吸音相鉴别。

2)异常支气管呼吸音 在正常肺泡呼吸音或混合呼吸音的部位听到支气管呼吸音即为异常支气管呼吸音,或称管性呼吸音。常见于肺实变、肺内大空腔、压迫性肺不张。

3)异常支气管肺泡呼吸音 在正常肺泡呼吸音的区域内听到的支气管肺泡呼吸音即为异常支气管肺泡呼吸音,是肺实变区与正常含气肺组织混合存在或肺实变区被正常肺组织遮盖所致。

6. 啰音 啰音是肺部病变所致的呼吸音以外的附加音,分为干啰音和湿啰音两种。

（1）干啰音：干啰音是气流通过狭窄或部分阻塞的气道所发出的声音。病理基础为气道黏膜充血水肿、分泌物增加，支气管平滑肌痉挛，管腔内异物、肿瘤、肉芽肿以及管壁外淋巴结或肿瘤压迫等。干啰音在吸气相与呼气相都能听到，但呼气相尤为明显，持续时间较长，声音响度和性质易改变，部位也易变换。低音调的干啰音称鼾音，如同熟睡中的鼾声，多发生于气管或主支气管。高音调的干啰音起源于较小的支气管或细支气管，类似于鸟叫、飞箭或哨笛音，称哮鸣音。

（2）湿啰音：湿啰音是气流通过气道内的稀薄分泌物，形成的水泡破裂所产生的声音，也称水泡音。也有人认为是小支气管壁因分泌物黏着陷闭后，在吸气时突然张开重新充气所发出的声音。湿啰音多见于吸气相，也可见于呼气早期，时间短暂，一次常连续多个出现，部位较恒定，性质不易变化，中、小湿啰音可同时存在，咳嗽后可减轻或消失。

湿啰音的响度与声音传导性有关，病变周围组织是良好的传导介质，如肺实变或发生空洞共鸣时，湿啰音便响亮；如病变周围组织有较多正常肺组织，湿啰音的响度便减弱。湿啰音可分为大水泡音、中水泡音、小水泡音。大水泡音发生于气管、主支气管或空洞部位，多出现于吸气早期。中水泡音发生于中等大小的支气管，多出现于吸气中期。小水泡音发生于小支气管，多出现于吸气后期。捻发音是一种极细而均匀一致的湿啰音，多出现于吸气末，如同用手指在耳旁搓捻一束头发所发出的声音。捻发音系细支气管壁或肺泡壁因分泌物黏着陷闭后，在吸气时被气流突然冲开重新充气所发出的声音，但在数次深呼吸或咳嗽后便可消失。

7. 异常语音共振 语音共振增强或减弱的临床意义与语音震颤增强或减弱相似。嘱患者用一般的声音强度重复发出"yi"的长音，喉部发音产生的振动经气管、支气管及肺泡传到胸壁，同时用听诊器听语音。在病理情况下，根据听诊音的差异可分为支气管语音、胸语音、羊鸣音、耳语音等。

【任务分析与讨论】

相关知识和技能点	记录讨论结果/答案	自我评价

续表

相关知识和技能点	记录讨论结果/答案	自我评价

【操作前准备】

实训器材

序号	仪器设备名称	型号/图片
1	诊查床	
2	治疗车	
3	桌椅	

NOTE

实训物品

序号	试剂/耗材	规格	配置方法或物品摆放方法
1	手消毒液	250毫升/瓶	放置于治疗车上
2	听诊器	单头	放置于治疗车上

【任务实施】

肺和胸膜检查	检查方法	用物准备齐全。站在患者右侧,问候患者,告知其肺和胸膜检查注意事项。用七步洗手法进行手部清洁
		1.观察肺的呼吸运动类型、呼吸频率、呼吸节律、呼吸深度等。 2.触诊胸廓扩张度与胸膜摩擦感。 3.检查双侧语音震颤(上部、中部、下部,双侧对比)。 4.叩诊双侧前胸和侧胸壁、背部(由上向下,由外向内,双侧对比;先直接叩诊,后间接叩诊)。 5.按双侧前胸和侧胸壁、背部顺序,上部、中部、下部,左右对称听诊。 6.检查语音共振。发出"yi"的长音,同语音震颤检查上部、中部、下部,双侧对比
		帮助患者整理衣物,洗手,向考官汇报检查结果。终末质量:操作熟练、动作规范、正确、连贯利索,表情严肃、态度认真
	注意事项	肺和胸膜检查需按照前胸、侧胸壁、背部顺序进行,并且避开肝脏、心脏造成的干扰

【任务评价】

(1)模拟门诊诊室场景。由 SP 或助手充当患者角色,考生模拟医生角色,进行肺和胸膜检查的考核。

(2)考查考生仪表仪态情况,肺和胸膜检查流程是否完整、有序,肺和胸膜检查过程中是否以患者为中心进行各项操作。按照肺和胸膜检查评分标准表赋分。

肺和胸膜检查

(满分 100 分,60 分合格;考试时间为 10 min)

序号	检查项目	评分要点	分值	扣分	得分
1	操作准备	着装整洁,戴口罩、帽子(2分);向患者做简单说明,取得其配合(2分);选择患者体位,正确暴露患者的检查部位(2分);站在患者的右侧(2分);用七步洗手法洗手并进行手部消毒(2分)	10		

续表

序号	检查项目	评分要点	分值	扣分	得分
2	呼吸运动检查（呼吸运动类型、呼吸频率、呼吸节律）	考生通过视诊检查： 1.呼吸运动类型：正常成年男性和儿童以腹式呼吸为主,正常成年女性以胸式呼吸为主（3分）。 2.呼吸频率：观察胸部或腹部起伏,计数呼吸次数,观察时间至少30 s;观察呼吸深度的变化（3分）。 3.呼吸节律：呼吸节律是否均匀、整齐（2分）。 报告检查结果： 患者为腹（胸）式呼吸,呼吸频率（考生报告实测呼吸次数）,呼吸深浅度如何,呼吸节律是否规整（每报告1项得0.5分）	10		
3	胸廓扩张度检查	前胸廓扩张度检查：嘱患者取坐位或仰卧位,考生两手掌置于患者胸廓前下部对称部位,左、右拇指分别沿两侧肋缘指向剑突,拇指尖在前正中线两侧对称部位,而手掌和其余四指置于前侧胸壁。嘱患者做深呼吸运动,观察比较两手的活动度是否一致（4分）。 后胸廓扩张度检查：嘱患者取坐位,考生两手掌面平置于肩胛下区对称部位,拇指在后正中线对称部位,并将两侧皮肤向中线轻推,其余四指并拢紧贴于后胸廓两侧。同样嘱患者做深呼吸运动,观察比较两手的活动度是否一致（4分）。 考生口述检查结果：两侧胸廓扩张度是否一致（正常人两侧胸廓扩张度一致）（2分）	10		
4	触诊胸膜摩擦感	告知患者取坐位或仰卧位,充分暴露前胸部,考生将两手掌平置于患者两侧前胸下部（2分）,嘱患者做深慢呼吸,注意吸气相和呼气相有无如皮革相互摩擦的感觉（2分）;嘱患者屏住呼吸（2分）,重复前述动作,注意胸膜摩擦感是否消失（2分）。 考生口述检查结果：有无触及胸膜摩擦感（2分）	10		

序号	检查项目	评分要点	分值	扣分	得分
5	双侧语音震颤检查	告知患者取坐位或仰卧位，充分暴露前胸部和背部，考生两手掌面或手掌尺侧缘（小鱼际）（2分）平置于患者前胸壁和后胸壁两侧的对称部位，嘱患者发同等强度"yi"的长音（2分）。检查部位：前胸壁（上肺野、中肺野、下肺野），后胸壁（肩胛上区、肩胛间区和肩胛下区）（2分）；由上向下，双手交换（反复比较左、右两侧对应部位语音震颤的异同）（2分）。考生口述检查结果：语音震颤有无增强或减弱（2分）	10		
6	胸部叩诊	患者取坐位或仰卧位，放松肌肉，两臂下垂，保持呼吸均匀。首先叩诊前胸，从锁骨上窝开始，然后沿锁骨中线、腋前线自第1肋间隙由上向下逐一肋间隙进行叩诊（6分）。其次叩诊侧胸壁，嘱患者两臂抱起置于头上，从腋窝开始，沿腋中线、腋后线向下叩诊至肋缘（6分）。最后叩诊背部，嘱患者稍低头，身体稍向前倾，双手交叉抱肘，尽可能使肩胛骨移向外侧方，从肺尖开始，沿肩胛线逐一肋间隙向下叩诊，叩诊时应左右、上下、前后进行对比，并注意叩诊音的变化（6分）。考生口述检查结果：正常胸部叩诊音为清音（2分）	20		
7	全肺听诊	患者取坐位或仰卧位，嘱其微张口做均匀呼吸，必要时可做深呼吸或咳嗽数声后立即听诊（2分）。听诊顺序与叩诊相同，一般从肺尖开始（2分），由上向下分别检查前胸、侧胸壁和背部，听诊时要在上下、左右对称部位进行对比（4分）。考生口述检查结果：双肺正常呼吸音是否清晰，有无增强或减弱（2分）	10		

续表

序号	检查项目	评分要点	分值	扣分	得分
8	异常呼吸音及啰音检查	将听诊器体件置于患者胸壁,要求患者均匀而平静地呼吸(1分),必要时嘱患者深呼吸、屏气或咳嗽(1分)(隔衣听诊此项不得分)。听诊顺序:从肺尖开始,由上向下,从前胸、侧胸壁到背部(1分),在左、右两侧对称部位进行对比听诊,每处听1~2个呼吸周期(1分)。考生口述检查结果:有无异常呼吸音,有无啰音(1分)	5		
9	语音共振检查	嘱患者用一般的声音强度重复发出"yi"的长音(2分),将听诊器体件置于患者前胸壁、后胸壁,由上向下,在左、右两侧对称部位进行对比听诊(2分)。 考生口述检查结果:语音共振有无增强或减弱(1分)	5		
10	终末质量:操作熟练,动作规范、正确、连贯利索,表情严肃、态度认真	能与患者进行良好沟通(2分),患者未进行提示或暗示,其能有效配合(2分),操作熟练(2分),动作正确、规范、连贯利索(2分),对待考试态度认真,能向考官报告考试开始时间和结束时间(2分)	10		

任务八　心脏检查

【学习目标】

1. 知识目标　掌握心脏叩诊、听诊内容及检查方法。

2. 技能目标　能规范、熟练、完整地在 SP 或模型上进行心脏检查。

3. 素质目标　通过实践操作,培养学生高度的责任心、同情心、爱心、团队合作精神,学生能建立良好的人际关系。

【任务内容】

检查心脏时患者可取坐位或仰卧位,必要时取其他体位,如左侧卧位等。

1. 视诊

(1)胸廓:某些先天性心脏病患者,由于儿童期即已患先天性心脏病,心脏明显增大,可致心前区胸廓隆起,称为心前区隆起。成人有大量心包积液时,可见心前区饱满。严重的胸廓畸形,如鸡胸、脊柱严重变形等均可影响心脏功能。

(2)心尖搏动:心脏收缩时在左下前胸壁可见的局部搏动。正常人心尖搏动一般位于第5肋间左锁骨中线内侧0.5～1 cm处,搏动范围为2～2.5 cm。约1/3的正常人不能在体表看到心尖搏动。在病理情况下,心尖搏动可有位置、范围、强度、节律和频率等的变化,除心脏本身的病变外,胸部甚至腹部的疾病都可影响心尖搏动,如在左心室肥大、甲状腺功能亢进或发热等情况下,心尖搏动可增强;在心包积液、左侧大量胸腔积液时,心尖搏动可减弱或消失。

2. 触诊 触诊方法是检查者先用右手全掌开始检查,置于患者心前区,然后逐渐缩小到用右手手掌尺侧缘(小鱼际)或食指、中指及无名指指腹并拢同时触诊,以确定心尖搏动的准确位置、强度和有无抬举性心尖搏动。也可用单一食指指腹最后确认心尖搏动的准确位置。

(1)心尖搏动:当视诊看不到心尖搏动时可借助触诊检查,除能了解心尖搏动的位置、范围、频率和强度外,尚可借助触诊检查来确定震颤、血管杂音出现的时间。

(2)震颤:检查者用右手掌尺侧缘(小鱼际)接触患者心前区胸壁时有细而快的震动感,犹如用手触摸睡眠中的猫胸时的感觉,故又称"猫喘"。

3. 叩诊 叩诊的目的在于确定心脏(包括所属的大血管)的大小、形状及其位置。

(1)叩诊方法:以左手中指为板指,平置于心前区拟叩诊的部位;当患者取坐位时板指与肋间垂直放置,若患者取平卧位,则板指与肋间平行放置;以右手中指借助右腕关节活动均匀叩击板指,以听到声音由清音变浊音来确定心浊音界。

(2)叩诊顺序:首先叩左界,然后叩右界,由下向上,由外向内。左侧在心尖搏动最强点外2～3 cm处开始,逐个肋间向上,直至第2肋间。对各肋间叩得的浊音界逐一做标记,并测量其与胸骨中线的垂直距离。

(3)正常心脏浊音界:心脏叩诊不被肺遮盖的部分呈绝对浊音,而被肺遮盖的部分呈相对浊音。叩诊心脏的右侧心界,从肝浊音界的上一肋间开始,叩诊心脏的左侧心界,则从心尖搏动所在的肋间开始,由下向上,由外向内进行叩诊。沿肋间隙由外向内叩诊时,清音逐渐变成浊音,此为心脏的相对浊音界,表示已到达心脏的边界,反映心脏的实际大小;继续向内叩诊,浊音逐渐变成实音,此为心脏的绝对浊音界,表示已到达心脏不被肺遮盖的部分。正常人心脏的相对浊音界范围见下表。

正常人心脏的相对浊音界范围

右界/cm	肋间	左界/cm
2～3	Ⅱ	2～3
2～3	Ⅲ	3.5～4.5
3～4	Ⅳ	5～6
	Ⅴ	7～9

注:左锁骨中线距胸骨中线为8～10 cm。

心浊音界受多种因素的影响,如心脏本身病变或移位及胸膜、肺、心包、纵隔甚至叩诊力量等心脏以外的因素均可影响其大小。

4. 听诊　心脏听诊是心脏物理诊断中最重要的组成部分,也是较难掌握的方法。通过听诊可获得心率、心律、心音变化和心脏杂音等多种信息,不仅有助于做出心脏的解剖诊断,还可做出病理生理分析。因此,心脏听诊非常有助于心血管疾病的诊断与鉴别诊断。

1)部位与方法

(1)听诊区:心脏各瓣膜开放与关闭时所产生的声音传导至体表最易听清的部位称心脏瓣膜听诊区,与其解剖部位不完全一致。通常有 5 个听诊区:①二尖瓣区:位于心尖搏动最强点,又称心尖区。②肺动脉瓣区:在胸骨左缘第 2 肋间。③主动脉瓣区:位于胸骨右缘第 2 肋间。④主动脉瓣第二听诊区:在胸骨左缘第 3 肋间。⑤三尖瓣区:在胸骨左缘下端,即胸骨左缘第 4、5 肋间。

(2)听诊顺序:一般从心尖搏动处开始听诊,逐渐移到胸骨下端左缘,再沿胸骨下端左缘逐一肋间向上听诊至胸骨左缘第 2 肋间后再移至胸骨右缘第 2 肋间。也可在心底部先听诊,此时听诊顺序与上述相反。或者按瓣膜病变好发部位的顺序进行,即二尖瓣区、主动脉瓣区、主动脉瓣第二听诊区、肺动脉瓣区、三尖瓣区。

(3)患者体位:为防止漏听心脏杂音,应在患者坐位、平卧位时听诊。疑有二尖瓣狭窄者,嘱患者取左侧卧位进行听诊;疑有主动脉瓣关闭不全者,嘱患者取前倾坐位进行听诊。

2)听诊内容

(1)心率:每分钟的心跳次数。计数心率时应至少听诊 1 min,尤其在心律不齐时,不能以计数周围动脉的搏动次数来代替心率。通常心率是指静息时的心率,如心率超过 100 次/分应嘱患者静坐(卧)5～10 min 后再计数。正常人安静时心率范围为 60～100 次/分,大多数在 60～80 次/分,女性稍快,老年人稍慢,3 岁以下儿童多在 100 次/分以上。

(2)心律:心脏跳动的节律。正常人心脏跳动的节律是规整的,部分健康人尤其是儿童和青年有与呼吸有关的窦性心律不齐(一般无临床意义),表现为吸气时心率快而呼气时心率慢。

听诊所能发现的心律失常最常见的有期前收缩和心房颤动。期前收缩时可闻及在规整心搏的基础上出现提早心搏,此心搏的第一心音常增强,而其后的心搏间隙常延长。每次窦性心搏后都有一次期前收缩时听诊呈二联律;每两次窦性心搏后都有一次期前收缩时听诊呈三联律。心房颤动时心律完全不规则且第一心音强弱不等,并常有脉率少于心率(脉搏短绌)的现象。

(3)心音:正常一次窦性心搏的心音,在心音图中可有四个成分,依次为第一心音、第二心音、第三心音、第四心音,临床记录中用 S1、S2、S3、S4 表示。听诊时一般只能听到第一心音和第二心音,部分儿童和青年能听到第三心音,通常听不到第四心音,若听到第四心音,多属于病理情况。

(4)异常心音。①心音强度改变:心音强度受一些生理或病理情况的影响可发生变化,如运动、情绪激动、发热、贫血等可使心音增强,而急性心肌梗死、重症心肌炎、心包积液等可使心音减弱。心脏外的因素常可使心音减弱,如肥胖、肺气肿、左侧大量胸腔积液等。在某些病理情况下,心音强度改变只发生在第一心音或第二心音。②心音分裂:正常生理情况下,左心室、右心室的收缩或舒张并不同步,左心室略领先于右心室,收缩期二尖瓣的关闭稍早于三尖瓣,而舒张期主动脉瓣的关闭稍早于肺动脉瓣。

NOTE

163

一般情况下，这种时间差人耳不能分辨，听诊时仍为单一的第一心音和第二心音。当这种不同步的时距加大（＞0.03 s）时，即瓣膜关闭的时间差增加时可出现听诊的心音分裂现象。③心音性质改变：当心尖部第一心音性质改变，音调类似于第二心音，且心率较快，舒张期缩短而时限接近收缩期时，两个心音强弱几乎相等，间隔均匀一致，心音听诊如钟摆声，称为"钟摆律"，又称"胎心律"，见于严重心肌病。

（5）额外心音：第一心音和第二心音之外听到的附加心音称额外心音，可出现在收缩期或舒张期。收缩期额外心音有收缩早期喷射音（喀喇音），收缩中期、收缩晚期喀喇音。舒张期额外心音有病理性第三心音、病理性第四心音、二尖瓣开瓣音、心包叩击音等。人工瓣膜和置入人工起搏器也可导致额外心音，称医源性额外音。

（6）心脏杂音：与心音不同，心脏杂音是一种具有不同频率、不同强度、持续时间较长的正常心音以外的异常声音。心脏杂音的不同特性，对某些心脏病的诊断有重要参考价值。

听到一个心脏杂音，应根据其出现时间，起源部位，传导方向，性质，强度及与呼吸、体位变化的关系等来判断它的临床意义。

收缩期杂音：出现收缩期杂音的常见心脏病变见下表。

收缩期杂音的常见心脏病变

病变	杂音特点	伴发表现	临床意义
二尖瓣关闭不全	部位：心尖部。 时间：全收缩期。 传导：左腋下。 强度：柔和至响亮。响亮时常伴震颤。 音调：中到高。 性质：吹风样。 影响因素：吸气时心脏杂音不增强	第一心音常减弱，心尖部出现第二心音，反映左心室容量负荷增加。 其他：左心室扩大的体征	风湿性心脏病、特发性二尖瓣脱垂、乳头肌功能不良、左心室扩大等
三尖瓣关闭不全	部位：胸骨左缘下端。 时间：全收缩期。 传导：胸骨右侧和剑突区。可能到左锁骨中线，但不传导至腋下。 强度：变化不定。 音调：中等。 性质：吹风样。 影响因素：吸气时心脏杂音增强	有时可在胸骨左缘下端闻及第三心音。 其他：右心室扩大的体征	右心室扩大导致三尖瓣瓣环相对性扩大
室间隔缺损	部位：胸骨左缘第3、4肋间。 时间：全收缩期。 传导：广泛。 强度：响亮，伴震颤。 音调：高。 性质：常较粗糙	由于杂音响亮，第二心音常较模糊，可有肺动脉瓣第二心音亢进	先天性心脏病

续表

病变	杂音特点	伴发表现	临床意义
主动脉瓣狭窄	部位:胸骨右缘第2肋间。 时间:收缩中期。 传导:颈部,有时可向胸骨下端左缘、心尖部传导。 强度:有时可响亮,伴震颤。 音调:中等。 性质:粗糙。 影响因素:前倾坐位时明显	主动脉瓣第二心音减弱,并延长,有时可有第二心音逆分裂;先天性心脏病患者可听到收缩期的喀喇音。 其他:左心室扩大的体征	风湿性心脏病、先天性心脏病或退行性病变等
肺动脉瓣狭窄	部位:胸骨左缘第2肋间。 时间:收缩中期。 传导:响亮时,可传向左肩、左颈。 强度:不定,响亮时常伴震颤。 音调:中等。 性质:粗糙	肺动脉瓣第二心音减弱,可有明显的第二心音分裂,在收缩期可闻及喀喇音。 其他:右心室扩大的体征	先天性心脏病多见,多发生于儿童

舒张期杂音:舒张期杂音提示为心脏病变。最常见的有主动脉瓣关闭不全的舒张早期递减型杂音、二尖瓣狭窄的舒张早期或舒张晚期隆隆样杂音。出现舒张期杂音的常见心脏病变见下表。

舒张期杂音的常见心脏病变

病变	杂音特点	伴发表现	临床意义
主动脉瓣关闭不全	部位:胸骨左缘第2和第4肋间。 时间:舒张早期。 传导:心尖部,可能传导至胸骨右缘。 音调:高。 性质:吹风样。 影响因素:前倾坐位并呼气后屏气最清晰	在反流严重时出现第三心音或第四心音,脉压增加并可闻及舒张期杂音。 其他:左心室扩大的体征、周围血管征	风湿性心脏病、细菌性心内膜炎、主动脉根部扩张的主动脉瘤等
二尖瓣狭窄	部位:心尖部。 时间:舒张早期或舒张晚期。 传导:较局限。 强度:1~4级。 音调:低。 影响因素:左侧卧位、呼气末增强	第一心音增强,在第二心音后、杂音前可闻及二尖瓣开瓣音;若有肺动脉高压,可闻及肺动脉瓣第二心音增强并分裂。部分患者可有肺动脉瓣区舒张期杂音。 其他:右心室扩大的体征,心影呈"梨形"	风湿性心脏病

三尖瓣狭窄时,可在胸骨左缘下端闻及舒张期隆隆样杂音,临床罕见。

连续性杂音:动脉导管未闭时,主动脉内的血压无论是在收缩期还是在舒张期都高于肺动脉内的血压,因此,在心脏搏动的整个周期,血液不断从主动脉经过未闭的动脉导管注入肺动脉产生湍流,形成连续性杂音。可在胸骨左缘第 2 肋间及其附近区域闻及一连续、粗糙类似机器转动的声音,又称机器样杂音。连续性杂音也见于动静脉瘘。连续性杂音有别于同一瓣膜同时在收缩期和舒张期出现的双期杂音,应注意加以区分。

(7) 心包摩擦音:心包炎症时,由于炎症渗出,心包的脏层、壁层粗糙,在心脏活动时相互摩擦,产生一种音质粗糙而表浅的声音,称心包摩擦音。可出现在收缩期和舒张期,其发生与心脏有关,与呼吸无关。可与胸膜摩擦音鉴别。在胸骨左缘第 3、4 肋间可闻及,前倾坐位、屏气时更为明显。

【任务分析与讨论】

相关知识和技能点	记录讨论结果/答案	自我评价

【物品准备】

实训器材

序号	仪器设备名称	型号/图片
1	诊查床	
2	治疗车	
3	桌椅	

实训物品

序号	试剂/耗材	规格	配置方法或物品摆放方法
1	手消毒液	250 毫升/瓶	放置于治疗车上
2	听诊器	单头	放置于治疗车上
3	记号笔	可擦拭笔	放置于治疗盘内
4	酒精棉布	12 cm×12 cm,50 片/盒	放置于治疗盘内
5	直尺	50 cm	放置于治疗盘内
6	治疗盘	40 cm×30 cm,不锈钢	放置于治疗车上
7	一次性治疗巾	50 cm×70 cm	铺在治疗盘上

【任务实施】

心脏检查	检查方法	用物准备齐全。站在患者右侧,问候患者,告知其心脏检查注意事项。用七步洗手法进行手部清洁
		1.视诊心前区;观察心前区是否隆起、心尖搏动位置(检查者下蹲,以切线方向进行观察);视诊心前区有无异常心尖搏动。 2.触诊心尖搏动和震颤。先用右手手掌在心前区和心底部触诊,再用右手手掌尺侧缘(小鱼际),最后用食指指腹触诊确定心尖搏动的具体位置。用手掌尺侧缘(小鱼际)在各瓣膜听诊区触诊。 3.叩诊心浊音界。首先叩左界:从心尖搏动最强点外 2~3 cm 处开始,沿肋间由外向内,叩诊音由清音变浊音时做标记,如此由下向上叩诊至第 2 肋间。然后叩右界:先从右锁骨中线,自上而下,叩诊至肝浊音界,于其上一肋间由外向内叩诊出浊音界,自下而上叩至第 2 肋间。然后测量左、右心浊音界各标记点与胸骨中线的垂直距离和左锁骨中线与胸骨中线的垂直距离。 4.心脏听诊。先将听诊器体件置于心尖区,听诊心率(1 min)、心律、心音(心音强度改变、心音分裂、额外心音)、心脏杂音。然后依次在肺动脉瓣区、主动脉瓣区、主动脉瓣第二听诊区、三尖瓣区听诊
		帮助患者整理衣物,洗手,向考官汇报检查结果。终末质量:操作熟练,动作规范、正确、连贯利索,表情严肃、态度认真
	注意事项	心脏触诊、心脏听诊要明确五个瓣膜听诊区的位置,区分第一心音、第二心音

【任务评价】

(1) 模拟门诊诊室场景。由 SP 或助手充当患者角色,考生模拟医生角色,进行心脏检查的考核。

(2) 考查考生仪表仪态情况,心脏检查流程是否完整、有序,心脏检查过程中是否以患者为中心进行各项操作,按照心脏检查评分标准表赋分。

心脏检查评分标准

(满分 100 分,60 合格;考试时间为 10 min)

序号	检查项目	评分要点	分值	扣分	得分
1	操作准备	着装整洁,戴口罩、帽子(2分);向患者做简单说明,取得其配合操作(2分);选择患者体位,正确暴露患者的检查部位(2分);站在患者的右侧(2分);用七步洗手法洗手并进行手部消毒(2分)	10		

序号	检查项目	评分要点	分值	扣分	得分
2	视诊心前区	告知患者取仰卧位,充分暴露其前胸部,考生位于患者右侧,考生视线与胸廓同高,观察心前区有无隆起或凹陷(2分);再俯视观察有无异常心尖搏动(2分);观察心尖搏动的位置、强度、范围和有无抬举性心尖搏动(2分);考生报告检查结果,心前区有无隆起或凹陷,有无异常心尖搏动(2分);心尖搏动的位置、强度、范围和有无抬举性心尖搏动(每项 0.5 分,共 2 分)	10		
3	触诊心尖搏动和震颤	告知患者取坐位或仰卧位,充分暴露其前胸部,考生位于患者前面或右侧(2分)。心尖搏动及心前区搏动检查:考生先用右手全手掌置于心前区,再用右手手掌尺侧缘(小鱼际),最后用右手食指指腹触诊确定心尖搏动的具体位置(2分)。 震颤检查,用右手手掌尺侧缘(小鱼际)(2分)在各瓣膜听诊区触诊:二尖瓣区(心尖区)→肺动脉瓣区→主动脉瓣区→主动脉瓣第二听诊区→三尖瓣区(每个瓣膜听诊区 2 分,共 10 分)。 考生报告检查结果:心尖搏动的具体位置(正常人心尖搏动一般位于第 5 肋间左锁骨中线内侧 0.5～1.0 cm 处),心尖搏动有无增强或减弱(2分);心前区有无异常心尖搏动,有无震颤(2分)	20		
4	叩诊心浊音界	患者取平卧位时,检查者立于患者右侧,左手叩诊板指与肋间平行放置;患者取坐位时,宜保持上半身直立姿势,呼吸平稳,检查者面对患者,左手叩诊板指一般与肋间垂直放置(4分)。 首先叩左界,从心尖搏动最强点外 2～3 cm 处开始,沿肋间由外向内,叩诊音由清音变浊音时翻转板指,在板指中点相应的胸壁处用记号笔做标记,如此自而下,叩诊至第 2 肋间,分别做标记(10分)。			

NOTE

169

续表

序号	检查项目	评分要点	分值	扣分	得分
4	叩诊心浊音界	然后叩右界,先从右锁骨中线,自上而下,叩诊音由清音变浊音时为肝上界。于其上一肋间由外向内叩诊出浊音界,继续向上,分别于第3肋间、第2肋间叩诊出浊音界,做标记(10分);最后标出胸骨中线和左锁骨中线,用直尺测量左锁骨中线与胸骨中线间的垂直距离,以及左、右相对浊音界各标记点与胸骨中线的垂直距离,并记录(2分)。考生报告检查结果:报告实际测量结果,判断心脏的相对浊音界是否正常(4分)	30		
5	心脏听诊	告知患者取坐位或仰卧位,充分暴露其前胸部,考生位于患者前面或右侧(2分)。通常按逆时针方向依次听诊:二尖瓣区(心尖区)→肺动脉瓣区→主动脉瓣区→主动脉瓣第二听诊区→三尖瓣区(顺序错扣10分),心尖区听诊时间不少于30 s(2分)。考生报告检查结果:每分钟实测心率,以每分钟多少次表示,心律是否规整,有无心音强度改变、有无心音分裂(2分)、有无额外心音(2分),有无心脏杂音(2分)	20		
6	终末质量:操作熟练,动作规范、正确、连贯利索,表情严肃、态度认真	能与患者进行良好沟通(2分),患者未进行提示或暗示,其能有效配合操作(2分),操作熟练(2分),动作正确、规范、连贯利索(2分),对待考试态度认真,能向考官报告考试开始时间和结束时间(2分)	10		

任务九 血 管 检 查

【学习目标】

1. 知识目标 掌握脉搏及周围血管征检查内容及检查方法。

2. 技能目标 能规范、熟练地在 SP 或模型上进行脉搏、周围血管征检查。

3. 素质目标 通过实践操作,培养学生高度的责任心、同情心、爱心、团队合作精神,学生能建立良好的人际关系。

【任务内容】

1. 脉搏 见一般检查。

2. 异常脉搏 临床上常见的异常脉搏有以下几种。

（1）水冲脉：脉搏骤起骤降，急促有力，多见于脉压增大的情况。检查时，可紧握患者手腕掌面，并将其前臂高举过头，水冲脉可明显触知。常见于主动脉瓣关闭不全、动脉导管未闭等疾病。

（2）交替脉：一种节律正常而强弱交替出现的脉搏，由左心室的收缩强弱交替引起。常见于高血压心脏病、急性心肌梗死等。

（3）重搏脉：正常脉波在其下降期有一重复上升的脉波，但较第一个脉波低，不能触及。在梗阻性肥厚型心肌病等病理情况下，此脉波增高能触及，称为重搏脉。

（4）奇脉：吸气时脉搏明显减弱或消失。常见于心脏压塞或心包缩窄等疾病。

（5）毛细血管搏动征：用手指轻压患者指甲末端或以玻片轻压患者口唇黏膜，使局部发白，当心脏收缩和舒张时，发白的局部边缘发生有规律的红、白交替改变即为毛细血管搏动征。

3. 血管杂音 在主动脉瓣关闭不全、动脉导管未闭等脉压增大的情况下，可在股动脉和肱动脉处听到枪击音，加压时，可听到收缩期和舒张期双期吹风样杂音（即杜氏双重杂音）。甲状腺功能亢进时，可在甲状腺功能部位听到病理性动脉杂音；动静脉瘘时，可在病变部位听到连续性血管杂音；主动脉瓣狭窄时，可在右颈动脉处听到收缩期血管杂音；肾动脉狭窄时，可在腹部脐周、腰背部听到收缩期血管杂音。

【任务分析与讨论】

相关知识和技能点	记录讨论结果/答案	自我评价

相关知识和技能点	记录讨论结果/答案	自我评价

【物品准备】

实训器材

序号	仪器设备名称	型号/图片
1	诊查床	
2	治疗车	
3	桌椅	

实训物品

序号	试剂/耗材	规格	配置方法或物品摆放方法
1	手消毒液	250 毫升/瓶	放置于治疗车上
2	听诊器	钟型听诊器	放置于治疗车上
3	计时器	最小可设置 1 s	放置于治疗车上

【任务实施】

血管检查	检查方法	用物准备齐全。站在患者右侧,问候患者,告知其血管检查注意事项。用七步洗手法进行手部清洁。
		1.脉搏检查:用食指、中指和无名指三指触摸桡动脉,计时 1 min,注意脉搏的频率和节律。 2.周围血管征检查 (1)枪击音:在外周较大动脉(常选择股动脉)表面,轻放听诊器体件时可闻及与心跳一致短促如射枪的声音; (2)杜氏双重杂音:用听诊器体件稍加压于股动脉,并使体件开口方向稍偏向近心端,可闻及收缩期与舒张期双期吹风样杂音; (3)毛细血管搏动征:用手指轻压患者指甲末端或用玻片轻压患者口唇黏膜,使局部发白,当心脏收缩和舒张时,局部发白的边缘发生有规律的红白交替改变,即为毛细血管搏动征; (4)水冲脉:检查者握紧患者手腕掌面,并将其前臂高举过头,可明显感知桡动脉犹如水冲的急促而有力的脉搏冲击
		帮助患者整理衣物,洗手,向考官汇报检查结果。终末质量:操作熟练,动作规范、正确、连贯利索,表情严肃、态度认真
	注意事项	周围血管征类型较多,要区分每个类型的特点

【任务评价】

(1)模拟门诊诊室场景。由 SP 或助手充当患者角色,考生模拟医生角色,进行血管检查的考核。

(2)考查考生仪表仪态情况,血管检查流程是否完整、有序,血管检查过程中是否以患者为中心进行各项操作。按照血管检查评分标准表赋分。

血管检查

(满分 100 分,60 分合格;考试时间为 10 min)

序号	检查项目	评分要点	分值	扣分	得分
1	操作准备	着装整洁,戴口罩、帽子(2分);向患者做简单说明,取得其配合(2分);选择患者体位,正确暴露患者的检查部位(2分);站在患者的右侧(2分);用七步洗手法洗手(2分)	10		

序号	检查项目	评分要点	分值	扣分	得分
2	脉搏检查	考生口述并用示指、中指和环指三指搭在桡动脉，以右侧桡动脉或者左侧桡动脉均可（6分），测量 1 min 脉搏次数并进行记录（6分），两侧对比（6分），触诊脉搏时发现脉搏跳动不规则，进行记录（6分）。 考生汇报：脉搏分数（6分）	30		
3	周围血管征检查	患者排尿后取仰卧位，检查者站在患者右侧（5分）。 （1）枪击音：在外周较大动脉（常选择股动脉）表面，轻放听诊器体件时可闻及与心跳一致短促如射枪的声音（10分）。 （2）杜氏双重杂音：用听诊器体件稍加压力于股动脉，并使体件开口方向稍偏向近心端，可闻及收缩期与舒张期双期吹风样杂音（10分）。 （3）毛细血管搏动征：用手指轻压患者指甲末端或用玻片轻压患者口唇黏膜，使局部发白，当心脏收缩和舒张时，局部发白的边缘发生有规律的红白交替改变，即为毛细血管搏动征（10分）。 （4）水冲脉：检查者握紧患者手腕掌面，并将其前臂高举过头，可明显感知桡动脉犹如水冲的急促而有力的脉搏冲击（10分）。 考生汇报检查结果：患者周围血管征阴性（阳性）（5分）	50		
4	终末质量：操作熟练，动作规范、正确、连贯利索，表情严肃、态度认真	能与患者进行良好沟通（2分），患者未进行提示或暗示，其能有效配合操作（2分），操作熟练、连贯（2分），正确、规范（2分），对待考试态度认真，能向考官报告考试开始时间和结束时间（2分）	10		

任务十 腹 部 检 查

【学习目标】

1. 知识目标 重点掌握肝脏、脾脏的触诊、叩诊法,移动性浊音的检查方法。

2. 技能目标 能规范、熟练地在 SP 或模型上进行腹部检查。

3. 素质目标 通过实践操作,培养学生高度的责任心、同情心、爱心、团队合作精神,学生能建立良好的人际关系。

【任务内容】

腹部主要由腹壁、腹腔和腹腔内脏器组成。腹部范围上起横膈,下至骨盆,腹部上以两侧肋弓下缘和剑突与胸部为界,下至两侧腹股沟韧带和耻骨联合,前面和侧面由腹壁组成,后面为脊柱和腰肌。腹部检查应按照视诊、听诊、叩诊、触诊的顺序进行,尤以触诊最为重要。

1. 视诊 进行腹部视诊前,嘱患者排空膀胱,取低枕仰卧位,双手自然置于身体两侧,充分暴露腹部(从肋弓下缘、剑突至腹股沟韧带和耻骨联合)。室内必须温暖,光线要充足,最好利用自然光线,因为在灯光下常不能辨别皮肤的某些变化,如皮肤黄染等。光线应从头部或侧面射来,这样有利于观察腹部表面隆起、凹陷、蠕动和搏动。检查者应立于患者的右侧,自上而下进行全面观察,有时检查者需要将视线降低至腹平面,从侧面呈切线方向观察腹部。腹部视诊的主要内容有腹部外形、呼吸运动、腹壁静脉和腹壁皮肤等。

1)腹部外形 应注意腹部外形是否对称,有无全腹或局部膨隆、凹陷。

(1)正常腹部外形:发育且营养良好的健康正常成人平卧时,前腹壁大致处于肋缘至耻骨联合同一平面或稍低凹(称为腹部平坦),坐起时脐以下部分稍前凸。

(2)全腹膨隆:平卧时前腹壁明显高于肋缘与耻骨联合的平面。全腹膨隆时,常需测量腹围,观察膨隆程度和变化。测量方法是让患者排尿后取平卧位,用软尺经脐绕腹一周,所测得周长即为腹围,通常以厘米为单位。

(3)局部膨隆:常由腹腔内脏器肿大、腹内肿瘤、炎性包块、胃或肠胀气、局限性积液、腹壁上肿物等引起,可见前腹壁局部隆起。应注意局部膨隆的部位、外形,是否随呼吸或体位改变而移动,有无搏动等。

(4)全腹凹陷:仰卧位时前腹壁明显低于肋缘与耻骨联合的平面。

(5)局部凹陷:较少见,可见于腹壁疝(白线疝、脐疝、腹股沟疝或切口疝)和手术后腹壁瘢痕。

2)呼吸运动 正常人腹壁随呼吸上下起伏,称为腹式呼吸运动。

3)腹壁静脉 正常人腹壁皮下静脉一般不能看见,较消瘦或皮肤白皙的人才隐约可见。

4)腹壁皮肤 腹壁皮肤检查内容包括有无皮疹、色素沉着、腹纹和腹壁瘢痕等,并记录这些异常情况所在部位。

2. 触诊　触诊是腹部检查的主要方法,进行腹部触诊前,患者应排空膀胱,取低枕仰卧位,双手自然置于身体两侧,双腿屈膝稍分开,以使腹肌松弛,做张口平静腹式呼吸,使膈下脏器随呼吸上下移动。检查者应立于患者右侧,触诊时手掌应保持温暖。触诊一般先从左下腹开始,以逆时针方向至右下腹,再到脐部,依次触诊腹部各区。原则是先触诊健康部位,再逐渐移向病变部位,以免给患者带来错觉。并注意将病变部位与健康部位进行比较,边触诊边观察患者的反应与表情。对精神紧张或有痛苦表情者,应给予安慰和解释,亦可边触诊边与其交谈,转移其注意力而减少腹肌紧张,以保证顺利完成检查。

1)触诊方法

(1)浅部触诊:检查者将右手轻轻放在患者的腹部,利用掌指关节和腕关节的协调动作,轻柔地进行滑动触诊。

(2)深部触诊:可用右手指掌面由浅入深,逐渐加压以达到深部。深部触诊应使腹壁压陷至少 2 cm。当患者腹壁较厚或检查者力气较小时,可用左手置于右手手背上,双手重叠用力加压触诊。

①深部滑行触诊法:检查者以并拢的食指、中指、无名指指端逐渐压向腹腔内脏器或包块,在被触及的脏器或包块上做上下左右的滑动触摸,以探知脏器或包块的形态和大小。

②双手触诊法:右手置于腹壁被检查部位,左手置于被检查脏器或包块的后部,并将其推向右手方向,除可起固定作用外,还可使被检查脏器或包块更接近体表,以利于右手触诊。

③深压触诊法:以右手的食指、中指逐渐深压,以探测腹腔深部病变部位,或确定腹腔压痛点。

④冲击触诊法:又称浮沉触诊法。检查者右手食指、中指、无名指并拢,并弯曲成 $70° \sim 90°$ 角,置于腹壁拟检查的相应部位,做数次急速而较有力的冲击,使腹水在腹腔内脏器表面暂时移去,脏器随之浮起,冲击时会出现腹腔内脏器或包块在指端浮沉的感觉。本法一般只用于存在大量腹水时肝脏、脾脏或腹腔包块的触诊。

(3)钩指触诊法:本法适用于腹壁薄软者和儿童。检查者将右手指弯成钩状,右手掌放在患者右前胸下部,嘱患者做腹式呼吸,检查者随患者吸气,利用钩指迎触下移的肝脏边缘。

2)触诊内容

(1)腹壁触诊。

腹壁紧张度:正常人腹壁有一定张力,但触之柔软,较易压陷(称为腹壁柔软)。有腹部病变者,全腹腹壁紧张度增加或局部腹壁紧张度增加,甚至出现板样强直。

压痛和反跳痛:正常人腹部触压时不引起疼痛,重压时仅有一种压迫感,真正的压痛多来自腹壁和腹腔内病变。检查者用手触压腹部出现压痛后,手指仍压于原处稍停片刻,使压痛感觉趋于稳定,然后迅速将手抬起,若此时患者感觉腹痛骤然加重,并伴有痛苦的表情或呻吟,称为反跳痛。反跳痛是腹腔内脏器的炎症已累及腹膜壁层的征象,是当突然将手抬起时腹膜被牵拉而引起的一种剧烈疼痛。

腹部包块：通过浅部触诊、深部触诊探知腹部包块。

（2）脏器触诊。

肝脏触诊：可采用单手触诊法、双手触诊法和钩指触诊法。①单手触诊法：检查者将右手掌平放于患者右上腹部，中间三指并拢，掌指关节和腕关节自然伸直，使食指的桡侧缘面向肋缘，或食指与中指的指端压向肋缘，自脐水平线或估计肝下缘的下方开始触诊，自下而上与患者的腹式呼吸运动密切配合，呼气时患者腹壁松弛下陷，手指及时向腹壁深部加压，吸气时患者腹壁隆起，手指向肋缘方向触诊下移的肝下缘，如此反复进行，手指逐渐向肋缘方向移动，直到触及肝下缘或肋缘为止。②双手触诊法：检查者的右手位置同单手触诊法，不同的是用左手托住患者的右后腰部，左手拇指置于右季肋区，触诊时左手向上推，使肝下缘紧贴前腹壁而下移，并限制右下胸部在吸气时扩张，以增加膈下移的幅度，提高触诊的效果。③钩指触诊法：适用于儿童和腹壁薄软者。触诊时，检查者位于患者右肩旁，面向其足部，将右手掌搭在其右前胸下部，右手第2～5指并拢屈曲成钩状，嘱患者做深而慢的腹式呼吸运动，检查者随吸气而更进一步屈曲掌指关节，这样手指指腹容易触及下移的肝下缘。肝脏触诊的内容有肝脏的大小、质地、表面和边缘状况、压痛、搏动、肝区摩擦感、肝震颤。正常人的肝脏质地柔软、触之如撅起的嘴唇，表面光滑，边缘整齐且厚薄一致，无压痛、搏动、肝区摩擦感和肝震颤。

脾脏触诊：患者取仰卧位或右侧卧位，取仰卧位时患者双腿屈曲，取右侧卧位时右下肢伸直，左下肢屈曲。脾脏触诊手法与肝脏触诊手法大致相同，常用单手触诊法、双手触诊法或钩指触诊法。不同的是双手触诊时，检查者的左手绕过患者的腹前方，左手掌置于患者左后腰部，四指自然并拢，触诊的右手平放于髂嵴连线的左侧前腹壁上，手指与左季肋缘垂直，先沿左锁骨中线逐渐向左季肋缘触摸，如未触到，可再沿左腋前线或左胸骨旁线进行检查。钩指触诊法：触诊时，检查者位于患者左肩旁，面向其足部，右手的第2～5指并拢屈曲成钩状，对着左季肋缘迎触下移的脾下缘。正常情况下脾脏不能触及。内脏下垂或左侧胸腔积液、积气时膈下降，可使脾脏向下移位。除此以外，能触到脾脏则提示脾大。触到脾脏时要注意其大小、质地、表面和边缘状况、压痛和脾区摩擦感等。

脾大的描述：临床实际中，常将脾大分为轻度肿大、中度肿大、重度肿大三度。深吸气时，脾缘不超过肋下2 cm为轻度肿大；超过2 cm至脐水平线以上为中度肿大；超过脐水平线或前正中线为重度肿大（巨脾）。

脾大可用三线进行测量：测量左锁骨中线与左肋缘交点至脾下缘的距离（Ⅰ线）；脾大明显时，则测左锁骨中线与左肋缘交点至脾最远点的距离（Ⅱ线），或测前正中线与脾右缘的距离（Ⅲ线），若脾超过前正中线以"＋"表示，若脾未超过前正中线则以"－"表示。

胆囊触诊：可采用单手滑行触诊法或钩指触诊法。检查者将左手拇指指腹钩压于患者右肋下胆囊点处，其余四指平放于右胸壁，然后嘱患者缓慢深吸气。正常人胆囊不能触及。如在右肋下腹直肌外缘触及一梨形或卵圆形且张力较高的包块，并随呼吸上下移动，即为肿大的胆囊，见于胆囊炎、胆囊癌及胆囊结石。在吸气过程中，发炎的胆囊下移时碰到用力按压的拇指，即可引起疼痛，此为胆囊触痛征阳性，如因剧烈疼痛

177

而突然屏气，称墨菲征(Murphy征)阳性。

肾脏触诊：检查肾脏时一般采用双手触诊法。患者可取平卧位或立位，卧位时触诊右肾，嘱其双下肢屈曲，并做较深呼吸，检查者立于其右侧，以左手掌托住其右腰部，并向上推动，右手掌平放在上腹部右腹直肌外缘，手指方向大致平行于右肋缘而稍横向。当患者吸气时，若能触到光滑圆钝的脏器，可能为右肾下极。若用双手夹持右肾下极，患者常有酸痛或类似恶心的不适感。触诊左肾时，左手越过患者前方而托住患者左腰部，右手掌平放于其左腹直肌外缘，依前法双手触诊左肾。如卧位未触及肾，还可让患者立于床旁，检查者位于其侧面用双手触诊法触诊。正常人的肾脏一般不能触及。小儿或消瘦者可触及右肾下极。应注意肾脏大小、形状、硬度、压痛、表面状况和移动度。

压痛点。①季肋点：第10肋骨前端。②上输尿管点：脐水平线腹直肌外缘。③中输尿管点：两髂前上棘连线与耻骨结节垂直线的交点，相当于输尿管进入骨盆腔之处。④肋脊点：背部第12肋骨与脊柱夹角的顶点。⑤肋腰点：第12肋骨与腰肌外缘的夹角。肾脏及尿路有炎症或结石病变等，上述各压痛点均可有压痛。

（3）液波震颤：患者取平卧位，检查者用一手的掌面轻贴于患者一侧腹壁，另一手四指并拢屈曲，用指端叩击对侧腹壁，如有大量游离腹水，则可有波动感或液波震颤。为排除是腹壁本身振动传至对侧，可让患者将手掌尺侧缘压在脐部腹正中线上，重复上述步骤。

3. 叩诊

（1）腹部叩诊音：一般采用间接叩诊法较为可靠。正常情况下，腹部叩诊除肝脏、脾脏所在部位为浊音或实音外，其余部位均为鼓音。

（2）肝脏叩诊：用间接叩诊法确定肝上界时，一般是沿右锁骨中线，右腋中线和右肩胛线，由肺区向下叩向腹部。当由清音变为浊音时，即为肝上界，又称肝相对浊音界。再向下叩1～2肋间，则浊音变为实音，称肝绝对浊音界（亦为肺下界）。正常人肝上界在右锁骨中线第5肋间，右腋中线第7肋间，右肩胛线第10肋间。肝下界与胃、结肠等重叠，很难准确叩诊，故多用触诊来确定肝下界。正常人在右锁骨中线上的肝上下径为9～11 cm。

肝区叩击痛的检查方法：检查者将左手掌平置于右胸下部，右手握拳，叩击在左手手背上。正常人肝区无叩击痛，肝炎、肝脓肿者，肝区有叩击痛。

（3）肾脏叩诊：患者取坐位或侧卧位，检查者将左手掌平放于肋脊角处，右手握拳用尺侧缘以轻度到中等的力量叩击在左手手背上。

（4）移动性浊音叩诊法：主要用于检查有无腹水存在。患者取平卧位，从脐部向两侧叩诊，如有腹水，由于含气的肠管浮动在脐部或腹中部，则为鼓音，而叩诊腹侧壁时则为浊音。然后请患者转向对侧位，腹水转移至对侧下部，则上侧腹部原叩诊浊音变为鼓音，这种随体位转变而改变的浊音称为移动性浊音。一般腹水在1000 mL以上才能清楚叩诊出移动性浊音。

4. 听诊 听诊时患者取平卧位，检查者将已温暖的听诊器体件置于腹壁上，在腹部进行全面听诊，听诊内容主要有肠鸣音、振水音、血管杂音、摩擦音及妊娠5个月以上妇女的胎儿心音。

（1）肠鸣音：肠鸣音的听诊应在触诊、叩诊前进行，可以避免外加因素的刺激使肠蠕动发生变化。正常情况下，肠鸣音每分钟达 4～5 次，其声响和音调变异较大，只能靠医生的经验来判断肠鸣音是否正常。肠鸣音每分钟达 10 次以上，但音调不特别高亢响亮，称肠鸣音活跃；肠鸣音高亢呈叮当声或金属声，称肠鸣音亢进，见于机械性肠梗阻。若持续听诊 3～5 min，未听到肠鸣音，称为肠鸣音消失，多见于麻痹性肠梗阻。

（2）振水音：胃内有大量液体及气体存留时可出现振水音。患者取仰卧位，检查者用一耳凑近其上腹部，或将听诊器体件置于患者上腹部，然后用稍弯曲的手指连续而迅速地冲击患者上腹部，如能听到气、液撞击的声音，即为振水音。

【任务分析与讨论】

相关知识和技能点	记录讨论结果/答案	自我评价

NOTE

【物品准备】

实训器材

序号	仪器设备名称	型号/图片
1	诊查床	
2	治疗车	
3	桌椅	

实训物品

试剂/耗材	规格	配置方法或物品摆放方法
手消毒液	250 毫升/瓶	放置于治疗车上

【任务实施】

腹部检查	检查方法	用物准备齐全。站在患者右侧,问候患者,告知其腹部检查注意事项。用七步洗手法进行手部清洁
		体位:取仰卧位,双手自然放于身体两侧,双腿屈起稍分开。腹部检查应按照视诊、听诊、叩诊、触诊的顺序进行。 1.视诊腹部外形(蹲下平视)、腹壁皮肤、呼吸运动、腹壁静脉、胃肠型或蠕动波。 2.听诊肠鸣音至少1 min(在脐附近),检查振水音。 3.叩诊全腹(自左下腹开始,逆时针进行)。 4.叩诊肝上界、肝下界。 5.检查液波震颤。左手掌掌面轻贴患者右侧腹壁,用右手指指端叩击左侧腹壁,必要时请患者或助手用右手掌尺侧缘压在脐部腹正中线上,再叩击对侧腹壁。 6.叩诊移动性浊音。从脐部开始,沿脐水平向左侧方向移动叩诊,叩及浊音时,叩诊板指固定位置,嘱患者取右侧卧位,稍停片刻,重新叩诊该处;然后向右侧移动叩诊,叩及浊音时,叩诊板指固定位置;嘱患者向左侧翻身180°,取左侧卧位,停留片刻后再次叩诊。 7.检查肾区叩击痛。全腹触诊,先浅部触诊后深部触诊。一般自左下腹开始滑行触诊,然后沿逆时针方向移动,检查腹壁紧张度、压痛和反跳痛、腹部包块。 8.肝脏触诊。用左手拇指置于右季肋区,其余四指置于背部,右手自右髂窝沿右锁骨中线,与呼吸运动配合,向肋缘滑行触诊,直至触及肝下缘或肋缘。如果肋下触及肝脏,必要时在右锁骨中线叩出肝上界、肝下界,并测量肝上下径。肝大者做肝颈静脉回流征检查。在前正中线触诊肝脏。一般从脐部开始,自下而上滑行触诊,与呼吸运动配合,测量肝缘与剑突根部间的距离。 9.脾脏触诊。左手掌置于患者左腰部第7~10肋处,右手掌自脐部开始,两手配合,随呼吸运动深部滑行,向肋弓方向触诊脾脏,直至触及脾缘或左肋缘。触诊不满意时,可嘱患者取右侧卧位,右下肢伸直,左下肢屈曲,再行触诊。如脾大,则测量Ⅰ线、Ⅱ线和Ⅲ线。 10.墨菲(Murphy)征检查。检查麦氏点(McBurney点)压痛、反跳痛的情况
		帮助患者整理衣物,洗手,向考官汇报检查结果;终末质量:操作熟练,动作规范、正确、连贯利索,表情严肃、态度认真
	注意事项	肝脏触诊要求按照视诊、触诊顺序进行,肝界叩诊要明确

【任务评价】

(1) 模拟门诊诊室场景。由 SP 或助手充当患者角色,考生模拟医生角色,进行腹部检查的考核。

(2) 考查考生仪表仪态情况,腹部检查流程是否完整、有序,腹部检查过程中是否以患者为中心进行各项操作。按照腹部检查评分标准表赋分。

腹部检查评分标准

(满分 100 分,60 分及格;考试时间为 10 min)

序号	检查项目	评分要点	分值	扣分	得分
1	操作准备	着装整洁,戴口罩、帽子(1 分);向患者做简单说明,取得其配合(1 分);选择患者体位,正确暴露患者的检查部位(1 分),站在患者的右侧(1 分);用七步洗手法洗手(1 分)	5		
2	视诊腹部外形(蹲下平视)	考生将视线降低至腹平面,从侧面呈切线方向观察腹部(2 分),考生口述观察所得到的结论,包括腹部外形是否对称,有无全腹或局部膨隆、凹陷(2 分);腹壁皮肤有无皮疹、色素沉着、腹纹和腹壁瘢痕等,并描述具体所在部位(2 分);腹壁是否随呼吸上下起伏,是否为腹式呼吸(2 分);是否观察到腹壁静脉,有无胃肠型或蠕动波(2 分)	10		
3	听诊肠鸣音,检查振水音	告知患者取仰卧位,暴露腹部,腹部放松,双腿屈曲,考生位于患者右侧(2 分)。 1.听诊肠鸣音:听诊肠鸣音至少 1 min(在脐附近)。考生报告检查结果:肠鸣音多少次/分(4 分)。 2.检查振水声:考生用一耳凑近患者上腹部或将听诊器体件置于患者上腹部;右手四指并拢,于左上腹部(胃部)腹壁向下冲击;听诊有无气、液撞击的声音。考生报告检查结果:是否闻及振水音(正常人空腹时不能闻及振水音)(4 分)	10		
4	叩诊全腹(自左下腹开始,逆时针进行)	考生采用间接叩诊法叩诊腹部,口述正常情况下,腹部叩诊除肝脏、脾脏所在部位为浊音或实音外,其余部位均为鼓音(5 分)	5		
5	叩诊肝上界、肝下界	用间接叩诊法确定肝上界时,一般是沿右锁骨中线、右腋中线和右肩胛线,由肺区向下叩向腹部(2 分)。当由清音变为浊音时,即为肝上界,又称肝相对浊音界(2 分)。再向下叩 1~2 肋间,则浊音变为实音,称肝绝对浊音界(亦为肺下界)(2 分)。考生口述正常人肝上界在右锁骨中线第 5 肋间(2 分),右腋中线第 7 肋间,右肩胛线第 10 肋间。正常人在右锁骨中线上的肝上下径为 9~11 cm(2 分)	10		

序号	检查项目	评分要点	分值	扣分	得分
6	检查液波震颤	检查时,考生左手掌掌面轻贴患者右侧腹壁,右手四指并拢屈曲,用右手指指端叩击左侧腹壁(2分)。若左手掌有波动感,为排除是腹壁本身振动传至对侧,请患者或助手用右手掌尺侧缘压在脐部腹正中线上,再叩击对侧腹壁,若贴于右侧腹壁的手掌仍有被液体冲击的感觉,则为液波震颤阳性(3分)	5		
7	叩诊移动性浊音	患者取仰卧位(2分),液体因重力作用多积聚于腹腔低处,含气的肠管漂浮其上,故叩诊腹中部呈鼓音,腹侧壁呈浊音(2分)。患者取侧卧位时,液体随之流动,叩诊上侧腹部变为鼓音,下侧腹部变为浊音(3分)。动作连贯自如,左右侧均进行叩诊,患者配合(3分)	10		
8	检查肾区叩击痛	患者取坐位或侧卧位,考生将左手掌平放于患者肋脊角处,右手握拳用尺侧缘以轻度到中度的力量叩击左手背(5分)	5		
9	全腹触诊,先浅部触诊后深部触诊	考生立于患者右侧,触诊时手掌应保持温暖(1分),口述对精神紧张或有痛苦者,应给予安慰和解释,亦可边触诊边与其交谈,转移其注意力而减少腹肌紧张,以保证顺利完成检查(2分)。考生进行如下操作。浅部触诊:考生将右手轻轻放在患者的腹部,利用掌指关节和腕关节的协调动作,轻柔地进行滑动触摸(2分)。深部触诊:考生用右手指掌面由浅入深,逐渐加压以达到深部。深部触诊应使腹壁压陷至少2 cm。当患者腹壁较厚或考生力气较小时,可用左手置于右手手背上,双手重叠用力加压触诊(2分)。按照逆时针方向检查(1分)。检查腹壁紧张度、压痛和反跳痛、腹部包块。考生报告检查结果:有无腹壁紧张、腹部压痛、腹部反跳痛,有无腹部包块(2分)	10		

NOTE

序号	检查项目	评分要点	分值	扣分	得分
10	肝脏触诊	提醒患者两膝关节屈曲，腹壁放松（2分）。考生采用双手触诊法，用左手托住患者的右后腰部，左手拇指置于右季肋区，触诊时左手向上推，使肝下缘紧贴前腹壁而下移（2分），触诊时嘱患者做腹式呼吸运动，呼气时患者腹壁松弛下陷，右手手指及时向腹壁深部加压，吸气时患者腹壁隆起，手指逐渐向肋缘方向触诊下移的肝下缘（2分），口述肝脏触诊的内容，包括肝脏的大小、质地、表面和边缘状况、压痛、搏动、肝区摩擦感、肝震颤情况（2分）。正常人的肝脏质地柔软，触之如撅起的嘴唇，表面光滑，边缘整齐且厚薄一致，无压痛、搏动、肝区摩擦感和肝震颤（2分）	10		
11	脾脏触诊	提醒患者取仰卧位，双腿屈曲，考生左手绕过患者的腹前方，左手掌置于患者左腰部第7~10肋处，将脾脏从后向前托起（3分）。右手掌平放于上腹部，与左季肋缘垂直，以稍弯曲的手指末端轻压向腹部深处，随患者腹式呼吸运动，由下向上逐渐触诊至脾缘或左肋缘（3分）。考生口述，是否在肋下触及脾脏（2分），若触及脾脏应描述其大小、质地、表面和边缘状况，有无压痛和脾区摩擦感（2分）	10		
12	墨菲征检查	考生将左手平放在患者右肋下，先以左手拇指指腹用适度压力钩压于右肋下胆囊点处，然后嘱患者缓慢深吸气（3分），考生口述，在深吸气时发炎的胆囊下移时碰到用力按压的拇指，即可引起疼痛，患者突然屏气，为墨菲征阳性（2分）	5		
13	终末质量:操作熟练，动作规范、正确、连贯利索，表情严肃、态度认真	能与患者进行良好沟通（1分），患者未进行提示或暗示，能有效配合操作（1分），操作熟练（1分），动作正确、规范、连贯利索（1分），对待考试态度认真，能向考官报告考试开始时间和结束时间（1分）	5		

任务十一 脊柱、四肢检查

【学习目标】

1. 知识目标 重点掌握脊柱、四肢的检查方法。

2. 技能目标 能规范、熟练地在 SP 或模型上进行脊柱、四肢检查。

3. 素质目标 通过实践操作,培养学生高度的责任心、同情心、爱心、团队合作精神,学生能建立良好的人际关系。

【任务内容】

1. 脊柱检查 脊柱由 24 块椎骨、1 块骶骨、1 块尾骨以及连接它们的韧带、关节、椎间盘装置连接构成,具有支持躯干、吸收震荡、传导应力、保护脊髓和内脏等作用,并有活动功能。检查方法是视诊和触诊,必要时配合叩诊。

(1)生理性弯曲:正常成人脊柱存在颈曲、胸曲、腰曲和骶曲,使脊柱呈"S"形。脊柱侧弯视诊检查:于直立位时从侧面观察,再于直立位时从背面观察,其两肩是否对称,两肩胛骨下角连线与两髂嵴最高点连线是否平行,两臀褶是否对称,若出现异常,说明脊柱存在侧弯。脊柱侧弯触诊检查:检查者用食指、中指或拇指沿脊椎棘突尖,以适当压力往下划压,划压后皮肤可出现一条轻度充血痕,观察此痕是否正直,以判断脊柱有无侧弯。

(2)脊柱活动度:正常脊柱可前屈、后伸、侧弯和旋转。检查颈段脊柱时应固定患者双肩,检查腰段脊柱时应固定患者骨盆,然后做脊柱旋转活动检查。

正常时颈段脊柱可前屈、后伸 45°,左右侧弯 45°,旋转 60°,腰段脊柱在骨盆固定的条件下可前屈 45°,后伸 35°,左右侧弯 30°,旋转 45°。活动受限见于软组织损伤、骨质增生、骨质破坏、骨折、脱位以及椎间盘突出症。

(3)脊柱压痛与叩击痛:检查脊柱压痛时,患者取端坐位,身体轻度前倾。检查者用拇指或食指指腹,自上而下依次按压脊柱棘突和横突部、椎旁肌肉。正常时应不出现脊柱压痛,发现压痛点时,应根据正常解剖标志,确认压痛点。

脊柱叩击痛的检查方法有两种。①直接叩击法:用手指尖或叩诊锤直接叩击各个脊柱棘突,常用于胸椎、腰椎病变的检查。②间接叩击法:用左手手掌置于患者头顶部,右手握拳以尺侧缘叩击左手手背。

2. 四肢与关节 四肢与关节的检查包括形态与运动功能两方面。正常人四肢左右两侧形态对称,无畸形,关节活动不受限制且无反常活动,检查时肢体处于功能位或手的休息位。

(1)视诊:观察肢体有无成角、短缩或旋转畸形,关节有无红肿,关节附近肌肉有无萎缩等。常见的畸形有膝内、外翻畸形,足内、外翻畸形,肢端肥大,杵状指,匙状甲(又称反甲,表现为甲皮中部凹陷,边缘翘起,表面粗糙有条纹,多见于缺铁性贫血)。骨折及关节脱位时可显示骨、关节畸形。

（2）触诊：包括皮温、压痛点、骨与关节正常解剖标志是否改变、肌肉与滑囊和周围神经干是否增粗、是否有肿块。

浮髌试验检查方法：患者取平卧位，下肢伸直肌肉放松，检查者一手向远端按压髌上囊部，将可能存在的积液挤向髌骨下方；另一手食指和中指轻压髌骨，髌骨有被积液浮起的感觉，即为浮髌试验阳性。

【任务分析与讨论】

相关知识和技能点	记录讨论结果/答案	自我评价

【物品准备】

实训器材

序号	仪器设备名称	型号/图片
1	诊查床	

续表

序号	仪器设备名称	型号/图片
2	治疗车	
3	桌椅	

实训物品

试剂/耗材	规格	配置方法或物品摆放方法
手消毒液	250毫升/瓶	放置于治疗车上

【任务实施】

脊柱、四肢检查	检查方法	用物准备齐全。站在患者右侧,问候患者,告知其脊柱、四肢检查注意事项。用七步洗手法进行手部清洁	
		脊柱检查	1.脊柱弯曲度检查。 2.脊柱活动度检查。 3.脊柱压痛与叩击痛检查
		四肢检查	1.上肢检查:检查皮肤状态、上肢关节状态。 2.下肢检查:检查皮肤状态、下肢关节状态、浮髌试验
	注意事项	帮助患者整理衣物,洗手,向考官汇报检查结果;终末质量;操作熟练,动作规范、正确、连贯利索,表情严肃、态度认真	
		脊柱在各个阶段的生理性弯曲	

【任务评价】

（1）模拟门诊诊室场景。由 SP 或助手充当患者角色，考生模拟医生角色，进行脊柱、四肢检查的考核。

（2）考查考生仪表仪态情况，脊柱、四肢检查流程是否完整、有序，脊柱、四肢检查过程中是否以患者为中心进行各项操作。按照脊柱、四肢检查评分标准表赋分。

脊柱、四肢检查评分标准
（满分 100 分，60 分合格；考试时间为 10 min）

序号	检查项目	评分要点	分值	扣分	得分
1	操作准备	着装整洁、戴口罩、帽子（2 分）；向患者做简单说明，取得其配合（2 分）；选择患者体位，正确暴露患者的检查部位（2 分），站在患者的右侧（2 分）；用七步洗手法洗手（2 分）	10		
2	脊柱检查	考生告知患者体位、姿势，患者取坐位或站立位，充分暴露其躯干，考生立于患者后面（5 分）。 1.脊柱弯曲度检查 (1)观察脊柱生理性弯曲是否存在（需从侧面和背面两个方位观察）（2 分）。 (2)观察有无脊柱侧弯、病理性前凸和后凸畸形（2 分）。 (3)用食指、中指或拇指沿脊椎棘突尖以适当压力往下划压，划压后皮肤出现一条红色充血痕，以此痕判断有无脊柱侧弯（2 分）。 2.脊柱活动度检查 (1)颈椎活动度检查（4 分）。 ①考生双手固定患者双肩； ②嘱患者做颈部前屈、后伸、左右侧屈运动，观察患者颈椎活动度； ③嘱患者做颈部左右旋转运动，观察患者颈椎活动度。 (2)腰椎活动度检查（4 分）。 ①如患者为坐位，嘱其改为立位，考生双手固定患者骨盆； ②嘱患者做腰部前屈、后伸、左右侧屈运动，观察患者腰椎活动度； ③嘱患者做腰部左右旋转运动，观察患者腰椎活动度。 3.脊柱压痛与叩击痛检查 (1) 脊柱压痛检查（4 分）	30		

NOTE

续表

序号	检查项目	评分要点	分值	扣分	得分
2	脊柱检查	考生用右手拇指自上而下依次按压脊椎棘突和横突部、椎旁肌肉,发现压痛点时须重复检查确认。 (2)脊柱叩击痛检查(4分) ①直接叩击法,考生用手指尖或叩诊锤依次轻叩各个椎体棘突,了解各部位有无疼痛。 ②间接叩击法:嘱患者挺直头颈部及脊柱,考生将左手掌置于患者头顶部,右手半握以尺侧缘(小鱼际)叩击左手手背,了解各部位有无疼痛。 考生报告检查结果:生理状况下脊柱弯曲度,脊柱活动度及是否存在脊柱压痛与叩击痛(3分)	30		
3	上肢检查	1.考生取立位,告知患者体位、姿势,患者取立位、坐位或仰卧位,双手自然放松并充分暴露上肢,考生位于患者前面或右侧(5分) 2.视诊内容 (1)患者双手有无红肿、皮肤破损、皮下出血,有无肌萎缩等(5分)。 (2)手指末端有无发绀、苍白,有无杵状指、匙状甲(反甲)(5分)。 (3)双手指关节有无畸形、肿胀、活动受限等(5分)	20		
4	下肢检查	考生取立位,告知患者体位、姿势,患者取坐位或仰卧位,双侧下肢自然放松并充分暴露下肢。考生位于患者前面或右侧(5分)。 检查内容和方法 1.双侧小腿和膝关节视诊 (1)患者双侧小腿有无皮损或溃烂、皮下出血、表浅静脉曲张、水肿、肌萎缩,有无隆起,双下肢是否对称等(5分)。 (2)双侧膝关节有无畸形、肿胀等(5分)。 2.双侧小腿和膝关节触诊(需检查双侧,只检查单侧扣2分) (1)按压患者胫前皮肤,观察有无凹陷(2分)。 (2)按压双侧膝关节,观察双侧膝关节有无压痛,周围有无包块(3分)。	30		

续表

序号	检查项目	评分要点	分值	扣分	得分
4	下肢检查	3.浮髌试验（5分） （1）患者取仰卧位，考生左手拇指和其余手指分别固定在患者膝关节上方两侧，并加压压迫髌上囊。 （2）右手拇指和中指分别固定在患者膝关节下方两侧，以右手食指按压髌骨，手指不能离开髌骨表皮，了解髌骨有无浮动感。 （3）若髌骨有浮动感，即为浮髌试验阳性。 4.膝关节活动度检查（仰卧位） 患者屈髋屈膝各成 90°角，左手扶住患者膝关节处以固定其大腿，右手握住其小腿踝部，使患者膝关节做屈曲、伸展、内旋和外旋运动，了解膝关节活动度（5分）	30		
5	终末质量：操作熟练，动作规范、正确、连贯利索，表情严肃、态度认真	能与患者进行良好沟通（2分），患者未受到提示或暗示，能有效配合操作（2分），操作熟练（2分），动作正确、规范、连贯利索（2分），对待考试态度认真，能向考官报告考试开始时间和结束时间（2分）	10		

任务十二　神经系统检查

【学习目标】

1. 知识目标　掌握浅反射、深反射、病理反射、脑膜刺激征、直腿抬高试验（Lasegue 征）的检查方法。

2. 技能目标　能规范、熟练地在 SP 或模型上进行神经系统的检查。

3. 素质目标　通过实践操作，培养学生高度的责任心、同情心、爱心、团队合作精神，学生能建立良好的人际关系。

【任务内容】

神经系统功能与结构复杂，从大脑到末梢神经包括许多子系统。每个子系统都主导着一定的生理功能，具有很强的规律性，支配着肌肉运动。神经系统某个部位出现病变即会引起相关的功能障碍，产生相应的症状及体征，可以通过这些症状及体征推断出病变所在部位。反射检查根据反射形式的不同，可分为浅反射、深反射、病理反射等。

1. 浅反射　刺激不同部位的皮肤或黏膜引起的肌肉快速收缩反应称为浅反射。临床上常见的浅反射有角膜反射、腹壁反射、提睾反射、跖反射等。

（1）角膜反射（Ⅴ、Ⅶ颅神经）：嘱患者睁眼向内上方注视，检查者用棉签纤维由角膜外缘向内缘轻触患者角膜，正常时该眼睑迅速闭合，称为直接角膜反射，对侧眼睑也闭合，称为间接角膜反射。反射弧为三叉神经眼支-脑桥-面神经核。若同侧直接角膜反射消失，对侧间接角膜反射存在，提示同侧面神经病变（面瘫）；若同侧直接角膜反射与间接角膜反射均消失，则提示三叉神经（眼支）病变；深昏迷时角膜反射消失。

（2）腹壁反射（$T_{7\sim8}$、$T_{9\sim10}$、$T_{11\sim12}$）：患者取仰卧位，双下肢屈曲并拢，放松腹部。用钝针或木签由外向内轻划两侧腹壁皮肤。反射作用为该侧腹肌收缩，脐孔略向刺激侧偏移。上腹壁、中腹壁、下腹壁反射中枢分别为胸髓 7～8 节段（$T_{7\sim8}$）、胸髓 9～10节段（$T_{9\sim10}$）、胸髓 11～12 节段（$T_{11\sim12}$）。一侧腹壁反射消失见于同侧锥体束病变；某一部分腹壁反射消失反映相应脊髓节段的病变；昏迷、急腹症者腹壁反射全部消失。正常人腹壁反射亦可反应微弱，特别是腹肌松弛的经产妇女。

（3）提睾反射（$L_{1\sim2}$）：用钝针或木签由下向上轻划股内侧上方皮肤，正常人可出现同侧睾提肌收缩、睾丸上提。双侧提睾反射消失，提示腰髓 1～2 节段（$L_{1\sim2}$）病变；一侧提睾反射消失或减弱，见于同侧锥体束或生殖股神经损害等。

2. 深反射　用叩击骨膜或肌腱的方式引起相应骨骼肌收缩的牵张反射，因通过肌梭等深部感受器传入而得名。深反射检查的记录方式一般：（－）无反应、（＋）迟钝或减弱、（＋＋）正常、（＋＋＋）亢进、（＋＋＋＋）阵挛。

（1）肱二头肌反射（$C_{5\sim6}$）：检查者以左手托起患者放松后屈曲的肘部，并以拇指置于肱二头肌肌腱上，用叩诊锤轻叩左手拇指甲背。正常反应为肱二头肌收缩，肘关节屈曲。反射中枢在颈髓5～6节段（$C_{5\sim6}$）。

（2）肱三头肌反射（$C_{6\sim7}$）：患者上肢放松、半屈曲下垂，检查者以左手托于患者肘窝外，用叩诊锤轻叩鹰嘴上方肱三头肌肌腱。正常反应为肱三头肌收缩，肘关节伸直。反射中枢在颈髓6～7节段（$C_{6\sim7}$）。

（3）桡骨膜反射（$C_{5\sim8}$）：检查者轻托患者前臂，使其腕关节放松、自然下垂，用叩诊锤轻叩桡骨茎突。正常反应为前臂旋前、屈肘。反射中枢在颈髓5～8节段（$C_{5\sim8}$）。

（4）膝反射（$L_{2\sim4}$）：患者取平卧位，检查者一手托起膝关节，使髋关节、膝关节屈曲120°左右（患者取坐位时，一侧下肢髋关节、膝关节屈曲90°左右，对侧被检查下肢架于其上并自然下垂），用叩诊锤轻叩髌骨下方的股四头肌肌腱。正常反应为股四头肌收缩，下肢伸展。反射中枢在腰髓2～4节段（$L_{2\sim4}$）。

（5）跟腱反射（L_5、$S_{1\sim2}$）：患者取仰卧位，下肢外旋外展，使髋、膝关节屈曲，检查者一手推压足掌使踝关节过伸，用叩诊锤轻叩跟腱。正常反应为腓肠肌收缩，足向跖面屈曲。反射中枢在骶髓1～2节段（$S_{1\sim2}$）。

3. 病理反射　上运动神经元尤其是锥体束受损时，高级神经中枢对脑干和延髓的抑制功能减弱，低级神经中枢功能过度释放而出现的异常反射。

1）上肢病理反射

（1）霍夫曼征（Hoffmann 征）：检查者左手托住患者右腕部，以右手食指和中指夹住患者中指并上提，使腕部过伸，然后以拇指迅速向下弹刮患者中指指甲。阳性反应为拇指屈曲内收,其余三指掌屈,多见于颈髓病变。

(2)握持反射:用手指轻抚患者手掌或指掌面,阳性反应为不自主地握住检查者的手指。多见于对侧运动前区病变。

2)下肢病理反射

(1)巴宾斯基征(Babinski 征):检查时让患者仰卧,髋关节及膝关节伸直,检查者用钝头物由后向前轻划足底外侧至小趾根部,再转向内侧,阳性反应为踇趾背伸,余趾呈扇形展开。

(2)查多克征(Chaddock 征):检查者用钝头物轻划外踝下方足背外缘,由后向前划至跖趾关节处,阳性表现同 Babinski 征。

(3)奥本海姆征(Oppenheim 征):检查者用拇指及食指沿着患者胫骨前缘用力由上向下滑压,阳性表现同 Babinski 征。

(4)戈登征(Gordon 征):检查者用手以一定力度捏压腓肠肌,阳性表现同 Babinski 征。

(5)Gorda 征:将手置于患者足外侧两趾背面,向跖面按压后突然放松,阳性表现同 Babinski 征。

(6)阵挛(clonus)。①髌阵挛:嘱患者伸直下肢,检查者用食指及拇指持髌骨上端,并用力向下快速推动数次,且保持一定的推力。阳性反应为髌骨呈自发性的节律性上下运动。②踝阵挛:检查者一手握住患者的小腿,另一手突然将患者足底推向背屈,并持续施加压力,若踝关节有自发性的节律性伸屈性运动,为踝阵挛阳性。阵挛均为肌张力增高的结果。

以上 6 种体征临床意义相同,以 Babinski 征价值最大。

4. 脑膜刺激征 脑膜受激惹的体征见于脑膜炎、蛛网膜下腔出血和颅内压增高等疾病。

(1)颈强直:患者取去枕仰卧位,颈部放松,双腿平伸,检查者用双手托住患者头部轻轻向左右转动,然后用左手托往患者后枕部,右手按于其胸前,左手轻抬头部向前屈曲做屈颈动作。被动屈颈时若抵抗力增强,即为颈部阻力增强或颈强直。

(2)克尼格征(Kernig 征):患者取仰卧位,一侧髋关节屈曲成直角,膝关节也在近乎直角状态时,检查者将患者小腿抬高伸膝。正常人膝关节可伸达 135°以上。阳性反应为伸膝受阻且伴疼痛与屈膝痉挛。

(3)布鲁津斯基征(Brudzinski 征):患者取仰卧位,双下肢伸直,检查者用双手托住患者头部轻轻向左右转动,然后一手托起患者枕部,另一手按于其胸前。当头部前屈时,阳性反应为双髋关节与膝关节同时屈曲。

5. 直腿抬高试验(Lasegue 征) 患者取仰卧位,双下肢伸直,检查者将患者伸直的下肢在髋关节处逐渐屈曲,正常人下肢可抬高 70°以上,如不到 30°即出现由上向下的疼痛,即为阳性,见于神经根受刺激,如坐骨神经痛等。

6. 上肢肌力与肌张力 肌力:可以明确损伤的严重程度,肌力等级分为 0～5 级,肌力等级越高说明患者肌力越强。肌力检查方法:肢体肌肉无法收缩,肌力为 0 级。肢体无法抬高以及不能在床面水平移动,肌力为 1 级。如果肢体只能在床面水平移动,肌力为 2 级。可以将肢体抬高,但是不能维持抬高的姿势,肌力为 3 级。如果不仅可以将肢体抬高,还能维持抬高的姿势,但是不能抵抗外力,肌力为 4 级。如果可以抵抗外力,肌力为 5 级。

肌张力:肌肉的紧张度。肌张力检查方法:触摸肢体肌肉,测试其硬度,并测试完全放松的肢体被动活动时的阻力大小,并进行左右两侧对比。

(1)肌张力减低:见于牵张反射弧中断(如下运动神经元性瘫痪和后根、后索病变等)时;上运动神经元性瘫痪的休克期;小脑病变;某些锥体外系病变,如舞蹈症等。

(2)肌张力增高:①痉挛性肌张力增高:见于锥体束病变,系牵张反射被释放而增强所致。上肢屈肌张力增高,呈折刀状;下肢伸肌张力增高。②强直性肌张力增高:见于锥体外系病变。伸肌、屈肌张力均增高,呈铅管样或齿轮状。

【任务分析与讨论】

相关知识和技能点	记录讨论结果/答案	自我评价

NOTE

【物品准备】

实训器材

序号	仪器设备名称	型号/图片
1	诊查床	
2	治疗车	
3	桌椅	

实训物品

序号	试剂/耗材	规格	配置方法或物品摆放方法
1	手消毒液	250 毫升/瓶	放置于治疗车上
2	叩诊锤	木柄	放置于治疗盘内
3	棉签	20 支/包	放置于治疗盘内
4	治疗盘	40 cm×30 cm，不锈钢	放置于治疗车上
5	一次性治疗巾	50 cm×70 cm	铺在治疗盘上

NOTE

【任务实施】

神经系统检查	检查方法	用物准备齐全。站在患者右侧,问候患者,告知其神经系统检查注意事项。用七步洗手法进行手部清洁
		1.检查肌力与肌张力。 2.浅反射检查:角膜反射、腹壁反射、提睾反射。 3.深反射检查:肱二头肌反射、肱三头肌反射、桡骨膜反射、膝反射、跟腱反射。 4.病理反射检查:Hoffmann 征、Babinski 征、Oppenheim 征、Gordon 征、Chaddock 征、阵挛。 5.检查脑膜刺激征:颈强直、Kernig 征、Brudzinski 征。 6.检查 Lasegue 征
		帮助患者整理衣物,洗手,向考官汇报检查结果;终末质量:操作熟练,动作规范、正确、连贯利索,表情严肃、态度认真
	注意事项	神经系统检查需要患者配合,注意指令的准确性

【任务评价】

(1)模拟门诊诊室场景。由 SP 或助手充当患者角色,考生模拟医生角色,进行神经系统检查的考核。

(2)考查考生仪表仪态情况,神经系统检查流程是否完整、有序,神经系统检查过程中是否以"患者"为中心进行各项操作,按照神经系统评分标准表赋分。

神经系统检查评分标准

(满分 100 分,60 分合格;考试时间为 10 min)

序号	检查项目	评分要点	分值	扣分	得分
1	操作准备	着装整洁,戴口罩、帽子(2分);向患者作简单说明,取得其配合(2分);选择患者体位,正确暴露患者的检查部位(2分),站在患者的右侧(2分);用七步洗手法洗手(2分)	10		
2	检查肌力与肌张力	考生取立位,告知患者体位、姿势,患者取坐位或仰卧位,考生位于患者前面或右侧(2分)。 检查方法: 1.左上肢肌力检查:嘱患者做上肢伸屈动作,考生从相反方向给予阻力,测试患者对阻力的克服能力,并进行两侧对比(2分)。 2.左上肢肌张力检查:嘱患者放松肌肉,考生根据所感知的肌肉的硬度及屈伸其上肢时的阻力做出判断(2分)。	10		

NOTE

序号	检查项目	评分要点	分值	扣分	得分
2	检查肌力与肌张力	3.用同样方法检查右上肢肌力和右上肢肌张力(2分)。 考生报告检查结果:双侧上肢肌力及肌张力是否正常(2分)	10		
3	浅反射检查:角膜反射、腹壁反射、提睾反射	1.角膜反射检查:嘱患者向内上方注视,考生用棉签纤维由角膜外缘向内缘轻触患者角膜。正常时该侧眼睑迅速闭合,称为直接角膜反射。若刺激一侧角膜,对侧眼睑也闭合,称为间接角膜反射。直接角膜反射消失见于患侧面神经病变(面瘫);直接角膜反射与间接角膜反射均消失,见于患侧三叉神经(眼支)病变及深昏迷患者(4分)。 2.腹壁反射检查:嘱患者取仰卧位,双下肢稍屈曲以使腹壁放松,然后用钝针或木签按上、中、下三个部位轻划腹壁皮肤。正常人在受刺激的部位可见腹肌收缩(3分)。 3.提睾反射检查:用钝针或木签由下向上轻划股内侧上方皮肤,正常人可出现同侧睾提肌收缩,睾丸上提(3分)	10		
4	深反射检查:肱二头肌反射、肱三头肌反射、桡骨膜反射、膝反射、跟腱反射	1.肱二头肌反射:考生以左手托起患者屈曲的肘部,并以拇指置于肱二头肌肌腱上,然后用叩诊锤轻叩左手拇指甲背,观察前臂的屈曲动作,为肱二头肌反射(2分)。 2.肱三头肌反射:用叩诊锤直接轻叩鹰嘴上方的肱三头肌肌腱,观察前臂的伸展运动,为肱三头肌反射(2分)。 3.桡骨膜反射:考生轻托患者前臂,使其腕关节放松、自然下垂,用叩诊锤轻叩桡骨茎突(2分)。 4.膝反射:患者取平卧位,考生一手托起膝关节,使髋关节、膝关节屈曲120°左右(患者取坐位时,一侧下肢髋关节、膝关节屈曲90°左右,对侧被检查下肢架于其上并自然下垂),用叩诊锤轻叩髌骨下方的股四头肌肌腱。正常反应为股四头肌收缩,下肢伸展(2分)。 5.跟腱反射:患者取仰卧位,下肢外旋外展,使髋关节、膝关节屈曲,考生一手推压足掌使踝关节过伸,用叩诊锤轻叩跟腱。正常反应为腓肠肌收缩,足向跖面屈曲(2分)	10		

序号	检查项目	评分要点	分值	扣分	得分
5	病理反射检查：Hoffmann 征、Babinski 征、Oppenheim 征、Gordon 征、Chaddock 征、阵挛	Hoffmann 征：考生左手托住患者右腕部，以右手食指和中指夹住患者中指并上提，使腕部过伸，然后以拇指迅速向下弹刮患者中指指甲。阳性反应为拇指屈曲内收，其余三指掌屈（2分）。 Babinski 征：检查时让患者仰卧，髋关节及膝关节伸直，考生用钝头物由后向前轻划足底外侧至小趾根部，再转向内侧，阳性反应为鉧趾背伸，余趾呈扇形展开（3分）。 Oppenheim 征：考生用拇指及食指沿着患者胫骨前缘用力由上向下滑压，阳性表现同 Babinski 征（3分）。 Gordon 征：考生用手以一定力度捏压腓肠肌，阳性表现同 Babinski 征（3分）。 Chaddock 征：考生用钝头物轻划外踝下方足背外缘，由后向前划至趾跖关节处，阳性表现同 Babinski 征（3分）。 髌阵挛：嘱患者伸直下肢，考生用食指及拇指持髌骨上端，并用力向下快速推动数次，且保持一定的推力。阳性反应为髌骨呈自发性的节律性上下运动（3分）。 踝阵挛：考生一手握住患者的小腿，另一手突然将患者足底推向背屈，并持续施加压力，若踝关节有自发性的节律性伸屈性运动，为踝阵挛阳性。阵挛均为肌张力增高的结果（3分）	20		
6	检查脑膜刺激征：颈强直、Kernig 征、Brudzinski 征	颈强直：患者取去枕仰卧位，颈部放松，双腿平伸，考生用双手托住患者头部轻轻向左右转动，然后用左手托住患者后枕部，右手按于其胸前，左手轻抬头部向前屈曲做屈颈动作。被动屈颈时若抵抗力增强，即为颈部阻力增强或颈强直（6分）。 Kernig 征：患者仰卧，一侧髋关节屈曲成直角，膝关节也在近乎直角状态时，考生将患者小腿抬高伸膝。正常人膝关节可伸达135°以上。阳性反应为伸膝受阻且伴疼痛与屈膝痉挛（7分）。 Brudzinski 征：患者仰卧，双下肢伸直，考生用双手托住患者头部轻轻向左右转动，然后一手托起患者枕部，另一手按于其胸前。当头部前屈时，阳性反应为双髋关节与膝关节同时屈曲（7分）	20		

NOTE

序号	检查项目	评分要点	分值	扣分	得分
7	检查 Lasegue 征	直腿抬高试验（Lasegue 征）：患者取仰卧位，双下肢伸直（3 分）。考生将患者伸直的一侧下肢在髋关节处屈曲，正常人下肢可抬高 70° 以上，如不到 30° 即出现由上向下的疼痛，即为阳性，见于神经根受刺激，如坐骨神经痛等（7 分）	10		
8	终末质量：操作熟练，动作规范、正确、连贯利索，表情严肃、态度认真	能与患者进行良好沟通（2 分），患者未受到提示或暗示，能有效配合操作（2 分），操作熟练（2 分），动作正确、规范、连贯利索（2 分），对待考试态度认真，能向考官报告考试开始时间和结束时间（2 分）	10		

NOTE

项目五　外科无菌技能实训

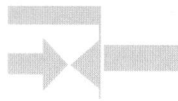

任务一　外科手消毒

【学习目标】

1. 知识目标　掌握外科手消毒的定义、目的。

2. 技能目标　能规范、熟练地进行外科手消毒的操作。

3. 素质目标　通过实践操作,培养学生高度的责任心、同情心、爱心、团队合作精神,学生能建立良好的人际关系,能培养出造福于患者的专业队伍。

【任务内容】

进行外科手术或其他侵入性操作和戴无菌手套之前,应该执行外科手消毒。

外科手消毒是外科手术前及外科手术操作过程中的重要步骤,旨在清除手部、前臂及上臂下 1/3 的污物和微生物,降低感染风险。以下是详细的外科手消毒方法。

1. 准备阶段　操作者应穿洗手衣裤、手术室专用鞋,洗手衣的衣袖卷至肘上 20 cm,戴好口罩、帽子,摘去手部饰物,修剪指甲,准备抗菌洗手液、消毒凝胶、无菌小毛巾等物品。

2. 初步清洗　操作者使用皂液或抗菌洗手液清洗双手、前臂和上臂下 1/3,特别注意指甲、指尖、指缝和指关节等易污染部位。用流动水彻底冲洗,去除表面污物。

3. 消毒阶段　操作者取 4~6 ml 消毒凝胶于掌心,按照七步洗手法清洗双手、前臂和上臂下 1/3,认真揉搓至肘上 1/3 处。双手肘部应向下,避免污染。重复上述步骤,确保双手、前臂和上臂下 1/3 全面消毒。

NOTE

4. 冲洗与擦干 操作者在流动水下冲洗双手、前臂和上臂下 1/3,注意指尖朝上,保持拱手姿势(肘部于最低处),避免水倒流污染。取无菌小毛巾,用正面擦干手掌及手背,然后翻转小毛巾使其内面朝外呈三角形,尖角朝向手指,由腕部开始旋转朝上擦至肘上 1/3 处。同法擦干另一只手、前臂及肘上 1/3 处。

5. 再次消毒与干燥 操作者取 4~6 ml 消毒凝胶再次消毒双手,均匀涂擦消毒凝胶,保持拱手姿势,自然干燥。此后双手不得下垂,不能接触未消毒的物品。

【任务分析与讨论】

相关知识和技能点	记录讨论结果/答案	自我评价

【实训器材与物品】

实训器材

序号	仪器设备名称	型号/图片
1	洗手池	
2	非接触式水龙头	
3	无菌干手物品或设施	

实训物品

序号	试剂/耗材	规格	配置方法或物品摆放方法
1	抗菌洗手液	500 毫升/瓶	摆放于洗手池的上方
2	无菌小毛巾	20 cm×20 cm/张	无菌小毛巾需装在非接触式容器内或设施内,外贴标签,摆放于洗手池边侧
3	消毒凝胶	500 毫升/瓶	消毒凝胶需装在非接触式容器内或设施内,外贴标签,摆放于治疗盘内
4	收集桶	大号	摆放在干手设施的下方,与其他操作用物摆放有一定距离,用于收集无菌小毛巾
5	不锈钢治疗盘	30 cm×48 cm×3.3 cm/个	摆放于洗手池边侧

NOTE

【任务实施】

(1) 仪表端庄,衣帽整洁,穿洗手衣裤、手术室专用鞋,戴好口罩、帽子,手部不佩戴戒指、手镯等饰物。

(2) 修剪指甲,并在流动水下清洁指甲,去除指甲下的污物。

(3) 取抗菌洗手液,按七步洗手法洗净双手及前臂至上臂下1/3。

(4) 指尖朝上,肘关节向下,用流动水彻底冲净抗菌洗手液。

(5) 用无菌小毛巾擦干双手及手臂。

(6) 取4~6 ml消毒凝胶于掌心,按照七步洗手法全面揉搓至肘上1/3处。

(7) 在流动水下冲洗双手、前臂和上臂下1/3,注意指尖朝上,保持拱手姿势(肘部于最低处),避免水倒流污染。取无菌小毛巾,正面擦干手掌及手背,然后翻转小毛巾使其内面朝外呈三角形,尖角朝向手指,由腕部开始旋转朝上擦至肘上1/3处。同法擦干另一只手、前臂及肘上1/3处。

(8) 最后取4~6 ml消毒凝胶按七步洗手法揉搓双手至手腕,保持拱手姿势,自然干燥。此后双手不得下垂,不能接触未消毒的物品。

【任务评价】

外科手消毒评分标准
(满分100分,60分合格;考试时间为10 min)

程序	操作流程	评分标准	分值	扣分	得分
操作前准备(20分)	口述目的: 1.清除双手、前臂和上臂下1/3的污物和微生物。 2.将微生物减少到最低限度。 3.抑制微生物的快速再生	一处不符合要求扣3分	10		
	素质要求:仪表端庄,着装整洁,穿洗手衣裤,穿手术室专用鞋,戴好口罩、帽子,手部不佩戴戒指、手镯等饰物	少一项扣2分	10		
操作流程(65分)	修剪指甲,并在流动水下清洁指甲,去除指甲下的污物	水流方向错误扣2分	5		
	取抗菌洗手液,按七步洗手法洗净双手及前臂至上臂下1/3	七步洗手法步骤错误或洗手范围不够扣5分	10		
	指尖朝上,肘关节向下,用流动水彻底冲净抗菌洗手液	水流方向错误或未彻底冲净扣5分	10		

续表

程序	操作流程	评分标准	分值	扣分	得分
操作流程（65分）	用无菌小毛巾擦干双手及手臂	无菌小毛巾反复揉搓，不折叠或干燥范围不够扣5分	10		
	取4～6 ml消毒凝胶于掌心，按照七步洗手法全面揉搓至肘上1/3处	操作错误或范围不够扣5分	10		
	在流动水下冲洗双手、前臂和上臂下1/3，注意指尖朝上，保持拱手姿势（肘部于最低处），避免水倒流污染。取无菌小毛巾，正面擦干手掌及手背，然后翻转小毛巾使其内面朝外呈三角形，尖角朝向手指，由腕部开始旋转朝上擦至肘上1/3处。同法擦干另一只手、前臂及肘上1/3处	操作错误或范围不够扣5分	10		
	最后取4～6 ml消毒凝胶按七步洗手法揉搓双手至手腕，保持拱手姿势，自然干燥。此后双手不得下垂，不能接触未消毒的物品	七步洗手法步骤错误扣5分	10		
操作后评价（15分）	1.全过程动作敏捷、规范、熟练，态度严肃、认真。 2.冲洗时，保持肘部最低处，无菌小毛巾不能来回擦。 3.洗手、消毒完毕后，均应保持拱手姿势，手臂不得下垂，也不能接触未消毒的物品	一项不符合要求酌情扣1～2分	15		

任务二 穿脱无菌手术衣

【学习目标】

1. **知识目标** 掌握穿脱无菌手术衣定义、目的。
2. **技能目标** 能规范、熟练地进行穿脱无菌手术衣的操作。
3. **素质目标** 通过实践操作，培养学生高度的责任心、同情心、爱心、团队合作精神，学生能建立良好的人际关系，能培养出造福于患者的专业队伍。

【任务内容】

1. 穿脱无菌手术衣步骤（图 5-1）

（1）从已打开的无菌衣包内取出一件无菌手术衣，在手术间内找一较空旷的地方穿无菌手术衣。先认准衣领，用双手提起衣领的两角，充分抖开无菌手术衣，注意勿将无菌手术衣的外面对着自己。

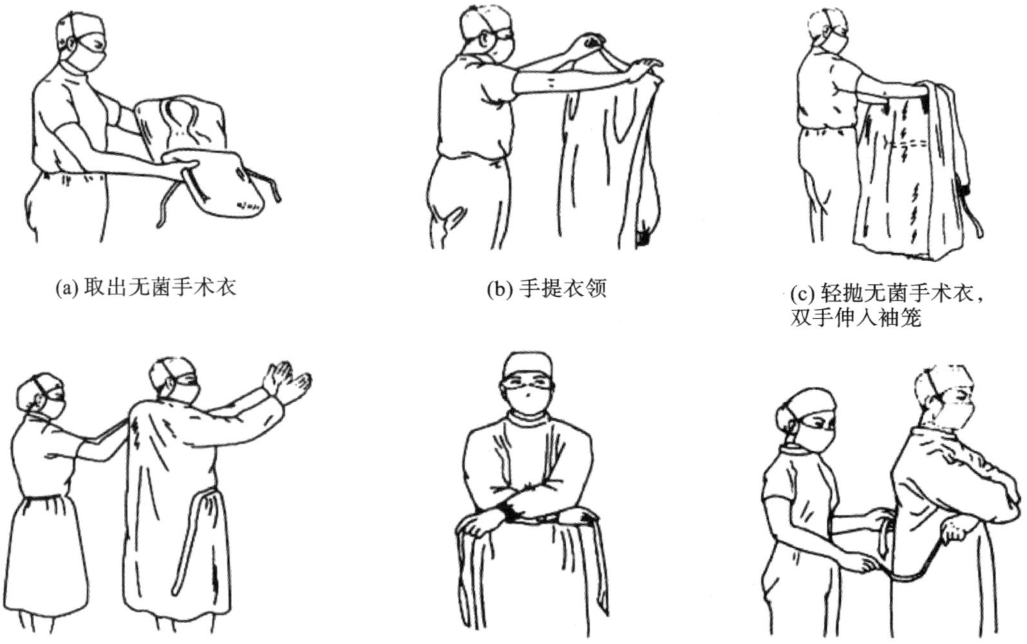

(a) 取出无菌手术衣 (b) 手提衣领 (c) 轻抛无菌手术衣，双手伸入袖笼

(d) 助手拉紧衣带 (e) 双手递腰带 (f) 助手协助系腰带

图 5-1　穿无菌手术衣步骤

（2）看准袖筒的入口，将无菌手术衣轻轻抛起，双手迅速同时伸入袖筒内，两臂向前平举伸直，此时由助手在后面拉紧衣带，双手即可伸出袖口。

（3）双手在身前交叉提起腰带，由助手在背后接过腰带并协助系好腰带和后面的衣带。

（4）脱手术衣时，由助手解开腰带及衣带。

（5）穿衣者双手抱肘，由助手将手术衣自背部向前反折，由肩部向肘部翻转，使腕部随之自然翻转于手上。

（6）用手术衣内侧面将其包裹，置于指定地点，手术衣外侧污染面不得接触手臂及洗手衣裤。

NOTE

【任务分析与讨论】

相关知识和技能点	记录讨论结果/答案	自我评价

【实训器材与物品】

实训器材

序号	仪器设备名称	型号/图片
1	无菌手术衣	

NOTE

续表

序号	仪器设备名称	型号/图片
2	器械台	
3	收集筐	

实训物品

序号	试剂/耗材	规格	配置方法或物品摆放方法
1	无菌手术衣	小号(S)、中号(M)、大号(L)和特大号(XL)	摆放于器械台无菌衣包内
2	无菌衣包	50 cm×40 cm×10 cm/件	放置于器械台上,形成无菌操作面
3	无菌手套	6码、6.5码、7码、7.5码、8码	放置于无菌操作面内,助手辅助操作时使用

【任务实施】

(1) 衣帽整齐,仪表符合要求。取下手表等,检查指甲是否清洁。评估环境,准备干净清洁的器械台面。

(2) 备齐用物。检查用物:检查物品在可使用的有效期内;无菌手套大小合适,外包装无破损、无潮湿、无漏气。洗手(演示七步洗手法),戴口罩。

(3) 在器械台上拿取一件无菌手术衣,选择空间较大的地方站立,以双手持无菌手术衣并将无菌手术衣微展,辨清无菌手术衣的衣领,提起衣领的两角,使无菌手术衣的另一端下垂。衣袖口朝前并将无菌手术衣旋开,使无菌手术衣的内侧面对自己。

(4) 将无菌手术衣轻轻抛起,双手顺势伸入袖筒内,两臂向前平举伸直。注意双手不可高举过肩,也不可左右侧甩开,以免碰到其他物品。

(5) 由助手在穿衣者的背后、衣领的内面用手协助拉住后袖口,并系好衣带。穿衣者双手交叉,并用手指夹取腰带递向后方,由背后的助手接过系好。

(6) 由助手解开腰带及衣带。

(7) 穿衣者双手抱肘,由助手将手术衣自背部向前反折,由肩部向肘部翻转,使腕

NOTE

部随之自然翻转于手上。

（8）用手术衣内侧面将其包裹,置于指定地点,手术衣外侧污染面不得接触手臂及洗手衣裤。

【任务评价】

穿脱无菌手术衣评分标准

（满分 100 分,60 分合格;考试时间为 5 min）

程序	操作流程	评分标准	分值	扣分	得分
操作前准备（10分）	仪表着装:衣帽整齐,仪表符合要求。取下手表等,检查指甲是否清洁。评估环境,准备干净清洁的器械台面	一处不符合要求扣1分	5		
	用物准备。检查用物:检查物品在可使用的有效期内;无菌手套大小合适,外包装无破损、无潮湿、无漏气。洗手(演示七步洗手法),戴口罩	少一件扣1分	5		
操作流程（80分）	在器械台上拿取一件无菌手术衣,选择空间较大的地方站立,以双手持无菌手术衣并将无菌手术衣微展,辨清无菌手术衣的衣领,提起衣领的两角,使无菌手术衣的另一端下垂。衣袖口朝前并将无菌手术衣旋开,使无菌手术衣的内侧面对自己	抖动不熟练,碰触其他位置扣5分	15		
	将无菌手术衣轻轻抛起,双手顺势伸入袖筒内,两臂向前平举伸直。注意双手不可高举过肩,也不可左右侧甩开,以免碰到其他物品	抛起时双手未伸入袖筒内扣5分,抛起过高或触碰其他物品扣5分	15		
	由助手在穿衣者的背后、衣领的内面用手协助拉住后袖口,并系好衣带。穿衣者双手交叉,并用手指夹取腰带递向后方,由背后的助手接过系好	传递方向错误扣5分	15		
	由助手解开腰带及衣带	未呼叫助手解开绑带扣5分;自行解开绑带扣5分	10		
	穿衣者双手抱肘,由助手将手术衣自背部向前反折,由肩部向肘部翻转,使腕部随之自然翻转于手上	脱出方向错误扣5分	10		
	用手术衣内侧面将其包裹,置于指定地点,手术衣外侧污染面不得接触手臂及洗手衣裤	未包裹,触碰外侧污染面,未置于指定地点各扣5分	15		

NOTE

程序	操作流程	评分标准	分值	扣分	得分
操作后评价(10分)	1. 全过程符合无菌操作原则,动作敏捷、规范、熟练,表情严肃、态度认真。 2. 口述用物处理。洗手(口述七步洗手法)、取口罩	一处不符合要求酌情扣1~2分	10		

任务三　戴无菌手套

【学习目标】

1. 知识目标　掌握戴无菌手套的定义、目的。

2. 技能目标　能规范、熟练地进行戴、脱无菌手套的操作。

3. 素质目标　通过实践操作,培养学生高度的责任心、同情心、爱心、团队合作精神,学生能建立良好的人际关系,能培养出造福于患者的专业队伍。

【任务内容】

戴无菌手套方法如图5-2所示。

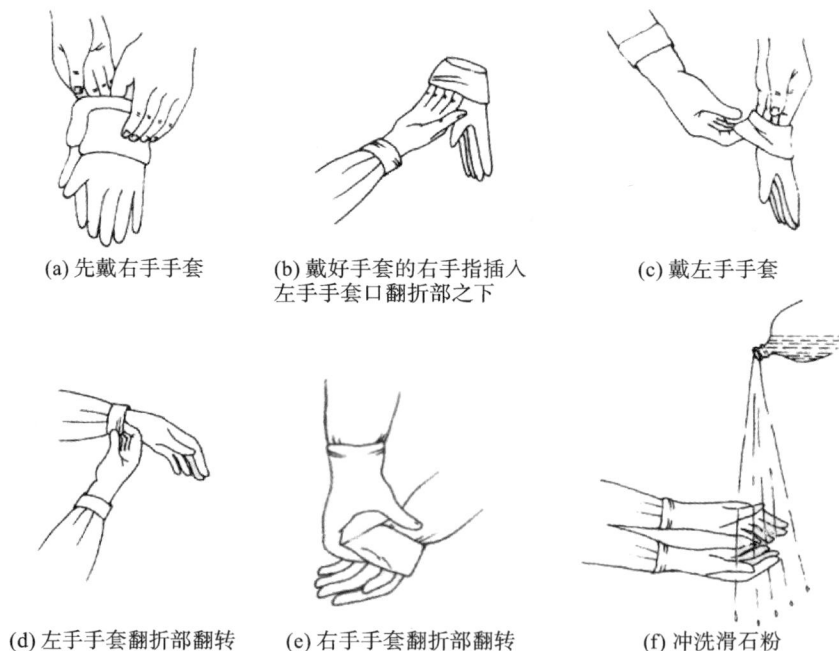

(a) 先戴右手手套　　(b) 戴好手套的右手指插入左手手套口翻折部之下　　(c) 戴左手手套

(d) 左手手套翻折部翻转　　(e) 右手手套翻折部翻转　　(f) 冲洗滑石粉

图5-2　戴无菌手套方法

(1) 根据手的大小选择合适尺码的无菌手套。

(2) 避免污染,正确打开无菌手套外包装。

（3）取无菌手套时只能捏住手套口翻折部，不能用手接触无菌手套外面。

（4）对好两只手套，使两只手套的拇指对向前方并靠拢。左手提起手套，右手插入右手手套内，并使各手指尽量深地插入相应指筒末端。再将已戴手套的右手指插入左手手套口翻折部之下，将左手手套拿稳，再将左手插入左手手套内，最后将手套口翻折部翻转包盖于手术衣的袖口上。

（5）轻轻挤压手套，检查有无漏气，确保手套无破损。

（6）用消毒外用生理盐水洗净手套外面的滑石粉。

【任务分析与讨论】

相关知识和技能点	记录讨论结果/答案	自我评价

【实训器材与物品】

实训器材

序号	仪器设备名称	型号/图片
1	器械台	

实训物品

序号	试剂/耗材	规格	配置方法或物品摆放方法
1	无菌手套	6 码、6.5 码、7 码、7.5 码、8 码	放置于无菌操作面内

NOTE

续表

序号	试剂/耗材	规格	配置方法或物品摆放方法
2	弯盘	30 cm×48 cm×3.3 cm/个	放置于器械台上
3	医疗垃圾桶(配套医疗垃圾袋)	24 cm×20 cm×14 cm/个	摆放于器械台边

【任务实施】

(1) 衣帽整齐,仪表符合要求。取下手表等,检查指甲清洁。评估环境,准备干净清洁的操作台面。

(2) 备齐用物。检查用物:检查用物在可使用的有效期内;无菌手套大小合适,外包装无破损、无潮湿、无漏气。洗手(演示七步洗手法),戴口罩。

(3) 戴手套:撕开无菌手套的外包装,将外包装丢入弯盘内。

(4) 摊开无菌手套的内包装,一次性提取两只无菌手套,戴上手套。

(5) 将手套翻折部翻上套在工作服的袖口上。调整手套。

(6) 用戴手套的手捏住另一手套腕部外面翻转脱下。

(7) 已脱下手套的手指插入另一手套内,将其翻转脱下。

(8) 先将已戴过的手套丢入弯盘内。

(9) 再将已戴过的手套及包装袋丢入医疗垃圾桶中。

【任务评价】

戴无菌手套评分标准
(满分 100 分,60 分合格;考试时间为 5 min)

程序	操作流程	评分标准	分值	扣分	得分
操作前准备(20分)	仪表着装:仪表端庄,着装整洁,符合要求	一处不符合要求扣1分	10		
	用物准备:备齐用物,检查用物:检查用物在可使用的有效期内;无菌手套大小合适,外包装无破损、无潮湿、无漏气。洗手(演示七步洗手法),戴口罩	少一件扣1分	10		
操作流程(70分)	戴手套:撕开无菌手套的外包装,将外包装丢入弯盘内	未评估环境扣2分,未报告扣3分	5		
	摊开无菌手套的内包装,一次性提取两只无菌手套,戴上手套	未提取两只无菌手套扣5分	10		
	将手套翻折部翻上套在工作服袖口上。调整手套	未翻套,未调整好无菌手套各扣5分	15		
	用戴手套的手捏住另一手套腕部外面翻转脱下	未翻转脱下扣5分	15		

程序	操作流程	评分标准	分值	扣分	得分
操作流程（70分）	已脱下手套的手指插入另一手套内,将其翻转脱下	未翻转脱下扣5分	10		
	先将已戴过的手套丢入弯盘内	手套未置入弯盘扣2分	10		
	再将已戴过的手套及包装袋丢入医疗垃圾桶中	未投入医疗垃圾桶中扣5分	5		
操作后评价（10分）	1.全过程符合无菌操作原则,动作敏捷、规范、熟练、表情严肃、态度认真。 2.洗手(口述七步洗手法)、取口罩	一处不符合要求酌情扣1~2分	10		

任务四　手术区皮肤消毒

【学习目标】

1. 知识目标　掌握手术区皮肤消毒的定义,手术区皮肤消毒的注意事项。

2. 技能目标　能规范、熟练地进行手术区皮肤消毒的操作。

3. 素质目标　通过实践操作,培养学生高度的责任心、同情心、爱心、团队合作精神,学生能建立良好的人际关系,能培养出造福于患者的专业队伍。

【任务内容】

（1）一般无菌手术,皮肤消毒时应从手术区中心部位逐渐向四周涂擦,即由内到外进行消毒（图5-3）。

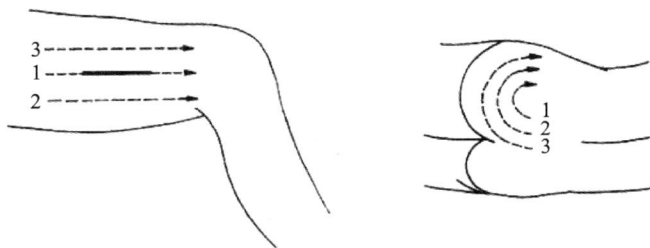

图5-3　一般无菌手术皮肤消毒方法和顺序

（2）感染病灶和会阴部手术,消毒时应从外周开始,逐渐达病灶区和肛门部位,即由外到内进行消毒。已经接触污染部位的带有消毒液的纱布,不应再返回涂擦清洁部位（图5-4）。

NOTE

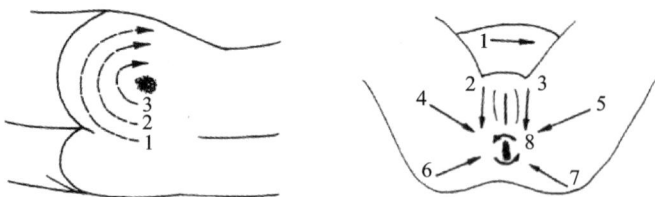

图 5-4　感染病灶皮肤消毒方法和顺序、会阴部皮肤消毒方法和顺序

（3）手术区皮肤消毒范围为距手术切口部位 15～20 cm；如有延长手术切口的可能，应考虑适当扩大手术区皮肤消毒范围。

（4）消毒方法如下。

①碘酒、酒精消毒法：适用于成人的皮肤消毒，不适用于婴幼儿的皮肤消毒。先用蘸有 2％碘酒的纱布或棉球，均匀涂擦皮肤，晾干后再用 75％酒精脱碘 2 次即可。

②0.5％碘尔康溶液或 1‰苯扎溴铵溶液消毒法：适用于成人的皮肤消毒，不适用于婴幼儿的皮肤消毒。用蘸有药液的纱布或棉球消毒 2 次即可。

③1∶1000 新洁尔灭、1∶1000 洗必泰碘或 0.75％吡咯烷酮碘消毒法：适用于面部皮肤、口腔、肛门、外生殖器等的消毒。用蘸有药液的纱布或棉球消毒 2 次即可。

④75％酒精消毒法：适用于植皮手术时供皮区皮肤的消毒。用 75％酒精涂擦 2～3 次即可。

【任务分析与讨论】

相关知识和技能点	记录讨论结果/答案	自我评价

续表

相关知识和技能点	记录讨论结果/答案	自我评价

【实训器材与物品】

实训器材

序号	仪器设备名称	型号/图片
1	手术治疗床	
2	手术区皮肤消毒模型人	
3	手术消毒工作台	

NOTE

实训物品

序号	试剂/耗材	规格	配置方法或物品摆放方法
1	弯盘 （配一次性治疗巾）	30 cm×48 cm×3.3 cm/个	摆放于手术消毒工作台的桌上
2	纱布（配盒）	6 cm×8 cm/片	摆放于手术消毒工作台的桌上
3	卵圆钳（配筒）	22 cm×3 cm/套	摆放于手术消毒工作台的桌上
4	碘伏（消毒液）	500 毫升/瓶	摆放于手术消毒工作台的桌上
5	手消毒液	250 毫升/瓶	摆放于手术消毒工作台的桌上
6	医疗垃圾桶 （配套医疗垃圾袋）	24 cm×20 cm×14 cm/个	摆放于手术消毒工作台的旁边
7	灭菌橡胶手套	6 码、6.5 码、7 码、 7.5 码、8 码	摆放于手术消毒工作台的桌上

【任务实施】

1. 操作前准备　着装规范，修剪指甲，戴口罩、帽子，完成外科手消毒。

2. 操作前评估　了解需做手术的部位，确定手术区皮肤消毒的范围。

3. 物品准备　①手术者已戴消毒后口罩、帽子，穿好手术衣裤，洗手；②助手备好消毒用碘伏消毒液及纱布。

4. 传递物品　接过助手传递过来的卵圆钳、盛着消毒液和纱布的弯盘。

5. 明确消毒范围　距手术切口部位 15～20 cm 的范围。

（1）头部手术皮肤消毒范围：头及前额。

（2）口、唇部手术皮肤消毒范围：唇面、颈部及上胸部。

（3）颈部手术皮肤消毒范围：上至下唇，下至乳头，两侧至斜方肌前缘。

（4）锁骨部手术皮肤消毒范围：上至颈部上缘，下至上臂上 1/3 处和乳头上缘，两侧过腋中线。

（5）胸部手术皮肤消毒范围：侧卧位时前后过中线，上至锁骨及上臂 1/3 处，下过肋缘。

（6）乳腺根治手术皮肤消毒范围：前至对侧锁骨中线，后至腋后线，上过锁骨及上臂，下过肚脐平行线。如大腿取皮，则大腿过膝，周圈消毒。

（7）上腹部手术皮肤消毒范围：上至乳头，下至耻骨联合，两侧至腋中线。

（8）下腹部手术皮肤消毒范围：上至剑突，下至大腿上 1/3，两侧至腋中线。

（9）腹股沟及阴囊部手术皮肤消毒范围：上至肚脐平行线，下至大腿上 1/3，两侧至腋中线。

（10）颈椎手术皮肤消毒范围：上至头顶，下至两腋窝连线。

（11）胸椎手术皮肤消毒范围：上至肩，下至髂嵴连线，两侧至腋中线。

（12）腰椎手术皮肤消毒范围：上至两腋窝连线，下过臀部，两侧至腋中线。

（13）肾脏手术皮肤消毒范围：前后过中线，上至腋窝，下至腹股沟。

（14）会阴部手术皮肤消毒范围：耻骨联合、肛门周围及臀部，大腿上 1/3 内侧。

（15）四肢手术皮肤消毒范围：周圈消毒，上下各超过一个关节。

6. 消毒顺序

（1）涂擦消毒液时应由手术区中心部位逐渐向四周涂擦，若为小面积手术切口，可采用环形消毒法；若为大面积手术切口，可采用平行消毒法。若为污染创口，涂擦消毒液时应由外周向手术中心涂擦，如肛肠手术。

（2）以腹部消毒为例，一般用碘伏消毒液，脐部最后消毒。

（3）不能让消毒液滴或洒在会阴部。

（4）物品用后按规定分类处理。消毒顺序：由切开部位中心开始，由内到外，逐渐扩展涂擦至周围，已触及周围皮肤的带有消毒液的纱布不可再返回中心部位，消毒过的手术区内不能有遗漏的未消毒的皮肤。

【任务评价】

手术区皮肤消毒评分标准

（满分 100 分，60 分合格；考试时间为 5 min）

程序	操作流程	评分标准	分值	扣分	得分
操作前准备（7 分）	操作前准备：着装规范，剪短指甲，戴口罩、帽子，完成外科手消毒	一处不符合要求扣 1 分	5		
	用物准备：2 个弯盘、卵圆钳（配筒）、若干纱布（配盒）、碘伏（消毒液）等	备物不齐扣 1 分	2		
操作流程（87 分）	接过助手传递过来的卵圆钳、盛着消毒液和纱布的弯盘	指导助手将所需的物品传递至自己手中，若有遗漏，一处扣 2 分；若传递物品时，物品掉落，扣 4 分	10		
	明确消毒范围：距手术切口部位 15～20 cm 的范围。注意：上腹部手术皮肤消毒范围：上至乳头，下至耻骨联合，两侧至腋中线。下腹部手术皮肤消毒范围：上至剑突，下至大腿上 1/3，两侧至腋中线	若无法口述消毒范围或消毒范围不正确，扣 10 分；若无法口述上腹部手术皮肤消毒范围，扣 10 分；若无法口述下腹部手术皮肤消毒范围，扣 10 分	25		

NOTE

程序	操作流程	评分标准	分值	扣分	得分
操作流程（87分）	涂擦消毒液时应由手术区中心部位逐渐向四周涂擦,若为小面积手术切口,可采用环形消毒法;若为大面积手术切口,可采用平行消毒法。若为污染创口,涂擦消毒液时应由外周向手术中心涂擦,如肛肠手术	若手术区皮肤消毒范围过小,扣10分;若无法口述污染创口和非污染创口的消毒顺序区别或消毒顺序混乱,扣12分;若卵圆钳夹持纱布姿势不正确,酌情扣1~5分	25		
	以腹部消毒为例,一般用碘伏(消毒液),脐部最后消毒	若最后未消毒脐部,扣5分;若脐部消毒顺序混乱,扣5分	10		
	不能让消毒液滴或洒在会阴部	若消毒液滴或洒在会阴部敏感皮肤,扣5分	5		
	物品用后按规定分类处理。消毒顺序:由切开部位中心开始,由内到外,逐渐扩展涂擦至周围,已触及周围皮肤的带有消毒液的纱布不可再返回中心部位,消毒过的手术区内不能有遗漏的未消毒的皮肤	已触及周围皮肤的带有消毒液纱布若返回中心部位,扣10分,消毒过的手术区皮肤内有遗漏的未消毒的皮肤,酌情扣1~5分	12		
操作后评价(6分)	1.全过程符合抢救程序,动作敏捷、规范、熟练,表情严肃、态度认真。2.操作动作不粗暴,操作中患者无损伤,关怀体贴患者	一处不符合要求酌情扣1~2分	6		

任务五　穿脱隔离衣

【学习目标】

1. 知识目标　掌握穿脱隔离衣的定义,穿脱隔离衣的注意事项。

2. 技能目标 能规范、熟练地进行穿脱隔离衣的操作。

3. 素质目标 通过实践操作,培养学生高度的责任心、同情心、爱心、团队合作精神,学生能建立良好的人际关系,能培养出造福于患者的专业医疗队伍。

【任务内容】

1. 穿隔离衣

(1)手持衣领内侧,取下隔离衣,清洁面朝向自己,将衣领两端向外折,对齐肩缝,露出袖笼,开始穿隔离衣。

(2)右手持衣领,左手伸入衣袖内并上抖,换手同法穿右手,两手上举,将手尽量抖出衣袖。

(3)两手持衣领由衣领中央顺边缘向后,扣好领扣,然后扣好袖扣。

(4)双手在腰带下约5 cm处平行向后移动至背后,捏住身后衣服正面的边缘,两侧对齐,然后向一侧按压折叠,系好腰带。

2. 脱隔离衣

(1)先解开腰带的活结,脱手套,再解开袖扣,在肘部将部分衣袖塞入工作服袖口下,尽量暴露双手前臂。

(2)双手于消毒液中浸泡清洗,并用毛刷按前臂、腕部、手掌、手背、指甲、指尖、指缝、指关节顺序刷洗2 min,再用清水冲洗干净。

(3)洗手后拭干,解开领扣,一手伸入另一手的衣袖,拉下衣袖包住手,用遮盖着的手从另一衣袖的外面拉下包住手。

(4)两手于衣袖内松开腰带,双手先后退出,手持衣领,整理后两边对齐,按规定挂好。

(5)若脱隔离衣备洗,应使清洁面向外,将隔离衣卷好,投入污衣袋内。

【任务分析与讨论】

相关知识和技能点	记录讨论结果/答案	自我评价

217

续表

相关知识和技能点	记录讨论结果/答案	自我评价

【实训器材与物品】

实训器材

序号	仪器设备名称	型号/图片
1	挂衣架	铁制
2	隔离衣	

实训物品

序号	试剂/耗材	规格	配置方法或物品摆放方法
1	灭菌橡胶手套	1盒	摆放于挂衣架旁
2	手消毒液	250毫升/瓶	摆放于挂衣架旁
3	医疗垃圾桶（配套医疗垃圾袋）	24 cm×20 cm×14 cm/个	摆放位置为挂衣架的左下方,与其他操作用物摆放有一定距离,区分无菌、清洁及污染区域

【任务实施】

（1）首先确认现场安全。

（2）自身准备:操作者穿好工作服,戴好口罩、帽子,完成手部消毒工作,卷袖过肘。

（3）物品准备:选择一件尺寸适宜的隔离衣。

（4）手持衣领内侧,取下隔离衣,清洁面朝向自己,将衣领两端向外折,对齐肩缝,露出袖笼,开始穿隔离衣。

（5）右手持衣领,左手伸入衣袖内并上抖,换手同法穿右手,两手上举,将手尽量抖出衣袖。

（6）两手持衣领由衣领中央顺边缘向后,扣好领扣,然后扣好袖扣。

（7）解开隔离衣外侧面腰带的活结,双手在腰带下 5 cm 处用手将隔离衣的两边逐层向前拉,直到看到两侧边缘,捏住两侧边缘外侧面对齐,向一侧按压折叠。将腰带环绕腰部至前方系好活结。双手戴灭菌橡胶手套,使手套边缘包裹住隔离衣袖口,进行医疗操作。

（8）医疗操作完毕后,开始脱隔离衣。先解开腰带的活结,脱手套,再解开袖扣,将隔离衣的袖子卷起至肘部,暴露双手及前臂。

（9）肘部至指尖用七步洗手法进行清洗,刷洗 2 min 后擦干。

（10）解开领扣,一手伸入另一手的衣袖里脱下衣袖,旋转衣袖后脱下另一侧衣袖。

（11）手持衣领,整理后两边对齐,按规定挂好。

（12）若脱隔离衣备洗,应使清洁面向外,将隔离衣卷好,投入污衣袋内。

【任务评价】

穿脱隔离衣评分标准

（满分 100 分,60 分合格;考试时间为 5 min）

程序	操作流程	评分标准	分值	扣分	得分
操作前准备（7分）	仪表着装:仪表端庄,着装整洁,卷袖过肘,符合要求	戴口罩、帽子,穿白大褂,卷袖过肘,口述洗手,遗漏一处扣1分	5		
	用物准备:挂衣架,尺寸适宜的隔离衣,灭菌橡胶手套,手消毒液,另备医疗垃圾桶(配套医疗垃圾袋)	备物不齐扣1分	2		
操作流程（87分）	手持衣领内侧,取下隔离衣,清洁面朝向自己,将衣领两端向外折,露出袖笼,开始穿隔离衣	手持衣领时,若触碰到隔离衣外侧面扣5分,若将外侧污染面朝向自己扣5分	10		
	右手持衣领,左手伸入衣袖内并上抖,换手同法穿右手,两手上举,将手尽量抖出衣袖	若手持衣领穿隔离衣过程中,衣领掉落,手触碰到隔离衣衣领外侧面,酌情扣1~5分	5		

程序	操作流程	评分标准	分值	扣分	得分
操作流程(87分)	两手持衣领由衣领中央顺边缘向后,扣好领扣,然后扣好袖扣	若忘记扣好领扣,扣 4 分;若忘记扣好袖扣,一侧扣 3 分,两侧扣 6 分	10		
	解开隔离衣外侧面腰带的活结,双手在腰下 5 cm 处用手将隔离衣的两边逐层向前拉,直到看到两侧边缘,捏住两侧边缘外侧面对齐,向一侧按压折叠。将腰带环绕腰部至前方系好活结。双手戴灭菌橡胶手套,使手套边缘包裹住隔离衣袖口,进行医疗操作	捏住隔离衣两侧边缘时,若手触碰到边缘的内侧面,扣 5 分;隔离衣后方包裹效果不佳时,酌情扣 1～2 分	7		
	医疗操作完毕后,开始脱隔离衣。先解开腰带的活结,脱手套,再解开袖扣,将隔离衣的袖子卷起至肘部,暴露双手及前臂	若没有解开腰带的活结,扣 4 分,若没有解开袖扣,一侧扣 3 分,两侧扣 6 分;若将隔离衣的袖子卷起至肘部的过程中触碰到衣袖内侧面,扣 4 分;若没能暴露双手及前臂,扣 3 分	17		
	肘部至指尖用七步洗手法进行清洗,刷洗 2 min 后擦干	若没有洗手的操作步骤,扣 10 分	10		
	解开领扣,一手伸入另一手的衣袖里脱下衣袖,旋转衣袖后脱下另一侧衣袖	若没有解开领扣,扣 5 分;若脱一侧的袖口时,手触碰到隔离衣外侧面,扣 5 分;若旋转衣袖后,脱下另一侧衣袖时触碰到隔离衣内侧面,扣 5 分	15		
	手持衣领,整理后两边对齐,按规定挂好	若挂隔离衣时,手触碰到隔离衣外侧污染面,扣 7 分	7		
	如脱隔离衣备洗,应使清洁面向外,将隔离衣卷好,投入污衣袋内	卷衣服时,手碰到隔离衣污染面,扣 6 分	6		

NOTE

续表

程序	操作流程	评分标准	分值	扣分	得分
操作后评价（6分）	全过程符合抢救程序,动作敏捷、规范、熟练,表情严肃、态度认真	一处不符合要求酌情扣1～2分	6		

任务六 伤口(切口)换药

【学习目标】

1. 知识目标 掌握伤口(切口)换药的定义,伤口(切口)换药的注意事项。

2. 技能目标 能规范、熟练地进行伤口(切口)换药的操作。

3. 素质目标 通过实践操作,培养学生高度的责任心、同情心、爱心、团队合作精神,学生能建立良好的人际关系,能培养出造福于患者的专业队伍。

【任务内容】

换药是伤口(切口)更换敷料的俗称,是处理伤口(切口)的措施之一,包括清除伤口(切口)的分泌物、异物、坏死组织,保持引流通畅等。换药能使肉芽组织健康生长,以利于伤口(切口)愈合。

1. 适应证

(1) 无菌手术及污染性手术后 3～4 天,检查伤口局部愈合情况,观察伤口有无感染。

(2) 手术后有刀口出血、渗液可能者,或外层敷料已被血液或渗液浸透者。

(3) 肢体的伤口包扎后出现患肢水肿、胀痛,皮肤颜色青紫,局部有受压情况者。

(4) 伤口内放置的引流物需要松动、部分拔出或全部拔出者。

(5) 伤口已化脓感染,需要定时清除坏死组织、脓液和异物者。

(6) 局部敷料松脱、移位、错位,或包扎、固定失去应有作用者。

(7) 外科缝合伤口已愈合,需要拆除缝线者。

(8) 局部需要定时外用药物治疗者。

(9) 手术前创面准备,需要对创面局部进行清洁、湿敷者。

(10) 各种瘘管漏出物过多者。

(11) 尿、便污染或鼻、眼、口分泌物污染而浸湿附近伤口敷料者。

2. 换药次数控制

(1) 手术后无菌伤口,如无特殊反应,3～5 天后进行第 1 次换药;若伤口情况良好,张力不大,可酌情拆除部分或全部缝线;张力大的伤口,一般在术后 7～9 天拆除缝线。

NOTE

（2）感染伤口，分泌物较多时，应每天换药 1 次。

（3）新鲜肉芽创面，隔 1～2 天换药 1 次。

（4）严重感染或放置引流物的伤口等，应根据引流量的多少，决定换药的次数。

（5）烟卷引流伤口，每天换药 1～2 次，并在术后 12～24 h 转动烟卷，并适时拔除烟卷。橡皮膜引流伤口，常在术后 48 h 内拔除橡皮膜。

（6）橡皮管引流伤口，术后 2～3 天换药，引流 3～7 天更换或拔除橡皮管。

【任务分析与讨论】

相关知识和技能点	记录讨论结果/答案	自我评价

【实训器材与物品】

实训器材

序号	仪器设备名称	型号/图片
1	临时病床	

序号	仪器设备名称	型号/图片
2	伤口换药模型人	
3	治疗推车	

实训物品

序号	试剂/耗材	规格	配置方法或物品摆放方法
1	弯盘(配一次性治疗巾)	30 cm×48 cm×3.3 cm/个	摆放于备物室的桌上
2	纱布(配盒)	6 cm×8 cm/片	摆放于备物室的桌上
3	75%酒精棉球(配筒)	中号	摆放于备物室的桌上
4	持物镊(配筒)	小号	摆放于备物室的桌上
5	胶布	8 cm	摆放于备物室的桌上
6	换药包		摆放于备物室的桌上
7	手消毒液	250 毫升/瓶	摆放于备物室的桌上
8	医疗垃圾桶(配套医疗垃圾袋)	24 cm×20 cm×14 cm/个	摆放于治疗推车的旁边
9	0.5%碘伏	500 毫升/瓶	摆放于治疗推车的桌上
10	灭菌橡胶手套	6 码、6.5 码、7 码、7.5 码、8 码	摆放于治疗推车的桌上
11	绷带	5 cm×5 cm/卷	摆放于治疗推车的桌上
12	凡士林纱布	5 cm×3 cm/片	摆放于治疗推车的桌上
13	棉垫	20 cm×15 cm/片	摆放于治疗推车的桌上

【任务实施】

1. 准备

(1) 医生准备。

①着装:戴帽子、口罩,必要时戴手套。

②洗手:换药前后均应洗手并消毒。

(2) 物品准备。

①两个弯盘、两把持物镊(配筒)、若干75％酒精棉球(配筒)、若干纱布(配盒)、胶布,并用换药包巾包裹好以上物品,手消毒液、医疗垃圾桶。

②无浪费现象。

③无菌器械的使用:先用后取、后用先取,先干后湿、干湿分开,无菌、有菌分开。

(3)患者准备。

核对患者信息,做自我介绍,解释接下来的换药操作流程,让患者取仰卧位,充分暴露其伤口部位,检查病灶是无菌伤口还是感染伤口,了解伤口大小、深浅情况。

(4)将换药包放置在治疗推车上推至患者右侧,解开换药包,盛放污物的弯盘置于床上或者靠近患者伤口的一侧。

2. 揭取敷料

(1)去除胶布的顺序为由外向内。

(2)外层敷料。

①外层敷料无渗出者用手去除。

②感染伤口的外层敷料用持物镊去除或戴手套去除。

(3)内层敷料。

①用持物镊去除。

②沿伤口长轴方向揭起。

③敷料粘贴在伤口上时可用生理盐水或普鲁卡因液浸泡。

(4)取下的敷料置于医疗垃圾桶中或盛放污物的弯盘内。

3. 消毒

(1)无菌器械的使用。

①两把持物镊分工明确:一把接触创面,另一把不接触创面。

②持物镊始终尖端朝下。

③弯盘分工明确:一个盛放有菌物品,另一个盛放无菌物品。

(2)消毒液的选择。

①手术缝合切口使用75％酒精或0.5％碘伏等消毒。

②渗出或感染伤口使用0.5％碘伏消毒。

(3)消毒顺序。

①无菌伤口由中心向外周消毒。

②感染伤口由外周向中心消毒。

(4)消毒范围。

无菌伤口消毒范围为距离创缘5～8 cm 的区域,感染伤口消毒范围为距离创缘10～15 cm 的区域。

(5)消毒方法。

沿切口纵轴方向涂擦。

4. 创面处理

(1)创面判定。

①切口对合情况。

②有无红肿、血肿。

③有无渗出。

（2）渗出或感染伤口引流。

①保留已有引流物。

②覆盖凡士林纱布等。

5．覆盖敷料

（1）无菌敷料长轴沿切口长轴方向覆盖。

（2）胶布厚度为 8～10 层，有渗出时可增加胶布厚度及使用棉垫。

（3）胶布的粘贴应与身体纵轴垂直，绷带包扎时应从肢体的粗端开始绕向肢体的细端。

6．敷料及器械的处理

（1）更换下来的敷料置于医疗垃圾桶中。

（2）特殊感染使用的器械需特殊处理。

【任务评价】

伤口（切口）换药评分标准

（满分 100 分，60 分合格；考试时间为 5 min）

程序	操作流程	评分标准	分值	扣分	得分
操作前准备（7分）	仪表着装：仪表端庄，着装整洁，洗手，符合要求	一处不符合要求扣1分	2		
	用物准备：两个弯盘、两把持物镊（配筒）、若干75％酒精棉球（配筒）、若干纱布（配盒）、胶布、手消毒液、换药包巾、医疗垃圾桶	备物不齐扣1分	5		
操作流程（87分）	患者准备： 核对患者信息，做自我介绍，解释接下来的换药操作流程，让患者取仰卧位，充分暴露其伤口部位，检查病灶是无菌伤口还是感染伤口，了解伤口大小、深浅情况。将换药包放置在治疗推车上推至患者右侧，解开换药包，盛放污物的弯盘置于床上或者靠近患者伤口的一侧	做错一个步骤或者没有充分暴露患者伤口部位，酌情扣 1～5 分	5		
	揭取敷料： 1.去除胶布的顺序为由外向内（5分）。 2.外层敷料（5分）。 （1）外层敷料无渗出者用手去除。 （2）感染伤口的外层敷料用持物镊去除或戴手套去除。 3.内层敷料（5分）。 （1）用持物镊去除。 （2）沿伤口长轴方向揭起。	若去除胶布的顺序错误扣 5 分；若外层敷料没有正确去除扣 5 分；若内层敷料没有正确去除扣 5 分；若取下的敷料没有放置于医疗垃圾桶中或盛放污物的弯盘内扣 5 分	20		

程序	操作流程	评分标准	分值	扣分	得分
操作流程(87分)	(3)敷料粘贴在伤口上时可用生理盐水或普鲁卡因液浸泡。 4.取下的敷料置于医疗垃圾桶中或盛放污物的弯盘内(5分)				
	无菌器械的使用(12分)。 (1)两把持物镊分工明确:一把接触创面,另一把不接触创面。 (2)持物镊始终尖端朝下。 (3)弯盘分工明确:一个盛放有菌物品,另一个盛放无菌物品	若两把持物镊分工不明确,扣5分;若持物镊尖端朝上,扣2分;若弯盘分工不明确,有菌物品和无菌物品乱放,扣5分	12		
	消毒液的选择(5分): (1)手术缝合切口用75%酒精或0.5%碘伏等。 (2)渗出或感染伤口用0.5%碘伏	若没有正确使用消毒液,扣5分	5		
	消毒顺序(5分): (1)无菌伤口由中心向外周消毒。 (2)感染伤口由外周向中心消毒	若消毒顺序不正确,扣5分	5		
	消毒范围:无菌伤口消毒范围为距离创缘5~8 cm的区域,感染伤口消毒范围为距离创缘10~15 cm的区域。消毒方法:沿切口纵轴方向涂擦	若消毒范围过小或者不正确,扣5分;若消毒方法不正确,扣5分	10		
	创面处理: 1.创面判定。 (1)切口对合情况。 (2)有无红肿、血肿。 (3)有无渗出。 2.渗出或感染伤口引流。 (1)保留已有引流物。 (2)覆盖凡士林纱布等	若创面判定不正确,酌情扣1~5分;若渗出或感染伤口引流不正确,酌情扣1~5分	10		

NOTE

续表

程序	操作流程	评分标准	分值	扣分	得分
操作流程（87分）	覆盖敷料： 1.无菌敷料长轴沿切口长轴方向覆盖。 2.胶布厚度为8～10层，有渗出时可增加胶布厚度及使用棉垫。 3.胶布的粘贴应与身体纵轴垂直，绷带包扎时应从肢体的粗端开始绕向肢体的细端	若无菌敷料长轴没有正确沿切口长轴方向覆盖，导致伤口没有被完全覆盖，扣5分；若胶布厚度不正确，扣5分；若胶布或绷带使用不正确，扣5分	15		
	敷料及器械的处理： 1.更换下来的敷料置于医疗垃圾桶中。 2.特殊感染使用的器械需特殊处理	若敷料及器械的处理不正确，酌情扣1～5分	5		
操作后评价（6分）	1.全过程符合抢救程序，动作敏捷、规范、熟练，表情严肃、态度认真。 2.操作动作不粗暴，操作中患者无损伤，关怀、体贴患者	一处不符合要求酌情扣1～2分	6		

NOTE

项目六　急救技能实训

任务一　心肺复苏术

【学习目标】

1. 知识目标　具备规范、熟练实施心肺复苏术的能力。

2. 技能目标　能规范、熟练地实施成人徒手心肺复苏术。

3. 素质目标　树立"时间就是生命"的观念和救死扶伤的理念,培养学生的责任心、使命感、同情心、团队协作精神和人文关怀素养。

【任务内容】

心肺复苏(CPR)是一个连贯、系统的急救技术,各个环节应紧密结合,不间断地进行。现场心肺复苏术的步骤如下。

1. 证实　迅速用各种方法刺激患者,确定其是否意识丧失,心跳、呼吸是否停止。主要采取"一看":看形态、面色、瞳孔;"二摸":摸股动脉搏动、颈动脉搏动;"三听":听心音。证实患者心搏骤停后立即进行抢救。

2. 体位　一般取去枕平卧位,将患者安置在平硬的地面上或在患者的背后垫一块硬板,尽量减少搬动患者的次数。

3. 胸外心脏按压　在人工呼吸的同时,进行胸外心脏按压。

(1) 按压部位:胸骨中下 1/3 交界处的正中线上或剑突上 2.5～5 cm 处。

(2) 按压方法:①抢救者一手的掌根部紧放在按压部位,另一手掌放在此手背上,两手平行重叠且手指交叉互握抬起,使手指脱离胸壁。②抢救者双臂应绷直,双肩中点垂直于按压部位,利用上半身重量和肩、臂部肌肉力量垂直向下按压,使胸骨下陷 5～6 cm(儿童按压深度根据其年龄和体型调整,至少为胸廓前后径的 1/3)。③按压应平稳、有规律,不能间断;下压时间与向上放松时间大致相等;按压至最低点处,应有一明显的停顿,不能冲击式猛压或跳跃式按压;放松时定位的手掌根部不要离开胸骨定位点。④按压频率:100～120 次/分。小儿 100 次/分。

(3) 按压有效的主要指标:①按压时能扪及大动脉搏动,收缩压>8.0 kPa;②患者面部、口唇、甲床等色泽再度转红;③扩大的瞳孔再度缩小;④出现自主呼吸;⑤神志逐渐恢复,可有眼球活动,睫毛反射与瞳孔对光反射出现,甚至手脚抽动,肌张力增加。

(4) 在胸外按压的同时要进行人工呼吸,不要为了观察脉搏和心率而频频中断心肺复苏,按压停歇时间一般不要超过 10 s,以免干扰心肺复苏。

4. 畅通呼吸道　采用抬头举颏法:一手置于患者前额使头部后仰,另一手的食指与中指置于其下颌骨近下颏或下颌角处,向上抬起下颏(颌)。有义齿者应取出义齿。

5. 人工呼吸　一般可采用口对口人工呼吸、口对鼻人工呼吸、口对口鼻人工呼吸(婴幼儿)。

方法:①在保持呼吸道通畅的位置下进行。②用按于前额之手的拇指和食指,捏住患者的鼻翼下端。③救助者深吸一口气后,张开口贴紧患者的嘴,把患者的口部完全包住。④深而快地向患者口内用力吹气,直至患者胸廓向上抬起为止。⑤一次吹气完毕后,立即与患者口部脱离,轻轻抬起头部,面向患者胸部,吸入新鲜空气,以便做下一次人工呼吸。同时使患者的口张开,捏鼻的手也应放松,以便患者从鼻孔通气,观察患者胸廓是否向下恢复,是否有气流从患者口内排出。⑥吹气频率:12～20 次/分,但应与胸外心脏按压成比例。单人操作时,心脏按压 30 次,吹气 2 次(30∶2)。双人操作时按 15∶2 进行。吹气时应停止胸外心脏按压。⑦吹气量:一般每次 500～600 ml。

6. 注意事项

(1) 心肺复苏中实际经过肺的血流量明显减少(为正常的 25%～33%),维持相对低的通气血流比例,要求潮气量和呼吸频率均较生理状态下更低。所以要避免急速、过大潮气量的人工呼吸,以免引起胃胀气导致膈肌上抬,使肺的顺应性下降,或引起胃内容物反流造成误吸。

(2) 对于有自主循环(可触到脉搏)的患者,人工呼吸维持在 10～12 次/分,大致每 5～6 s 给予 1 次人工呼吸,约 2 min 检查 1 次脉搏。

(3) 心搏骤停最初数分钟内,血中氧合血红蛋白浓度还保持在一定水平,心、脑的氧供更多取决于血流降低程度,所以开始胸外心脏按压比人工呼吸相对更重要,急救人员应尽可能避免中断胸外心脏按压。

NOTE

（4）做人工呼吸时要注意气道始终保持开放状态。

【任务分析与讨论】

相关知识和技能点	记录讨论结果/答案	自我评价

【实训器材与物品】

实训器材

序号	仪器设备名称	型号/图片
1	教学一体机	

续表

序号	仪器设备名称	型号/图片
2	成人心肺复苏模型	

实训物品

序号	试剂/耗材	规格	配置方法或物品摆放方法
1	不锈钢治疗盘（配一次性治疗巾）	中号	放置于成人心肺复苏模型一侧
2	弯盘	小号	放置于治疗盘内
3	一次性方纱或一次性呼吸膜	小号	放置于治疗盘内
4	一次性酒精棉片	小号	放置于治疗盘内
5	笔	小号	放置于治疗盘内
6	记录单	A4	放置于治疗盘内
7	手消毒液	250 毫升/瓶	放置于治疗盘内
8	医疗垃圾桶（配套医疗垃圾袋）	小号	摆放位置合理，与其他操作用物距离合理
9	生活垃圾桶（配套生活垃圾袋）	小号	摆放位置合理，与其他操作用物距离合理

【任务实施】

（1）评估现场环境是否安全。

（2）判断意识（10 s 内完成）。通过大声呼唤和轻拍双肩判断患者意识。

（3）启动急救医疗服务体系。呼救，帮忙拨打急救电话和获取自动体外除颤器（AED）。

（4）判断大动脉搏动及自主呼吸（10 s 内完成）。用手指触摸患者颈动脉搏动点（喉结旁 2 cm），同时将脸颊靠近患者耳鼻并观察患者胸廓起伏。用 1001、1002、1003……的方式数秒，用 5～10 s 判断脉搏和呼吸情况。

（5）记录心搏骤停和抢救开始时间。

（6）复苏体位准备。将患者去枕平卧于坚实地面，头、颈、躯干在同一轴线，双手置于两侧，身体无扭曲。暴露胸部，松开腰带。

（7）胸外心脏按压。实施胸外心脏按压 30 次。

NOTE

（8）清理呼吸道。确认患者头颈部无损伤，将其头偏向一侧，清理口腔、鼻腔异物。

（9）开放气道。使用抬头举颏法开放气道，使患者耳垂与下颌角连线垂直于地面。

（10）人工呼吸 2 次。

（11）完成 5 个循环的心肺复苏。胸外心脏按压 30 次及人工呼吸 2 次为 1 个循环。

（12）评估心肺复苏效果。判断脉搏和呼吸（方法同前），瞳孔大小，皮肤黏膜和甲床颜色。

（13）记录抢救结束时间。

（14）整理患者衣物，实施人文关怀。

（15）将患者头偏向一侧或取复苏体位。

（16）处置操作用物，洗手，记录抢救情况。

【任务评价】

成人徒手心肺复苏术评分标准

（满分 100 分，60 分合格）

程序	操作流程	评分标准	分值	扣分	得分
操作前准备（5分）	仪表着装：仪表端庄，着装整洁，符合要求	一处不符合要求扣1分	2		
	用物准备：不锈钢治疗盘、弯盘、一次性方纱、记录单、笔、手消毒液等	漏一项扣0.5分	3		
操作流程（90分）	评估现场环境：评估环境是否安全并报告	完全未实施扣2分，未报告扣1分	2		
	判断意识。轻拍患者肩部，在两侧耳旁大声呼唤患者，10 s 内完成，报告结果	完全未实施扣3分，未报告扣1分	3		
	启动急救医疗服务体系。呼救，拨打急救电话，获取 AED	不符合要求每项扣1分	3		
	判断大动脉搏动及自主呼吸。触摸颈动脉搏动点（喉结旁 2 cm）有无搏动，用脸颊感觉口腔、鼻腔有无呼吸，观察胸廓有无起伏。5～10 s 完成，报告结果	未判断脉搏或呼吸，各扣2分；未在时间内完成判断、未报告各扣1分	6		
	记录时间。口述时间	未口述扣2分	2		
	摆放复苏体位。将患者去枕平卧于坚实地面，头、颈、躯干在同一轴线，双手置于身体两侧，身体无扭曲。暴露胸部，松开腰带	未实施扣2分	2		

续表

程序	操作流程	评分标准	分值	扣分	得分
操作流程（90分）	胸外心脏按压。 (1)按压部位:两乳头连线中点或剑突上 2 横指处。 (2)按压方法:双掌重叠,十指互扣,手指抬起不触及胸壁,肘关节伸直,手臂垂直于患者身体向下按压。 (3)按压深度:使胸骨下陷 5~6 cm。 (4)按压频率:100~120 次/分。 (5)连续按压 30 次	不符合要求每项扣 1 分	5		
	清理呼吸道。 (1)检查患者头颈部有无损伤。 (2)将患者头偏向一侧(头颈部无损伤时)。 (3)清理口腔、鼻腔异物	不符合要求每项扣 1 分	3		
	开放气道。 使用抬头举颏法开放气道,使患者耳垂与下颌角连线垂直于地面	气道开放手法、角度不符合要求每项扣 2 分	4		
	人工呼吸 2 次。 (1)拇指及食指捏紧患者鼻孔,包严口周,吹气至少 1 s,吹气量每次 500~600 ml,可见胸廓隆起。 (2)换气时松开鼻孔,将头偏向一侧换气并观察患者胸廓有无起伏。 (3)吹气过程中始终保持气道处于开放状态	漏气、吹气量不达标、吹气时间不达标、换气时不松开鼻孔每项扣 1 分;少吹一次气扣 3 分;不吹气或吹气时胸廓不隆起扣 6 分	6		
	完成 5 个循环的心肺复苏。 胸外心脏按压 30 次及人工呼吸 2 次为 1 个循环。	参照胸外心脏按压及人工呼吸标准进行评分	40		
	评估心肺复苏效果(10 s 内完成)。 (1)颈动脉搏动恢复。 (2)自主呼吸恢复。 (3)散大的瞳孔回缩。 (4)面部、口唇、甲床等色泽转红。 边检查以上指征边报告评估结果	未检查扣 5 分;一处不符合要求扣 1 分	5		
	记录时间。 报告抢救结束时间	未报告扣 2 分	2		

NOTE

续表

程序	操作流程	评分标准	分值	扣分	得分
操作流程（90分）	整理患者衣物,进行沟通与人文关怀	未整理衣物、未进行人文关怀各扣1分	2		
	将患者头偏向一侧或取复苏体位	未实施扣2分	2		
	处置用物,洗手,记录	不符合要求每项扣1分	3		
操作后评价(5分)	1. 全过程符合抢救程序,动作敏捷、规范、熟练,表情严肃、态度认真。2. 操作动作不粗暴,抢救中患者无损伤,关怀体贴患者	一处不符合要求酌情扣1～2分	5		

任务二 简易呼吸器的使用

【学习目标】

1. 知识目标 具备规范、熟练使用简易呼吸器辅助通气的操作能力。

2. 技能目标 熟悉简易呼吸器各部件的检查及连接方法,熟悉氧流量的设置;规范、熟练操作简易呼吸器辅助通气。

3. 素质目标 树立"时间就是生命"的观念和救死扶伤的理念,培养学生的责任心、使命感、同情心、团队协作精神和人文关怀素养。

【任务内容】

简易呼吸器又称人工呼吸器或加压给氧气囊,是进行人工通气的简易工具。与口对口人工呼吸比较,简易呼吸器供氧浓度高,且操作简便。尤其是病情危急,来不及进行气管插管时,可利用加压面罩直接给氧,使患者得到充分的氧气供应,改善组织缺氧状态。

1. 简易呼吸器的组成

（1）面罩。

（2）单向阀:患者接头组、鸭嘴阀、单向阀盖。

（3）压力安全阀。

（4）气囊（球囊）。

（5）进气阀:进气阀垫片、进气阀座、进气阀接头。

（6）储气阀。

（7）氧气储气袋（储氧袋）。

（8）氧气连接管。

（9）呼气阀。

2．适应证

（1）人工呼吸：各种原因所致的呼吸停止或呼吸衰竭的抢救及麻醉期间的呼吸管理。

（2）运送患者：见于机械通气患者做特殊检查、进出手术室等情况。

（3）临时替代：遇到呼吸机故障、停电等特殊情况时，可临时应用简易呼吸器替代。

其中储气阀及氧气储气袋必须与外接氧气组合，未接氧气时应将这两个组件取下。

3．禁忌证

（1）中等量以上活动性咯血。

（2）急性心肌梗死。

（3）未经减压及引流的张力性气胸、纵隔气肿。

（4）大量胸腔积液。

（5）严重误吸引起的窒息性呼吸衰竭。

（6）重度肺囊肿、肺大疱等。

【任务分析与讨论】

相关知识和技能点	记录讨论结果/答案	自我评价

【实训器材与物品】

实训器材

序号	仪器设备名称	型号/图片
1	教学一体机	
2	临时病床	
3	成人心肺复苏模型	
4	简易呼吸器	

实训物品

序号	试剂/耗材	规格	配置方法或物品摆放方法
1	不锈钢治疗盘（配一次性治疗巾）	中号	放置于成人心肺复苏模型一侧
2	弯盘	小号	放置于治疗盘内

续表

序号	试剂/耗材	规格	配置方法或物品摆放方法
3	一次性方纱	小号	放置于治疗盘内
4	一次性酒精棉片	小号	放置于治疗盘内
5	笔	小号	放置于治疗盘内
6	记录单	A4	放置于治疗盘内
7	手消毒液	250 毫升/瓶	放置于治疗盘内
8	医疗垃圾桶(配套医疗垃圾袋)	小号	摆放位置合理,与其他操作用物距离合理
9	生活垃圾桶(配套生活垃圾袋)	小号	摆放位置合理,与其他操作用物距离合理

【任务实施】

(1) 通气前准备:患者去枕仰卧,清理其呼吸道,取出活动性义齿。解开衣领、腰带。

(2) 检查简易呼吸器各部件是否完好。将简易呼吸器连接供氧装置,并外接氧气,调节氧流量至 8~10 L/min,使储氧袋充满氧气。

(3) 操作者位于患者头端,以"E-C"手法(用拇指、食指按压面罩,其余三指提起患者下颌部)开放气道,将面罩紧扣患者口鼻。

(4) 规律地反复挤压球囊 1/3~2/3 体积,挤压时间应大于 1 s,通气量为每次 400~600 ml(成人)。成人心肺复苏时,按压通气比为 30∶2。通气频率为 12~16 次/分。5 s 内完成 2 次通气。吸气时间与呼气时间比为 1∶1.5 或 1∶2。

(5) 边通气边观察患者胸廓起伏情况及 SPO_2 指标,评估通气效果。

(6) 通气结束,清洁患者口鼻。整理床单元。清洁简易呼吸器。洗手。记录。

【任务评价】

简易呼吸器的使用评分标准
(满分 100 分,60 分合格)

程序	操作流程	评分标准	分值	扣分	得分
操作前准备(14 分)	仪表着装:仪表端庄,着装整洁,符合要求	一处不符合要求扣 1 分	2		
	用物准备。 (1) 不锈钢治疗盘、弯盘、一次性方纱、记录单、笔、手消毒液等。 (2) 简易呼吸器一套。检查各部件性能并正确连接。 (3) 检查周围用氧环境是否安全,用氧装置性能是否完好。将简易呼吸器连接供氧装置,设置氧流量为 10 L/min	漏一项扣 4 分	12		

续表

程序	操作流程	评分标准	分值	扣分	得分
操作流程（80分）	患者取去枕仰卧位	未实施扣10分	10		
	站在患者头端,检查并清理口腔、鼻腔分泌物及异物,解开衣领、腰带	未实施扣10分,手法不符合要求酌情扣1~5分	10		
	一手以"E-C"手法固定面罩,一手挤压球囊	开放气道的手法、球囊的放置不符合要求每项扣5分	10		
	按压时间应大于1 s,通气量为每次400~600 ml(或球囊1/3~2/3体积)。5 s内完成2次通气。吸气时间与呼气时间比为1∶1.5或1∶2	挤压球囊的力度、频率不符合要求酌情扣5~10分	20		
	边通气边观察胸廓起伏情况	通气时未观察胸廓起伏情况,扣10分;胸廓起伏不符合要求,扣5分	10		
	结束通气后,清洁患者面部,整理患者衣物,协助患者取合适体位	未实施扣10分,漏项酌情扣分	10		
	整理患者及物品。(1)告知家属抢救结果及注意事项(3分)。(2)整理床单元及物品(3分)。(3)洗手(2分)。(4)记录抢救过程(2分)	未实施扣相应分	10		
操作后评价(6分)	1.全过程符合抢救程序,动作敏捷、规范、熟练,表情严肃、态度认真。2.操作动作不粗暴,关怀体贴患者,操作过程中患者无损伤	一处不符合要求酌情扣1~3分	6		

任务三　创伤的现场止血法

【学习目标】

1. 知识目标　具备识别出血类型,使用指压止血法、止血带止血法进行操作的能力。

2. **技能目标** 能规范、熟练地进行指压止血法、止血带止血法操作。

3. **素质目标** 树立"时间就是生命"的观念和救死扶伤的理念,培养学生的责任心、使命感、同情心、团队协作精神和人文关怀素养。

【任务内容】

1. **指压止血法** 用手指、手掌或拳头压迫出血区域近侧动脉干,暂时性控制出血。压迫点应放在易于找到的动脉径路上,压向骨骼方能起效。 如:头、颈部出血,可指压颞浅动脉、面动脉、椎动脉;上肢出血,可指压锁骨下动脉、肱动脉、腋动脉、尺动脉、桡动脉;下肢出血,可指压股动脉、腘动脉、胫前动脉。

2. **加压包扎止血法** 用厚敷料覆盖伤口后,外加绷带缠绕,略施压力,以能适度控制出血而不影响伤部血液循环为度。四肢小动脉或静脉出血、头皮下出血时,多数患者可使用加压包扎止血法达到止血目的。

3. **强屈关节止血法** 前臂和小腿动脉出血不能控制,未合并骨折或脱位时,立即强屈肘关节或膝关节,并用绷带固定,即可控制出血,以利于迅速转送至医院。

4. **填塞止血法** 广泛而深层的软组织创伤、腹股沟或腋窝等部位活动性出血及实质性脏器破裂(如肝粉碎性破裂)出血时,可用灭菌纱布等填塞伤口,外加包扎固定。在做好彻底止血的准备之前,不得将填塞的纱布抽出,以免发生大出血致措手不及。

5. **止血带止血法** 一般适用于四肢大动脉的出血,并常在加压包扎不能有效止血的情况下,才选用止血带。常用的止血带有以下类型。

（1）橡皮管止血带:常用弹力较大的橡皮管,便于急救时使用。

（2）气囊止血带:压迫面宽而软,压力均匀,还有压力表测定压力,比较安全,常用于四肢活动性大出血或四肢手术时。

（3）旋压式止血带:有旋压及锁止结构,能确保压力稳定,维持良好的止血效果,常用于四肢活动性大出血或四肢手术时。

【任务分析与讨论】

相关知识和技能点	记录讨论结果/答案	自我评价

NOTE

相关知识和技能点	记录讨论结果/答案	自我评价

【实训器材与物品】

实训器材

序号	仪器设备名称	型号/图片
1	教学一体机	
2	止血带:橡皮管止血带、气囊止血带、旋压式止血带等	

续表

序号	仪器设备名称	型号/图片
3	成人创伤模型	

实训物品

序号	试剂/耗材	规格	配置方法或物品摆放方法
1	不锈钢治疗盘(配一次性治疗巾)	中号	放置于成人创伤模型一侧
2	弯盘	小号	放置于治疗盘内
3	一次性方纱	小号	放置于治疗盘内
4	一次性棉垫	小号	放置于治疗盘内
5	绷带	小号	放置于治疗盘内
6	三角巾	中号	放置于治疗盘内
7	笔	小号	放置于治疗盘内
8	标签贴	小号	放置于治疗盘内
9	记录单	A4	放置于治疗盘内
10	手消毒液	小号	放置于治疗盘内
11	一次性手套	中号	放置于治疗盘内
12	医疗垃圾桶(配套医疗垃圾袋)	小号	摆放位置合理,与其他操作用物距离合理
13	生活垃圾桶(配套生活垃圾袋)	小号	摆放位置合理,与其他操作用物距离合理

【任务实施】

1. 毛细血管、小静脉、小动脉出血止血　加压包扎止血法:用无菌敷料覆盖伤口,然后将一次性方纱、一次性棉垫放在无菌敷料上,再用绷带或三角巾加压包扎。

2. 大静脉、动脉性出血止血

1)指压止血法

①颞浅动脉压迫法:一侧头顶部出血——颞浅动脉(同侧外耳门上方,颧弓根部,用拇指或食指压向颞下颌关节)。

②面动脉压迫法:一侧颜面部出血——面动脉(同侧下颌骨下缘,下颌角前端,压向下颌骨面)。

③枕动脉压迫法:头后部出血——枕动脉(耳后乳突下面稍外侧,压向枕骨面)。

NOTE

④颈总动脉压迫法:一侧头面部出血——颈总动脉(气管与同侧胸锁乳突肌之间,甲状软骨下方外侧,压向第 5 颈椎横突)。

⑤锁骨下动脉压迫法:肩、腋部、上肢出血——锁骨下动脉(同侧锁骨中点上方,锁骨上窝处,压向后下方第一肋骨面)。

⑥肱动脉压迫法:前臂出血——用拇指压迫伤侧肱二头肌肌腱内侧的肱动脉末端,或用拇指或其余四指压迫上臂内侧肱二头肌内侧沟处的肱动脉搏动点。

⑦尺动脉、桡动脉压迫法:手部出血——尺动脉、桡动脉(手腕横纹稍上处内外两侧,压向尺骨面、桡骨面)。

⑧手指出血压迫法:手指出血——压迫指动脉,可用拇指和食指压迫手指两侧的血管。

⑨股动脉压迫法:大腿以下出血——股动脉(腹股沟韧带中点下方处,用双手拇指、手掌、拳头或垫绷带卷,压向耻骨)。

⑩腘动脉压迫法:小腿以下出血——腘动脉(腘窝偏内侧处,用双手拇指压向膝关节)。

⑪足背动脉、胫后动脉压迫法:足部出血——用双手拇指分别将足背动脉(踇长伸肌腱与踇短伸肌之间)、胫后动脉(跟骨与内踝之间)同时按压住进行止血。

2)屈肢加垫止血法　在肘窝、腘窝处加垫(如一卷绷带),然后强力屈曲肘关节、膝关节,再用三角巾或绷带等缚紧固定。

3)止血带止血法

(1)橡皮止血带止血法。

①使用上肢止血带时,在上臂中上 1/3 处加衬垫;使用下肢止血带时,在大腿中下 1/3交界处加衬垫。

②用橡皮止血带绑扎。

③记录止血时间并标记在止血带绑扎处。

(2)气囊止血带止血法。

①使用前要检查止血带的性能,是否漏气。

②根据患者情况,选择适合宽度、长度的袖带;用止血带前加衬垫。

③上肢止血带放置于上臂的中上 1/3 处,下肢止血带放置于大腿的中上 1/3 处,尽量靠近大腿的根部。

④充气:成人上肢止血带的压力为 250～300 mmHg,下肢止血带的压力为 450～600 mmHg。

⑤记录止血时间并标记在止血带绑扎处。

(3)绞棒止血法。

①上肢用三角巾在上臂上 1/3 处绑扎,下肢在大腿中下 1/3 交界处绑扎。

②利用绞棒旋转、绞紧并固定。

③记录止血时间并标记在三角巾绑扎处。

(4)旋压式止血带止血法。

①使用上肢止血带时,在上臂中上 1/3 处(下肢在大腿中下 1/3 交界处)先垫一层柔软的衬垫。

②绑扎止血带:通过转动旋棒等方式调节其松紧度达到止血目的,以远端动脉出血停止、动脉搏动消失为度。

③记录止血时间并标记在止血带绑扎处。

3. 填塞止血法　用无菌绷带、纱布填入伤口内压紧,外加大块无菌敷料加压包裹。

【任务评价】

创伤的现场止血法评分标准(以旋压式止血带止血法为例)
(满分 100 分,60 分合格)

程序	操作流程	评分标准	分值	扣分	得分
操作前准备(5分)	仪表着装:仪表端庄,着装整洁,符合要求	一处不符合要求扣1分	2		
	用物准备:旋压式止血带、一次性手套、三角巾、不锈钢治疗盘、弯盘、一次性方纱、记录单、笔、手消毒液、标签贴等	漏一项扣0.5分	3		
操作流程(90分)	评估现场环境:评估环境是否安全并报告	完全未实施扣2分,未报告扣1分	2		
	做好个人防护:戴一次性手套。 口述:我已做好个人防护	完全未实施扣2分,未口述报告扣1分	2		
	评估患者: (1)意识:轻拍患者肩部,在两侧耳旁大声呼唤患者,10 s 内完成,报告结果。 (2)观察患者创伤、出血情况,选择合适的止血方法并报告。 (3)呼救,请旁人帮忙	完全未实施扣3分,未报告扣2分	5		
	抬高伤肢,用指压止血法止血: (1) 抬高伤肢,促使其中静脉血液流回体内以减少血液丢失。 (2) 先使用指压止血法止血: ①前臂出血:用拇指压迫伤侧肱二头肌肌腱内侧的肱动脉末端。 ②下肢出血:用双手拇指、手掌、拳头或垫绷带卷,将股动脉(腹股沟韧带中点下方处)压向耻骨	未紧急使用指压止血法扣10分,按压部位不正确扣5分	15		

程序	操作流程	评分标准	分值	扣分	得分
操作流程（90分）	放置衬垫:在绑扎止血带的部位,用三角巾折成宽带作为衬垫(上肢放置于上臂中上 1/3 处,下肢放置于大腿中下 1/3 交界处),以保护皮肤,预防损伤	未放置衬垫扣 10 分	10		
	绑扎止血带: (1)快速取出旋压式止血带,打开自粘带,将止血带套到上臂近心端中上 1/3 交界处(下肢套到大腿中下 1/3 交界处),拉紧自粘带,反向粘紧。 (2)转动旋棒,调节其松紧度以达到止血目的,以远端创伤处出血停止、动脉搏动消失为度。 (3)将旋棒卡在固定卡槽中,用固定搭扣锁住旋棒和自粘带	止血带位置错误扣 10 分,未检查止血效果扣 8 分,松紧度未达要求酌情扣 5～10 分	30		
	标记:标记绑扎止血带的时间,精确到分钟	未实施扣 10 分	10		
	启动急救医疗服务体系: 打急救电话,报告患者伤情	未实施扣 5 分	5		
	记录时间:报告抢救结束时间	未记录时间扣 4 分,未报告扣 2 分	4		
	整理患者衣物,进行沟通与人文关怀	未整理衣物、未进行人文关怀各扣 1 分	2		
	将患者头偏向一侧或取复苏体位	未实施扣 2 分	2		
	处置用物,洗手,记录	不符合要求每项扣 1 分	3		
操作后评价（5分）	1.全过程符合抢救程序,动作敏捷、规范、熟练,表情严肃、态度认真。 2.操作动作不粗暴,关怀体贴患者,操作过程中患者无损伤	一处不符合要求酌情扣 1～2 分	5		

NOTE

任务四 脊柱损伤的现场搬运

【学习目标】

1. 知识目标 掌握脊柱损伤患者固定搬运的操作规程。熟悉脊柱损伤患者固定搬运的适应证、注意事项。

2. 技能目标 能根据现场地形、患者特点等,利用现场物品合理地固定、转运脊柱损伤患者。

3. 素质目标 树立"以人为本"、救死扶伤的理念,提高学生应变能力、团队协作能力、沟通能力;培养学生强烈的责任感和使命感,养成对待工作严肃、认真、耐心、细致的习惯。

【任务内容】

怀疑脊柱损伤时应使患者保持脊柱伸直位,上下肢也伸直并拢,木板或硬担架放在患者一侧,由 2～3 人扶患者躯干,使之成一整体滚动至木板或硬担架上,或 3 人用手同时将患者平托至木板或硬担架上。用固定带把患者固定在木板或硬担架上,使患者不能左右转动和移动。

对于颈椎损伤的患者,要由专人扶住头部,沿纵轴向上略加牵引,其他人协调一致用力将患者平直地抬到木板或硬担架上,用沙袋或者折好的衣物放在患者颈部两侧加以固定。搬运过程中注意不要使躯干扭转、屈曲。禁用搂抱或一人抬头、一人抬足的方法,因为这种方法将增加脊柱的弯曲度,加重椎骨和脊髓的损伤。

【任务分析与讨论】

相关知识和技能点	记录讨论结果/答案	自我评价

245

续表

相关知识和技能点	记录讨论结果/答案	自我评价

【实训器材与物品】

实训器材

序号	仪器设备名称	型号/图片
1	教学一体机	
2	创伤模拟人	
3	硬担架(脊柱固定板)	
4	头部固定器	

续表

序号	仪器设备名称	型号/图片
5	颈托	

实训物品

序号	试剂/耗材	规格	配置方法或物品摆放方法
1	固定带	带挂钩、卡扣,可双向调节	放置于用物台
2	三角巾	96 cm×96 cm×136 cm	放置于用物台
3	衬垫	10 cm×15 cm	放置于用物台
4	手套	S、M、L、XL	放置于用物台
5	医疗垃圾桶(配套医疗垃圾袋)	小号	摆放位置合理,与其他操作用物距离合理
6	生活垃圾桶(配套生活垃圾袋)	小号	摆放位置合理,与其他操作用物距离合理

【任务实施】

(1)评估现场环境是否安全。

(2)初步判断伤情、检测患者生命体征。询问基本信息以评估患者意识情况,数脉搏和呼吸次数。

(3)医患沟通:告知患者固定搬运的目的,取得患者配合,缓解其焦虑、紧张情绪,强调不可随意挪动。

(4)用物准备。

(5)主急救员调整患者颈部位置。助手1指示中轴线,指引主急救员以鼻尖对准中轴线来调整患者颈部位置。调整完成,助手1使用头胸锁固定,主急救员检查患者颈部、颈椎情况。

(6)助手1安置颈托。主急救员检查患者颈部、颈椎完毕,使用头锁固定患者;助手1测量患者颈部长度,调整颈托,放置颈托。

(7)助手1检查患者并判断伤情。从上至下,按头部、颈部、胸部、腹部、背部、外生殖器、下肢、上肢的顺序进行全身检查,评估患者伤情。

(8)助手1做头胸锁固定,协助主急救员使用头肩锁固定。

(9)沿中轴线整体侧翻患者。主急救员指挥,助手1、助手2左右手交叉,将患者轴位翻动为侧卧位,助手1检查患者脊柱及背部情况。

NOTE

（10）平移患者于脊柱固定板。助手3将脊柱固定板安置于患者背部适当的位置，主急救员指挥，助手1、助手2左右手交叉，将患者轴位翻动为仰卧位，助手1用头胸锁固定头颈，协助主急救员换为用双肩锁固定头颈。主急救员固定好头颈后，助手1、助手2双臂交叠，主急救员指挥，将患者用双前臂推至脊柱固定板适当位置。

（11）固定患者。助手1使用头胸锁固定患者，解锁主急救员，主急救员安置头部固定器；助手2、助手3按头部、胸部、髋关节、膝关节、踝关节的顺序规范固定患者，固定带松紧度适当。

（12）搬运患者。主急救员下口令，4位急救员平稳抬起患者，足先行；主急救员在头部，行走同时观察头颈部情况。

【任务评价】

脊柱损伤的现场搬运评分标准
（满分100分，60分合格）

程序	操作流程	评分标准	分值	扣分	得分
操作前准备（11分）	仪表着装：仪表端庄，着装整洁，符合要求	一处不符合要求扣1分	2		
	评估环境是否安全	未实施扣2分	2		
	检测患者生命体征	未实施扣2分	2		
	医患沟通：告知患者固定搬运的目的，取得患者配合，缓解其焦虑、紧张情绪，强调不可随意挪动	未实施扣2分	2		
	用物准备：硬担架（脊柱固定板）、颈托、头部固定器、固定带、三角巾、衬垫、手套、模拟人等	漏一项扣0.5分	3		
操作流程（84分）	主急救员调整颈部位置：急救员位置正确	不正确扣1分	1		
	使用头锁固定患者时手形正确	不正确扣3分	3		
	急救员体姿正确，手指不遮盖患者双耳	不正确扣2分	2		
	助手1指引主急救员以鼻尖对准中轴线来调整患者颈部位置	不正确扣2分	2		
	助手1使用头胸锁固定，主急救员检查颈椎	不正确扣3分	3		
	助手1安置颈托：助手1测量颈部长度手形正确	不正确扣3分	3		
	调整颈托	使用颈托不正确扣3分，不熟练酌情扣分	3		
	颈托使用方法正确，安置得当	不正确扣3分，不熟练酌情扣分	3		

续表

程序		操作流程	评分标准	分值	扣分	得分
操作流程（84分）	助手1检查患者并判断伤情	检查顺序和方法正确	未实施扣3分,有错误酌情扣分	3		
	助手1做头胸锁固定	使用头胸锁固定患者时手形正确	不正确扣3分	3		
		急救员体姿正确	不正确扣2分	2		
		不得遮盖患者口、鼻	遮盖者酌情扣分	3		
	主急救员做头肩锁固定	使用头肩锁固定患者时手形正确	不正确扣3分	3		
		主急救员体姿正确	不正确扣2分	2		
		用手掌、前臂固定头部	不正确扣3分	3		
	整体侧翻患者	主急救员指挥,助手1、助手2左右手交叉,将患者轴位翻动为侧卧位	不正确扣3分,不熟练扣1分	3		
		动作协调、平稳	不正确扣3分	3		
		助手1检查患者脊柱及背部情况	不正确扣3分,不熟练扣1分	3		
	平移患者于脊柱固定板	助手3将脊柱固定板安置于患者背部适当的位置	不正确扣3分	2		
		主急救员指挥,助手1、助手2左右手交叉,将患者轴位翻动为仰卧位	不正确扣3分,不流畅扣1分	3		
		助手1用头胸锁固定头颈,手形正确	不正确扣3分	3		
		主急救员用双肩锁固定头颈,手形正确	不正确扣3分	3		
		助手1、助手2双臂交叠,主急救员指挥,将患者用双前臂推至脊柱固定板适当位置	不正确扣3分,不熟练扣1分	3		
		急救员体姿正确	不正确扣2分	2		
		急救员动作正确,协调、平稳	不正确扣3分,不熟练扣1分	3		

程序	操作流程		评分标准	分值	扣分	得分
操作流程（84分）	固定患者	助手1使用头胸锁手形正确	不正确扣3分	3		
		主急救员安置头部固定器	不正确扣3分，不熟练扣1分	3		
		按头部、胸部、髋关节、膝关节、踝关节的顺序规范固定	顺序错误扣3分，配合不佳扣2分	5		
		固定带松紧度适当	不合适扣2分	2		
	搬运患者	急救员平稳抬起患者，足先行	不正确扣2分，不熟练扣1分	2		
		主急救员在头部，行走同时观察头颈部情况	未实施扣2分	2		
整体评价（5分）	1.全过程符合抢救程序，动作敏捷、交替流畅、规范、熟练，口令简洁，表情严肃、态度认真。2.固定结束后告知患者相关注意事项。3.注意人文关怀，安抚患者情绪，并取得配合		一处不符合要求酌情扣1~2分	5		

任务五　长骨骨折现场急救固定

【学习目标】

1. 知识目标　掌握长骨骨折现场急救固定的目的、注意事项。

2. 技能目标　能运用绷带、三角巾、夹板等急救现场可取得的物品对常见长骨骨折部位进行固定。

3. 素质目标　增强爱伤观念，增强学生的责任心、使命感、同理心，树立团队合作精神。

【任务内容】

1. 闭合性骨折　固定前将伤肢放到适当的功能位（固定位），一般上肢骨折采用肘关节屈曲位，下肢骨折采用伸直位。固定物与肢体之间要加衬垫（棉垫、毛巾、衣物等），骨突部位加垫棉花或软布类加以保护。其中一个夹板的长度应超过骨折处上、下两个关节。

（1）上臂骨折：伤肢肘关节屈曲成直角位，长夹板放在上臂的外侧，长夹板长度超过肩关节及肘关节，短夹板放在上臂的内侧，分三个部位用绷带捆绑固定，然后用一条三角巾将前臂悬吊于胸前，用另一条三角巾将伤肢与胸廓固定在一起。若无可用的夹板,可用三角巾先将伤肢固定于胸廓,然后用另一条三角巾将伤肢悬吊于胸前。

(2)前臂骨折:伤肢肘关节屈曲成直角位,将两块夹板分别置于前臂的屈侧及伸侧面,用绷带分别捆绑固定肘关节、腕关节,然后用三角巾将肘关节以屈曲功能位悬吊于胸前,用另一条三角巾将伤肢固定于胸廓。若无夹板,先用三角巾将伤肢悬吊于胸前,然后用另一条三角巾将伤肢固定于胸廓。

(3)大腿骨折。

①夹板固定法:将伤肢置于伸直固定位,取长夹板置于伤肢外侧面,长夹板长度超过伤侧腋窝至脚踝,短夹板放置在伤肢内侧,然后在大腿上部、膝关节上方、脚踝上方三处用绷带捆绑固定,搬运时可用绷带或三角巾将双下肢与担架固定在一起,加强固定作用。②健肢固定法:无长夹板时,在膝关节、踝关节及两腿之间的空隙处加棉垫或折叠的衣服,用绷带或三角巾分别在双下肢大腿上部、膝关节上方、脚踝上方三处捆绑并固定在一起。

(4)小腿骨折:伤肢取伸直固定位,取两块夹板分别放置在伤肢的内、外两侧,夹板长度相当于大腿中部至脚踝部,然后用绷带或三角巾分别在膝关节上方、膝关节下方、脚踝上方三处捆绑固定;亦可用三角巾以相同方法将伤肢与健侧下肢捆绑固定在一起。

2. 开放性骨折

(1)应先查验伤口情况,去除污染物及异物,先有效止血、包扎破损处,再固定骨折肢体。

(2)有外露的骨折端等组织时不应还纳,以免将污染物带入深层组织,应用消毒敷料或清洁布类进行严密的保护性包扎。

(3)伴有血管损伤者,先加压包扎止血后再对伤肢进行临时固定。加压包扎止血无效时,用弹力止血带或三角巾、绷带等代替止血。

3. 注意事项

(1)固定的松紧度要适中,既要固定牢靠,又不能过紧而影响局部血液循环。

(2)四肢骨折固定时,要露出指(趾)端,以便观察伤肢的血液循环情况。

(3)肢体固定后,如出现指(趾)苍白、青紫、肢体发凉、疼痛或麻木,提示局部血液循环不良,要立即查明原因,若为捆绑过紧所致,应放松后重新固定。

(4)用止血带止血者,要标明使用时间。止血带使用时间过长出现肢体疼痛时,应立即放松止血带恢复血流,然后根据需要重新捆扎止血带。

(5)长骨骨折患者禁止使用屈肢加垫止血法。

【任务分析与讨论】

相关知识和技能点	记录讨论结果/答案	自我评价

相关知识和技能点	记录讨论结果/答案	自我评价

【实训器材与物品】

实训器材

序号	仪器设备名称	型号/图片
1	教学一体机	
2	创伤模拟人	

实训物品

序号	试剂/耗材	规格	配置方法或物品摆放方法
1	各类型夹板	适用于上臂、前臂、小腿、股骨骨折的夹板	放置于用物台
2	绷带	纱布绷带 8 cm×5 m，弹力绷带 7.5 cm×4.5 m	放置于用物台
3	衬垫	10 cm×15 cm	放置于用物台

续表

序号	试剂/耗材	规格	配置方法或物品摆放方法
4	三角巾	96 cm×96 cm×136 cm	放置于用物台
5	毛巾	20 cm×20 cm	放置于用物台
6	绷带	各种长度	放置于用物台
7	纱布	7.5 cm×7.5 cm	放置于用物台
8	医疗垃圾桶（配套医疗垃圾袋）	小号	摆放位置合理，与其他操作用物距离合理
9	生活垃圾桶（配套生活垃圾袋）	小号	摆放位置合理，与其他操作用物距离合理

【任务实施】

1. 上臂骨折固定

（1）夹板固定：先以夹板、绷带固定骨折患肢，用布带先固定骨折上端（近心端），再固定骨折下端（远心端），松紧度以绑带可上下移动 1 cm 为宜（图 6-1），再将肘关节屈曲，悬吊固定于胸前。

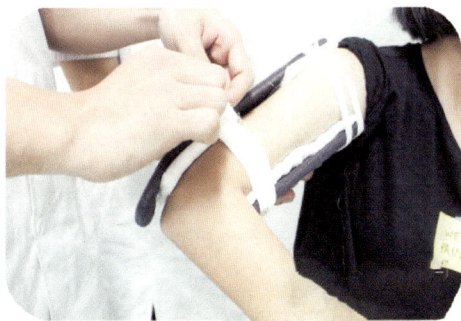

图 6-1　夹板、绑带固定肱骨骨折

（2）无夹板固定：肱骨髁上骨折不宜用夹板固定，因有增加血管神经损伤的可能。先用一条三角巾将伤肢固定于胸廓，再用另一条三角巾将伤肢悬挂胸前，露出指端（图6-2）。

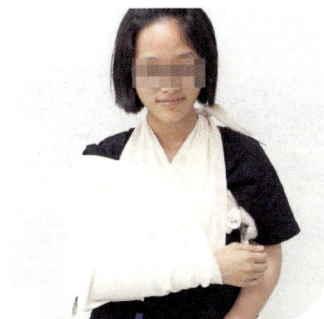

图 6-2　肱骨无夹板固定于胸前

NOTE

2. 前臂骨折固定

（1）夹板固定：用两块长度超过患者腕关节和肘关节的夹板放在前臂的掌心和掌背侧，夹紧伤肢，用绷带先固定骨折上端（近心端），再固定骨折下端（远心端），松紧度以绑带可上下移动 1 cm 为宜（图 6-3），然后用绷带或三角巾将前臂悬挂固定于颈部。

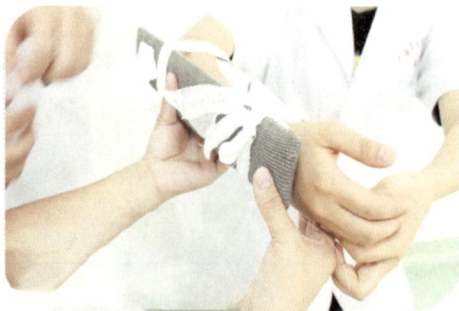

图 6-3　夹板、绑带固定前臂骨折

（2）无夹板固定：先用一条三角巾将伤肢悬挂胸前，再用另一条三角巾将伤肢固定于胸廓，露出指端（图 6-4）。

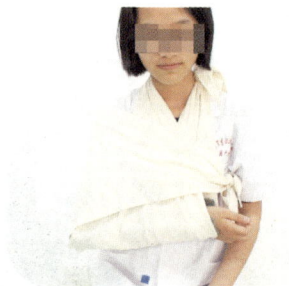

图 6-4　前臂无夹板固定于胸前

3. 大腿骨折固定

（1）夹板固定：用长、短两块夹板分别置于大腿的外侧和内侧面，长夹板的长度超过伤侧腋窝至脚踝，短夹板的长度自大腿根部至脚踝。在骨隆突处、关节处和空隙处加衬垫，然后用绷带分别在骨折的上（下）两端、腋下、腰部和膝关节下方、踝关节打结固定，使脚与小腿成直角功能位（图 6-5）。

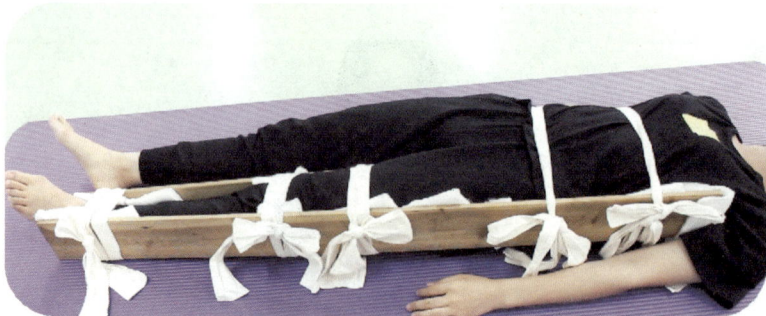

图 6-5　股骨骨折夹板固定

（2）无夹板固定：无夹板时，可将患肢与健肢固定在一起。脱去患者鞋、袜，检查末梢血液循环，将 4 条三角巾折叠成约 10 cm 宽度的条带。3 条自患者健侧膝关节下方穿入，分别放于骨折近心端、远心端和小腿处。第 4 条自患者踝关节下方穿入，放于踝关节。两腿之间加衬垫，先固定骨折近心端和远心端，再依次固定小腿和踝部，条带在健侧肢体外侧打结。踝部用"8"字法固定。露出趾端，检查末梢血液循环。

4. 小腿骨折固定

（1）夹板固定：取两块相当于大腿中部至脚踝长度的夹板，分别置于小腿的内、外侧，在骨隆突处、关节处和空隙处加衬垫，然后用绷带分别在骨折的上端，踝关节和膝关节上、下打结固定，使脚与小腿成直角功能位（图 6-6）。

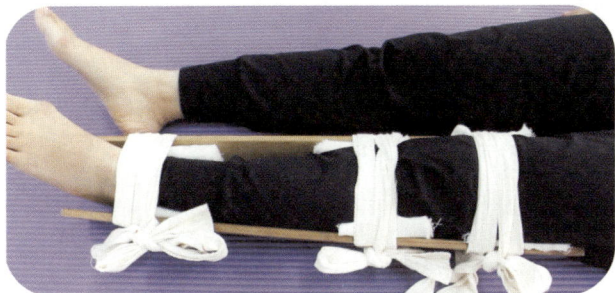

图 6-6 胫腓骨骨折夹板固定

（2）无夹板固定：方法同大腿骨折无夹板固定。

【任务评价】

长骨骨折现场急救固定评分标准

（满分 100 分，60 分合格）

程序	操作流程	评分标准	分值	扣分	得分
操作前准备（7分）	仪表着装：仪表端庄，着装整洁，符合要求	一处不符合要求扣1分	2		
	用物准备：合适的夹板、绷带或者三角巾、衬垫等	选取夹板不合适、数量不够扣3分，其余每漏一项扣1分，直至扣完5分	5		
操作流程（63分）	评估现场环境。评估环境是否安全并报告	完全未实施扣2分，未报告扣1分	2		
	判断患者意识、脉搏、呼吸。询问患者基本信息并了解患者意识情况；数 10 s 内脉搏、呼吸次数。报告生命体征平稳	完全未实施扣1分，未报告扣1分	3		
	初步判断伤情。根据患者主诉，初步检查伤情并告诫患者不能随意活动伤肢	未检伤扣2分，未告知患者不可随意活动伤肢扣2分	4		

续表

程序	操作流程			评分标准	分值	扣分	得分
操作流程（63分）	从四项长骨骨折固定操作中随机选取一项考核（50分）	(1)上臂骨折固定:将夹板分别置于上臂的后外侧和前内侧,然后用两条绷带在骨折处的上、下端固定,使肘关节屈曲90°,用三角巾上臂悬吊包扎法将上臂悬吊固定于胸前	夹板放置正确合理	夹板偏移至上臂上下侧扣6分,放置操作不正确扣3分,操作不熟练或者动作粗暴扣3分	12		
			两条绷带固定位置正确,衬垫放置合理	两条绷带未在骨折的上、下端固定扣4分,未放置衬垫扣4分,衬垫放置不合理扣2分	8		
			肘关节屈曲90°	不正确扣6分	6		
			伤肢悬吊固定于胸前	伤肢未悬吊固定于胸前扣10分,伤肢悬吊固定顺序不正确扣5分,伤肢悬吊固定不美观、舒适度欠佳酌情扣分	10		
			固定带打结位置正确、美观、结实	结未打在夹板上扣3分,结松散扣3分,结不美观扣2分	8		
			调节松紧度	未判断、调节松紧度扣3分,松紧度不适合扣3分	6		

续表

程序	操作流程		评分标准		分值	扣分	得分
操作流程（63分）	从四项长骨骨折固定操作中随机选取一项考核（50分）	(2)前臂骨折固定：协助患者将伤肢屈曲90°，拇指在上。取两块夹板，分别置于前臂屈侧、伸侧面，伸侧面夹板长度需超过肘关节、腕关节，用两条绷带固定骨折的上、下端，再用三角巾将伤肢悬吊固定于胸前	夹板放置正确合理	夹板偏移至上臂上侧或下侧扣6分，放置操作不正确扣3分，操作不熟练或者动作粗暴扣3分	12		
			两条绷带固定位置正确，衬垫放置合理	两条绷带未在骨折的上、下端固定扣4分，未放置衬垫扣4分，衬垫放置不合理扣2分	8		
			肘关节屈曲90°，拇指在上	不正确扣6分	6		
			伤肢悬吊固定于胸前	伤肢未悬吊固定于胸前扣10分，伤肢悬吊固定顺序不正确扣5分，伤肢悬吊固定不美观、舒适度欠佳酌情扣分	10		
			固定带打结位置正确、美观、结实	结未打在夹板上扣3分，结松散扣3分，结不美观扣2分	8		
			调节松紧度	未判断、调节松紧度扣3分，松紧度不适合扣3分	6		

NOTE

程序	操作流程		评分标准	分值	扣分	得分
操作流程(63分)	从四项长骨骨折固定操作中随机选取一项考核(50分)	(3)大腿骨折固定:用长、短两块夹板分别置于大腿的外侧和内侧,长夹板的长度超过伤侧腋窝至脚踝,短夹板的长度自大腿根部至脚踝。在骨隆突处、关节处和空隙处加衬垫,然后用绷带分别在骨折的上(下)两端,腋下、腰部和膝关节下方、踝关节打结固定,使脚与小腿成直角功能位				
		夹板放置正确合理	夹板偏移,未在大腿的外侧和内侧扣3分,放置操作不正确扣5分,操作不熟练或者动作粗暴扣4分	12		
		肢体伸直,脚与小腿成直角功能位	位置不正确酌情扣分	4		
		正确放置衬垫	衬垫放置不稳定,未起到保护作用扣4分	4		
		固定带数目正确	不正确扣3分	3		
		固定带打结位置正确、美观、结实	结未打在夹板上扣3分,结松散扣3分,结不美观扣2分	8		
		调节松紧度	未判断、调节松紧度扣3分,松紧度不适合扣3分	6		
		趾端外露,检查血运	未将趾端露出扣4分,未检查血液循环扣4分	8		
		避免二次损伤	放置固定带时造成骨折部位移位扣5分	5		

NOTE

续表

程序	操作流程			评分标准	分值	扣分	得分
操作流程（63分）	从四项长骨骨折固定操作中随机选取一项考核（50分）	（4）小腿骨折固定：取两块相当于大腿中部至脚踝长度的夹板，分别置于小腿的内、外侧，在骨隆突处、关节处和空隙处加衬垫，然后用绷带分别在骨折的上端、踝关节及膝关节上、下打结固定，使脚与小腿成直角功能位	夹板放置正确合理	夹板偏移，未在小腿的外侧和内侧扣3分，放置操作不正确扣5分，操作不熟练或者动作粗暴扣4分	12		
			肢体伸直，脚与小腿成直角功能位	位置不正确酌情扣分	4		
			正确放置衬垫	衬垫放置不稳，未起到保护作用扣4分	4		
			固定带数目正确	不正确扣3分	3		
			固定带打结位置正确、美观、结实	结未打在夹板上扣3分，结松散扣3分，结不美观扣2分	8		
			调节松紧度	未判断、调节松紧度扣3分，松紧度不适合扣3分	6		
			趾端外露，检查血液循环	未将趾端露出扣4分，未检查血液循环扣4分	8		
			避免二次损伤	放置固定带时造成骨折部位移位扣5分	5		
	人文关怀。医患沟通，安抚患者，告知病情			不符合要求酌情扣分	4		

程序	操作流程	评分标准	分值	扣分	得分
操作中注意事项(20分)	夹板长度须超过骨折处的上、下两个关节,骨折部位的上、下两端及上、下两个关节均要固定牢靠,先固定骨折部位近心端,再固定远心端,最后固定上、下两个关节	夹板长度不适合扣2分,捆绑顺序不对扣2分	4		
	开放性骨折者若有骨折端刺出皮肤,切不可将其送回伤口,以免发生感染。夹板与皮肤间应加垫衬垫,使各部位受压均匀且固定牢靠	污染伤口扣2分,未加衬垫扣2分	4		
	肢体骨折固定时,须将指(趾)端露出,以观察末梢血液循环情况,若发现血液循环不良,应松开重新固定	未将指(趾)端露出扣2分,其余不符合要求酌情扣分	4		
	怀疑脊椎骨折、大腿或小腿骨折,应就地固定,切忌随便移动患者	不合理挪动患者扣4分	4		
	固定后的松紧度是否合适	过松、过紧均扣4分	4		
操作后评价(10分)	1.全过程符合抢救程序,动作敏捷、规范、熟练,固定牢靠,整齐美观,表情严肃、态度认真。 2.操作动作不粗暴,抢救中患者无损伤,关怀体贴患者。 3.检查固定肢体远端肢体的感觉、运动情况,有无缺血表现	一处不符合要求酌情扣1~3分	10		

NOTE

参 考 文 献

[1] 国家中医药管理局中医师资格认证中心中医类别医师资格考试专家委员会.中医执业助理医师资格考试实践技能指导用书[M].北京:中国中医药出版社,2022.

[2] 李灿东,方朝义.中医诊断学[M].5版.北京:中国中医药出版社,2021.

[3] 周桂桐.针灸学技能实训[M].北京:中国中医药出版社,2010.

[4] 冯淑兰.刺法灸法学技能实训[M].北京:中国中医药出版社,2011.

[5] 王德敬.经络与腧穴[M].4版.北京:人民卫生出版社,2018.

[6] 刘茜.针法灸法[M].4版.北京:人民卫生出版社,2018.

[7] 房敏,王金贵.推拿学[M].5版.北京:中国中医药出版社,2021.

[8] 万学红,卢雪峰.诊断学[M].9版.北京:人民卫生出版社,2018.

[9] 陈孝平,汪建平,赵继宗.外科学[M].9版.北京:人民卫生出版社,2018.

[10] 沈洪,刘中民.急诊与灾难医学[M].3版.北京:人民卫生出版社,2018.

[11] 黄桂成,王拥军.中医骨伤科学[M].5版.北京:中国中医药出版社,2021.

NOTE